国家卫生健康委员会"十四五"规划教材
全 国 高 等 学 校 教 材
供基础、临床、预防、口腔医学类专业用

新形态教材

医学计算机应用

Computer Application in Medicine

U0292289

第 **7** 版

主　　编｜袁同山　肖　峰

副 主 编｜胡树煜　常世杰　王金社

数 字 主 编｜袁同山

数字副主编｜胡树煜　吕晓燕

人民卫生出版社
·北 京·

图书在版编目（CIP）数据

医学计算机应用 / 袁同山，肖峰主编. -- 7 版. --
北京：人民卫生出版社，2024. 9. --（全国高等学校五
年制本科临床医学专业第十轮规划教材）. -- ISBN 978
-7-117-36815-5

Ⅰ. R319

中国国家版本馆 CIP 数据核字第 2024M7T368 号

人卫智网	**www.ipmph.com**	医学教育、学术、考试、健康， 购书智慧智能综合服务平台
人卫官网	**www.pmph.com**	人卫官方资讯发布平台

医学计算机应用

Yixue Jisuanji Yingyong

第 7 版

主　　编：袁同山　肖　峰
出版发行：人民卫生出版社（中继线 010-59780011）
地　　址：北京市朝阳区潘家园南里 19 号
邮　　编：100021
E - mail：pmph @ pmph.com
购书热线：010-59787592　010-59787584　010-65264830
印　　刷：鸿博睿特（天津）印刷科技有限公司
经　　销：新华书店
开　　本：850×1168　1/16　印张：19
字　　数：562 千字
版　　次：1999 年 7 月第 1 版　　2024 年 9 月第 7 版
印　　次：2024 年 10 月第 1 次印刷
标准书号：ISBN 978-7-117-36815-5
定　　价：68.00 元
打击盗版举报电话：**010-59787491**　**E-mail：WQ @ pmph.com**
质量问题联系电话：**010-59787234**　**E-mail：zhiliang @ pmph.com**
数字融合服务电话：**4001118166**　**E-mail：zengzhi @ pmph.com**

编委名单

新形态教材使用说明

　　新形态教材是充分利用多种形式的数字资源及现代信息技术,通过二维码将纸书内容与数字资源进行深度融合的教材。本套教材全部以新形态教材形式出版,每本教材均配有特色的数字资源和电子教材,读者阅读纸书时可以扫描二维码,获取数字资源、电子教材。

　　电子教材是纸质教材的电子阅读版本,其内容及排版与纸质教材保持一致,支持手机、平板及电脑等多终端浏览,具有目录导航、全文检索功能,方便与纸质教材配合使用,进行随时随地阅读。

获取数字资源与电子教材的步骤

❶ 扫描封底红标二维码,获取图书"使用说明"。

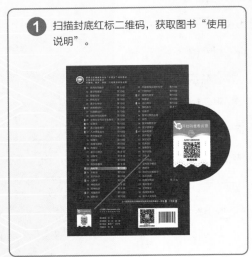

❷ 揭开红标,扫描绿标激活码,注册/登录人卫账号获取数字资源与电子教材。

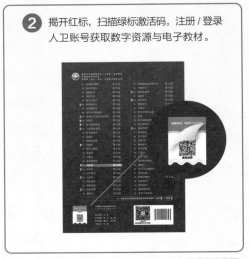

❸ 扫描书内二维码或封底绿标激活码,随时查看数字资源和电子教材。

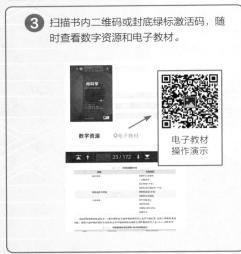

❹ 登录 zengzhi.ipmph.com 或下载应用体验更多功能和服务。

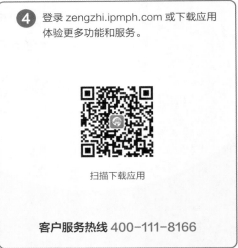

扫描下载应用

客户服务热线 400-111-8166

读者信息反馈方式

人卫e教
medu.pmph.com

　　欢迎登录"人卫e教"平台官网"medu.pmph.com",在首页注册登录后,即可通过输入书名、书号或主编姓名等关键字,查询我社已出版教材,并可对该教材进行读者反馈、图书纠错、撰写书评以及分享资源等。

序言

百年大计，教育为本。教育立德树人，教材培根铸魂。

过去几年，面对突如其来的新冠疫情，以习近平同志为核心的党中央坚持人民至上、生命至上，团结带领全党全国各族人民同心抗疫，取得疫情防控重大决定性胜利。在这场抗疫战中，我国广大医务工作者为最大限度保护人民生命安全和身体健康发挥了至关重要的作用。事实证明，我国的医学教育培养出了一代代优秀的医务工作者，我国的医学教材体系发挥了重要的支撑作用。

党的二十大报告提出到 2035 年建成教育强国、健康中国的奋斗目标。我们必须深刻领会党的二十大精神，深刻理解新时代、新征程赋予医学教育的重大使命，立足基本国情，尊重医学教育规律，不断改革创新，加快建设更高质量的医学教育体系，全面提高医学人才培养质量。

尺寸教材，国家事权，国之大者。面对新时代对医学教育改革和医学人才培养的新要求，第十轮教材的修订工作落实习近平总书记的重要指示精神，用心打造培根铸魂、启智增慧、适应时代需求的精品教材，主要体现了以下特点。

1. 进一步落实立德树人根本任务。遵循《习近平新时代中国特色社会主义思想进课程教材指南》要求，努力发掘专业课程蕴含的思想政治教育资源，将课程思政贯穿于医学人才培养过程之中。注重加强医学人文精神培养，在医学院校普遍开设医学伦理学、卫生法以及医患沟通课程基础上，新增蕴含医学温度的《医学人文导论》，培养情系人民、服务人民、医德高尚、医术精湛的仁心医者。

2. 落实"大健康"理念。将保障人民全生命周期健康体现在医学教材中，聚焦人民健康服务需求，努力实现"以治病为中心"转向"以健康为中心"，推动医学教育创新发展。为弥合临床与预防的裂痕作出积极探索，梳理临床医学教材体系中公共卫生与预防医学相关课程，建立更为系统的预防医学知识结构。进一步优化重组《流行病学》《预防医学》等教材内容，撤销内容重复的《卫生学》，推进医防协同、医防融合。

3. 守正创新。传承我国几代医学教育家探索形成的具有中国特色的高等医学教育教材体系和人才培养模式，准确反映学科新进展，把握跟进医学教育改革新趋势新要求，推进医科与理科、工科、文科等学科交叉融合，有机衔接毕业后教育和继续教育，着力提升医学生实践能力和创新能力。

4. 坚持新形态教材的纸数一体化设计。数字内容建设与教材知识内容契合,有效服务于教学应用,拓展教学内容和学习过程;充分体现"人工智能+"在我国医学教育数字化转型升级、融合发展中的促进和引领作用。打造融合新技术、新形式和优质资源的新形态教材,推动重塑医学教育教学新生态。

5. 积极适应社会发展,增设一批新教材。包括:聚焦老年医疗、健康服务需求,新增《老年医学》,维护老年健康和生命尊严,与原有的《妇产科学》《儿科学》等形成较为完整的重点人群医学教材体系;重视营养的基础与一线治疗作用,新增《临床营养学》,更新营养治疗理念,规范营养治疗路径,提升营养治疗技能和全民营养素养;以满足重大疾病临床需求为导向,新增《重症医学》,强化重症医学人才的规范化培养,推进实现重症管理关口前移,提升应对突发重大公共卫生事件的能力。

我相信,第十轮教材的修订,能够传承老一辈医学教育家、医学科学家胸怀祖国、服务人民的爱国精神,勇攀高峰、敢为人先的创新精神,追求真理、严谨治学的求实精神,淡泊名利、潜心研究的奉献精神,集智攻关、团结协作的协同精神。在人民卫生出版社与全体编者的共同努力下,新修订教材将全面体现教材的思想性、科学性、先进性、启发性和适用性,以全套新形态教材的崭新面貌,以数字赋能医学教育现代化、培养医学领域时代新人的强劲动力,为推动健康中国建设作出积极贡献。

教育部医学教育专家委员会主任委员
教育部原副部长

林蕙青

2024 年 5 月

全国高等学校五年制本科临床医学专业
第十轮 规划教材修订说明

全国高等学校五年制本科临床医学专业国家卫生健康委员会规划教材自 1978 年第一轮出版至今已有 46 年的历史。近半个世纪以来，在教育部、国家卫生健康委员会的领导和支持下，以吴阶平、裘法祖、吴孟超、陈灏珠等院士为代表的几代德高望重、有丰富的临床和教学经验、有高度责任感和敬业精神的国内外著名院士、专家、医学家、教育家参与了本套教材的创建和每一轮教材的修订工作，使我国的五年制本科临床医学教材从无到有、从少到多、从多到精，不断丰富、完善与创新，形成了课程门类齐全、学科系统优化、内容衔接合理、结构体系科学的由纸质教材与数字教材、在线课程、专业题库、虚拟仿真和人工智能等深度融合的立体化教材格局。这套教材为我国千百万医学生的培养和成才提供了根本保障，为我国培养了一代又一代高水平、高素质的合格医学人才，为推动我国医疗卫生事业的改革和发展作出了历史性巨大贡献，并通过教材的创新建设和高质量发展，推动了我国高等医学本科教育的改革和发展，促进了我国医药学相关学科或领域的教材建设和教育发展，走出了一条适合中国医药学教育和卫生事业发展实际的具有中国特色医药学教材建设和发展的道路，创建了中国特色医药学教育教材建设模式。老一辈医学教育家和科学家们亲切地称这套教材是中国医学教育的"干细胞"教材。

本套第十轮教材修订启动之时，正是全党上下深入学习贯彻党的二十大精神之际。党的二十大报告首次提出要"加强教材建设和管理"，表明了教材建设是国家事权的重要属性，体现了以习近平同志为核心的党中央对教材工作的高度重视和对"尺寸课本、国之大者"的殷切期望。第十轮教材的修订始终坚持将贯彻落实习近平新时代中国特色社会主义思想和党的二十大精神进教材作为首要任务。同时以高度的政治责任感、使命感和紧迫感，与全体教材编者共同把打造精品落实到每一本教材、每一幅插图、每一个知识点，与全国院校共同将教材审核把关贯穿到编、审、出、修、选、用的每一个环节。

本轮教材修订全面贯彻党的教育方针，全面贯彻落实全国高校思想政治工作会议精神、全国医学教育改革发展工作会议精神、首届全国教材工作会议精神，以及《国务院办公厅关于深化医教协同进一步推进医学教育改革与发展的意见》（国办发〔2017〕63 号）与《国务院办公厅关于加快医学教育创新发展的指导意见》（国办发〔2020〕34 号）对深化医学教育机制体制改革的要求。认真贯彻执行《普通高等学校教材管理办法》，加强教材建设和管理，推进教育数字化，通过第十轮规划教材的全面修订，打造新一轮高质量新形态教材，不断拓展新领域、建设新赛道、激发新动能、形成新优势。

其修订和编写特点如下：

1. 坚持教材立德树人课程思政　认真贯彻落实教育部《高等学校课程思政建设指导纲要》，以教材思政明确培养什么人、怎样培养人、为谁培养人的根本问题，落实立德树人的根本任务，积极推进习近平新时代中国特色社会主义思想进教材进课堂进头脑，坚持不懈用习近平新时代中国特色社会主义思想铸魂育人。在医学教材中注重加强医德医风教育，着力培养学生"敬佑生命、救死扶伤、甘于奉献、大爱无疆"的医者精神，注重加强医者仁心教育，在培养精湛医术的同时，教育引导学生始终把人民群众生命安全和身体健康放在首位，提升综合素养和人文修养，做党和人民信赖的好医生。

2. 坚持教材守正创新提质增效　为了更好地适应新时代卫生健康改革及人才培养需求，进一步优化、完善教材品种。新增《重症医学》《老年医学》《临床营养学》《医学人文导论》，以顺应人民健康迫切需求，提高医学生积极应对突发重大公共卫生事件及人口老龄化的能力，提升医学生营养治疗技能，培养医学生传承中华优秀传统文化、厚植大医精诚医者仁心的人文素养。同时，不再修订第9版《卫生学》，将其内容有机融入《预防医学》《医学统计学》等教材，减轻学生课程负担。教材品种的调整，凸显了教材建设顺应新时代自我革新精神的要求。

3. 坚持教材精品质量铸就经典　教材编写修订工作是在教育部、国家卫生健康委员会的领导和支持下，由全国高等医药教材建设学组规划，临床医学专业教材评审委员会审定，院士专家把关，全国各医学院校知名专家教授编写，人民卫生出版社高质量出版。在首届全国教材建设奖评选过程中，五年制本科临床医学专业第九轮规划教材共有13种教材获奖，其中一等奖5种、二等奖8种，先进个人7人，并助力人卫社荣获先进集体。在全国医学教材中获奖数量与比例之高，独树一帜，足以证明本套教材的精品质量，再造了本套教材经典传承的又一重要里程碑。

4. 坚持教材"三基""五性"编写原则　教材编写立足临床医学专业五年制本科教育，牢牢坚持教材"三基"（基础理论、基本知识、基本技能）和"五性"（思想性、科学性、先进性、启发性、适用性）编写原则。严格控制纸质教材编写字数，主动响应广大师生坚决反对教材"越编越厚"的强烈呼声；提升全套教材印刷质量，在双色印制基础上，全彩教材调整纸张类型，便于书写、不反光。努力为院校提供最优质的内容、最准确的知识、最生动的载体、最满意的体验。

5. 坚持教材数字赋能开辟新赛道　为了进一步满足教育数字化需求，实现教材系统化、立体化建设，同步建设了与纸质教材配套的电子教材、数字资源及在线课程。数字资源在延续第九轮教材的教学课件、案例、视频、动画、英文索引词读音、AR互动等内容基础上，创新提供基于虚拟现实和人工智能等技术打造的数字人案例和三维模型，并在教材中融入思维导图、目标测试、思考题解题思路，拓展数字切片、DICOM等图像内容。力争以教材的数字化开发与使用，全方位服务院校教学，持续推动教育数字化转型。

　　第十轮教材共有56种，均为国家卫生健康委员会"十四五"规划教材。全套教材将于2024年秋季出版发行，数字内容和电子教材也将同步上线。希望全国广大院校在使用过程中能够多提供宝贵意见，反馈使用信息，以逐步修改和完善教材内容，提高教材质量，为第十一轮教材的修订工作建言献策。

主编简介

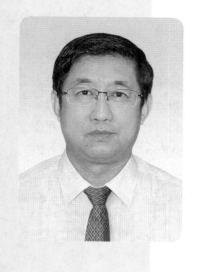

袁同山

男，1964年1月生于河北省故城县。硕士，教授。本科毕业于河北师范大学数学系，研究生毕业于上海大学计算机学院，现任河北医科大学临床学院计算机教研室主任。河北省普通高校本科教学指导委员会委员，河北省先进个人及教学名师。中国医药教育协会智能医学专业委员会常委，全国高等院校计算机基础教育研究会智能技术应用专业委员会副主任委员。

从事教学与科研工作38年，致力于计算机与医学相结合的基础教学改革、数据库应用与数据挖掘、中医药信息化的量化研究、医学图像处理、虚拟现实与三维建模和在线教学平台的建设与应用研究工作。主持和参与国家及省、市级课题10余项，发表教学科研论文30余篇，主编、副主编和参编教材10余部。组织并指导学生参加全国大学生智能技术应用大赛及其他比赛，获一、二、三等奖多项。

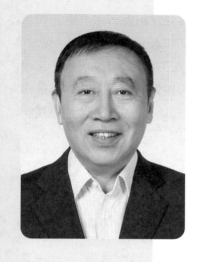

肖　峰

男，1963年10月生于辽宁省沈阳市。硕士，教授，硕士毕业于辽宁师范大学物理与电子技术学院。曾任大连医科大学现代教育技术中心计算机教研室主任，辽宁省计算机基础教育学会副理事长。现任全国高等院校计算机基础教育研究会常务理事、医学专业委员会副主任委员、在线教育专业委员会常务委员。

从事计算机基础教学30余年，主讲多门计算机基础课程，主持了多项医学院校计算机基础课程改革项目，主持教育部高等院校大学计算机基础课程教学指导委员会教改立项、辽宁省普通高等学校本科教学改革研究项目多项。主编、副主编各类教材30余部，参加多部国家规划教材的编写。在各类杂志发表科研和教学论文多篇，对医学院校的计算机的课程结构和教学方法进行了改革，在医学院校中率先实现全部计算机课程无纸化考试，并建立了"大学计算机基础""计算机应用"和"医学计算机应用基础"等多门课程的MOOC学习教学平台，获得辽宁省教学成果奖等多项奖励。

副主编简介

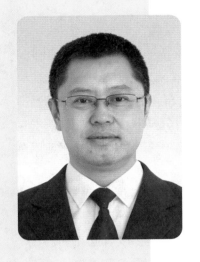

胡树煜

男,1975 年 5 月生于辽宁省彰武县。硕士,教授,硕士研究生导师,锦州医科大学健康管理现代产业学院副院长。兼任全国高校人工智能与大数据创新联盟理事,全国高等院校计算机基础教育研究会医学专业委员会常务委员。辽宁省一流本科课程负责人,获第三届全国高校教师教学创新大赛三等奖、辽宁省高校教师教学创新大赛特等奖,获得辽宁省教学名师等荣誉称号。近年来主持省级研究项目 8 项,发表高水平学术论文 75 篇,主编国家规划教材 7 部,副主编 8 部。获得专利 11 项,软件著作权 5 部。

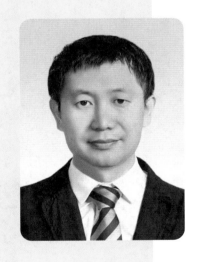

常世杰

男,1981 年 11 月生于辽宁省沈阳市。教授,研究生导师。现任中国医科大学智能医学学院副院长,生物医学工程教研室副主任,中国生物医学工程学会传感技术分会副主任委员,中华医学会数字医学分会青年委员、中华医学会医学教育分会医学技术组委员、中国教育技术协会教育仿真技术专业委员会副理事长、FAIMER 中国成员。

从事教学工作近 20 年。承担"医学人工智能""Python 语言程序设计"等课程教学工作。主持建设 2 门省级一流课程,1 门省级思政示范课,主持省级教改项目和教学课题 5 项。研究领域为生物医学工程。

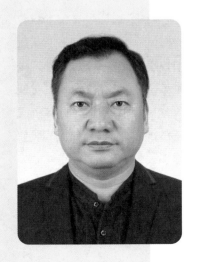

王金社

男,1975 年 7 月生于宁夏回族自治区。硕士,教授,担任宁夏医科大学医学信息与工程学院计算机基础教研室主任。教学方面承担包括研究生、本科生、专科生的"计算机基础""C 语言程序设计""DreamweaverCS6 网页设计""人工智能 Python 程序设计"理论和实践教学。发表论文 20 余篇,主编、副主编各类教材 8 部,主持自治区级科研项目 5 项。指导学生参加"互联网 +"大学生创新创业大赛等各类比赛,省级以上获奖近 60 项。

前言

《医学计算机应用》(第 7 版)是根据 2023 年 5 月在北京召开的全国高等学校五年制本科临床医学专业第十轮规划教材主编会议精神,为落实临床医学教育改革而精心组织编写的。

本教材的目标是培养医学生掌握熟练应用计算机进行学习和研究的技术与方法。随着计算机及人工智能技术在医学领域中的广泛应用,医学大数据、虚拟现实、数字医疗的发展也呼唤医学生应具备良好的计算机科学基础,这是时代的要求。本教材以学生为中心,突出医学特色,面向应用,旨在培养既熟悉本专业知识又掌握计算机应用技术的复合型人才。

与时俱进,结合高校学生学情分析,本版在第 6 版使用反馈的基础上更新了部分内容,案例及应用进一步与医学相结合。全书内容共十章,前三章为基础知识,主要介绍计算机基础、操作系统和计算机网络基础与应用;第四章为办公软件;第五章为医学数据管理与分析;第六至八章为程序设计基础、网页设计与制作、小程序开发;第九章为医学图像处理;第十章为生物信息学应用。本教材的另一个特色是,从程序设计开始到后面几章应用内容,Python 贯穿其中,体现了时代的特色。

本书作为一个有机整体,系统介绍了医学生应必备的信息技术的基础知识,内容全面丰富,适用性强,可满足本科生和研究生的教学需要。各学校可结合本校的实际情况将教材内容通过 1 ~ 3 个学期,分层次实施教学计划。如第一学期计划 48 ~ 64 学时,第二学期计划 24 学时,第三学期计划 24 学时,这样可使医学生在校期间打下良好的信息技术基础,以便于医学与计算机的融合发展。

本教材的特点是针对性强,应用案例与医学紧密结合。同时本教材内容设置还考虑到广大学生参加全国计算机等级考试的需要,所以这套新版教材对广大师生具有很强的实用性。

本书为新形态教材,各章配备数字资源,可通过移动设备扫描章首二维码学习对应的教学课件、视频、目标测试等。这些丰富的多媒体配套教学资源,使教与学有机结合,更加方便探索新的教学模式。

本书期望能对广大师生有所助益,但由于编者水平有限,错误、疏漏在所难免,恳请各位同仁、同学提出宝贵意见,以利本书不断改进。

袁同山 肖峰

2024 年 3 月

目录

17

第一章 | 计算机基础

计算机的诞生改变了人类社会发展的历史进程,尤其是近年来人工智能的飞速发展,促进了智能医学技术与临床应用的深度融合。通过本章的学习,大家将掌握计算机科学的基本知识,了解计算机的工作原理及软硬件性能特点与应用,为后续知识的学习奠定基础。

第一节 | 计算机简介

计算机(computer)全称电子数字计算机,是一种能够存储程序和数据,并能按照程序自动运行,高速处理海量数据的现代化智能电子设备。程序是由程序员编写用于完成特定任务的一系列指令的有序集合。计算机能够自动运行是指在程序的控制下,计算机可以独立完成各种操作,如信息的输入、存取、处理及输出的全过程。

其特点是:运算速度快、计算精度高、存储容量大、自动化程度高、可靠性好、具有逻辑判断能力、联网通信、协作和资源共享。计算机用途广泛,已与各行各业深度融合。

一、计算机发展

(一)现代计算机的发展

世界上第一台计算机 ENIAC 诞生于 1946 年美国宾夕法尼亚州立大学。ENIAC 占地 170m²,但其性能远逊色于现在的个人计算机(PC),运算速度仅为 5 000 次/秒。ENIAC 的出现标志着人类社会进入信息时代,预示了科学技术的革命性进步,对人类社会的进步产生了极其深远的影响。

但 ENIAC 并不是冯·诺依曼(1903—1957)式计算机,冯氏计算机原理要求:①计算机采用二进制;②数据与程序存储在存储器中;③计算机由运算器、控制器、存储器、输入设备和输出设备五部分组成。冯氏体系结构计算机的核心是存储程序和程序控制。第一台符合冯氏结构的计算机为 1949 年研制的 EDVAC 计算机。

计算机发展的历程可以根据其主要采用的电子元器件划分成 4 个时代。

第一代——电子管时代(1946—1957 年)。此时期的计算机主要采用电子管作为逻辑元件,如 ENAIC 装有 18 000 多只电子管和大量的电阻、电容,内存仅有几 KB。数据表示多为定点数,采用机器语言和汇编语言编写程序。运算速度大约为每秒 5 000 次加法或 400 次乘法。这是首次使用电子线路进行运算,而计算任务主要集中在军事和科学计算方面。

第二代——晶体管时代(1958—1964 年)。其基本特征是采用晶体管作为主要元器件,内部存储器采用了磁芯存储器,外部存储器采用了多种规格型号的磁盘和磁带,外设也有了很大的发展。在这一阶段,计算机的运算速度提高了 10 倍,体积缩小为原来的 1/10,成本降低为原来的 1/10。与此同时,计算机软件有了重大发展,出现了 FORTRAN、COBOL、ALGOL 等多种高级计算机编程语言、批处理系统。

第三代——中小规模集成电路时代(1965—1970 年)。随着半导体物理技术的发展,集成电路芯片技术应运而生,几平方毫米的半导体芯片上可以集成几百个电子元器件。小规模集成电路作为第三代电子计算机的重要特征,同时也催生了电子工业的飞速发展。第三代电子计算机的杰出代表有美国 IBM 公司 1964 年推出的 IBM S/360 计算机,同时诞生了分时操作系统、BASIC、Pascal 等。

第四代——超大规模集成电路时代（1971 年至今）。进入 20 世纪 70 年代，计算机的逻辑元器件采用超大规模集成电路技术，运算速度达到每秒亿次浮点运算并仍不断提升。集成度很高的半导体存储器取代了以往的磁芯存储器。在这个时代，操作系统以及数据库系统不断完善，应用软件的开发成为现代工业的一部分；计算机应用和更新的速度更加迅猛，产品覆盖各类机型；计算机的发展进入了以网络为特征的时代，快速渗透到社会生活的各个领域。

（二）超级计算机的发展

超级计算机（super computer）是计算机中功能最强、运算速度最快、存储容量最大的一类计算机，能够执行一般 PC 无法完成的大规模复杂计算和处理任务，多用于国家高科技领域和尖端技术研究，是一个国家科技发展水平和综合实力的体现，对国家安全、经济和社会发展具有举足轻重的意义。

世界上能够制造超级计算机的国家主要有美国、中国、日本和俄罗斯等。目前运行速度最快的超级计算机运行速度已突破百亿亿次/秒。我国的银河系列、曙光系列及天河系列的计算机都属于超级计算机。

美国是超级计算机的生产大国，第一台超级计算机于 1958 年诞生于美国，成为计算机发展史上的重要里程碑。美国拥有 Cray 系列、IBM 系列及 HP 系列等超级计算机。过去，世界 500 强计算机中运算速度最快的计算机长期由美国独占，日本的地球模拟器也曾取得过短暂的世界冠军。然而，自 2013 年 6 月我国天河一号荣登 TOP500 冠军宝座以来，中国超算已获得十几次冠军，令世界瞩目。现在我国研制的 E 级每秒百亿亿次的巨型机如天河三号、海洋之光等，处于世界领先地位。

（三）微型计算机的发展

微型计算机（以下简称微机，又称个人计算机、PC）是第四代计算机的典型代表。计算机根据功能的不同，可以分为巨型机、大型机、中型机、小型机、工作站和微型机。这种分类并不仅仅依据计算机的体量大小，而且依据整体性能，包括组成结构、运算速度和存储容量等方面。随着半导体集成技术的迅速发展以及大规模和超大规模集成电路的应用，微处理器（MPU、CPU）、大容量半导体存储器芯片和各种通用的或可专用的可编程接口电路相继出现，从而诞生了新一代的电子计算机——微型计算机。

微机因体积小、价格低、使用方便、可靠性高等优点，被广泛用于办公、教育、工农业生产、商业等领域，给人们的社会生活带来了深刻的变革。微机的发展大体上经历了以下几个过程：

1. CPU 的位数经历了 4 位、8 位、16 位、32 位和 64 位的发展阶段。
2. 内存容量从几 KB 发展到若干 GB，外存储器可达到 TB 级。
3. 操作系统由字符操作界面发展为窗口操作界面，性能越来越强，使用越来越简便。

世界上生产处理器的公司主要包括美国的 Intel、AMD、IBM 等，Intel 的 CPU 几乎占据了世界市场的 80%，其他基本是 AMD 的市场。现在我国生产的 CPU 有龙芯、华为 CPU、联发科 CPU、申威 CPU 等，基于自主知识产权的计算机系统正在有计划地进行国产替代，为国家的信息安全保驾护航。

（四）计算机发展趋势

根据目前计算机的发展和应用，结合计算机硬件制造工艺的极限和挑战，未来计算机的发展趋势如下：

1. **计算机的发展方向**　从计算机的发展、应用，以及在当今社会生活各领域所发挥的作用来看，今天的计算机正在向巨型化、微型化、智能化、网络化等方向发展，具体体现如下：

（1）计算机巨型化：是指不断涌现的运算速度高、存储容量大、功能更完善的超大型计算机系统。研制和应用巨型机是各个国家始终追求的目标和方向，这不仅是一个国家综合科技能力的象征，更是国家科技发展在尖端研究领域的应用所需，如在军事、医药、气象、制造业、元宇宙、航空航天及海洋测绘等领域的科学研究都离不开巨型计算机的支撑。

（2）计算机微型化：随着大规模和超大规模集成电路的不断发展和制作工艺的提高，除了台式微机，现在还有便携的笔记本及掌上电脑等超级微型化电脑，可帮助人类深入到一些微观领域完成人类无法完成的任务。也许有一天，计算机植入人体也不再是梦想。

（3）计算机智能化:用计算机系统来模仿人的智能,进行图像识别、定理证明、研究学习、探索、联想、启发和理解人的语言等,是计算机重要的发展方向。

（4）计算机网络化:网络是当今计算机发展和应用最广的领域,极大地加快了人类社会全面进入信息时代的步伐。现在的 PC、移动设备、家用电器、汽车、医疗设备等已集成了越来越多的网络功能,建筑物在设计时已做好网络综合布线、"光纤"入户。网络化通过有线加无线技术已经普及。

2. **未来的新型计算机**　计算机中最重要的核心部件是芯片,计算机的体系结构一直遵循着冯·诺依曼体系结构。但是,随着制造工艺进入纳米级水平,半导体材料本身的物理局限性逐渐表现出来,如磁场效应、热效应、量子效应等,这些严重制约芯片制造技术的进一步发展,人们必须开拓新的制造技术。从目前的研究情况看,未来新型计算机将可能在以下几个方面取得革命性的突破:

（1）光子计算机:利用光子取代电子进行数据运算、传输和存储。在光子计算机中,不同波长的光表示不同的数据,光学晶体管用一条光束来控制另一条光束。与传统的硅芯片计算机相比,光计算机有超高的运算速度、强大的并行处理能力、大存储量、非常强的抗干扰能力、与人脑相似的容错性等优点。

目前,光子计算机正在研究中,许多关键技术,如光存储技术、光存储器、光电子集成电路等都已取得重大突破。

（2）生物计算机(分子计算机):即采用由生物工程技术产生的蛋白质分子构成的生物芯片。在这种芯片中,信息以波的形式传播,运算速度将比当今的最新一代电子计算机快 10 万倍,而能量消耗仅相当于普通计算机的十分之一,并且拥有强大的存储能力。由于蛋白质分子具有再生能力,能够自我组合而生成新的微型电路,这使得生物计算机具有生物体的一些特点,例如能调动生物本身的调节机能自动修复芯片发生的故障,还能模仿人脑的思考机制。

目前,在生物计算机研究领域,有的公司已制造出 5 毫米规格的机器人,随着技术的进步,未来有望在人类的身体中置入微型机器人以对付癌症、艾滋病、先天性免疫功能丧失综合征等疾病,帮助人类战胜疾病、延长寿命。

（3）量子计算机:是指一种基于量子力学原理,利用处于多现实态下的原子进行运算的计算机。在量子计算机中,最小的信息单元是量子比特(qubit)。量子比特是原子世界中原子在某种条件下表现出的不同的原子状态,即原子和亚原子粒子可以同时存在于此处和彼处,可以同时表现出高速和低速,可以同时向上和向下运动。用这些不同的原子状态分别代表不同的数字或数据。与传统的计算机相比,量子计算机有以下优势:解题速度快、存储量大、搜索功能强、安全性高等。

现在量子计算机已经问世,我国量子计算机九章三号和祖冲之号处于世界领先行列,不仅配有具有自主知识产权的操作系统,且量子芯片也已量产。量子计算机的诞生将为模拟复杂的物理化学、生物过程、优化复杂的组合和调度过程及大数据、云计算和人工智能等领域的发展提供强大的计算能力,以此推动新兴技术和产业的发展。

二、计算机应用

（一）计算机应用领域

计算机的主要应用领域有以下几个方面:

1. **科学计算**(scientific computing)　又称数值计算,主要解决科学研究和工程技术问题中复杂的人工难以解决的数值计算问题。例如航空航天、石油勘探、天气预报和生物医药研究等需要借助计算机完成的任务。科学计算的特点是计算量大、过程复杂、数据变化范围广。

2. **数据处理**(data processing)　是指对各类数据进行运算、转换、分析、聚类、推演的一系列加工处理,从中筛选出有用信息。数据处理是计算机应用最广泛的领域,如办公自动化、图形图像处理、电子商务系统、医院信息系统等都属于数据处理,其应用占到全部计算机应用的 70% 以上。经历了电子数据处理(EDP)、管理信息系统(MIS)和决策支持系统(DSS)三个阶段。与科学计算不同,数据处理的特点是数据量大但计算方法相对简单。

3. **过程控制**（procedure control）　又称实时控制，是指用计算机进行自动控制，实时采集检测对象的数据，实现对受控对象有计划地自动调节和控制，提高管理自动化水平和生产质量等，在城市智慧交通、机械制造、冶金行业等得到广泛应用。

4. **计算机辅助**（computer aided）　包括计算机辅助设计（CAD）、计算机辅助制造（CAM）、计算机辅助教学（CAI）、计算机辅助工程（CAE）和计算机辅助测试（CAT）等。其特点是进行大量的图形交互操作，对硬件性能要求较高。

5. **人工智能**（artificial intelligence，AI）　是指用计算机模拟人类的演绎推理和决策等智能活动，是计算机应用研究的前沿学科。例如，专家系统、自动证明、机器人、人机对弈等。其特点是建立定理、经验和推理规则库，设计程序进行演绎推理和决策判断。

6. **构建信息高速公路**（information superhighway）　信息高速公路是"国家信息基础设施"建设的别称，是现代计算机技术、通信技术、网络技术和微电子技术等融合与发展的产物，是智慧社会的基础。电子商务、数字政务、线上教学、云会议、居家办公等促进了人类生活的数字化、自动化、效率化，改善了人们的生活方式。

（二）计算机医学应用

计算机技术已经融合到医学及其管理的各个领域，可利用计算机获取、存储、传输、处理和使用医学及医学管理的各种信息。目前，计算机在医学上的应用分为以下几种。

1. **计算机辅助诊断**（computer aided diagnosis，CAD）　是指通过影像诊断学、医学图像处理技术以及其他可能的生理、生化手段，结合计算机的分析计算，辅助发现病灶，提高诊断的准确率。现在常说的 CAD 技术主要是指基于医学影像学的计算机辅助技术，辅助诊断分为三步：

（1）图像的处理过程（预处理）：目的是把病变组织从正常结构中提取出来。如图 1-1 所示。

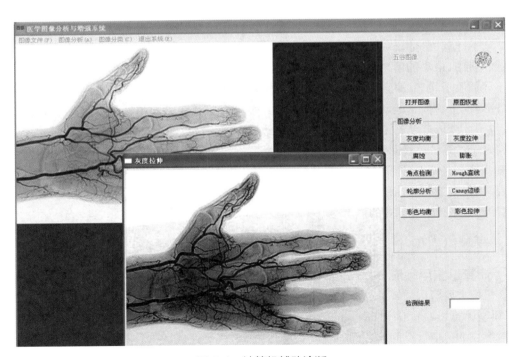

图 1-1　**计算机辅助诊断**

（2）图像特征提取：目的是将第一步提取的病变特征进一步量化，即病变的征象分析量化过程。所分析的特征是指对病变诊断具有价值的影像学表现，如病变的大小、密度、纹理、形态特征等。

（3）数据处理过程：将第二步获得的图像征象的数据资料输入人工神经元网络等各种数学或统

计算法中,形成 CAD 系统,运用诊断系统,可以对病变进行分类处理,进而区分各种病变,即完成疾病的诊断。这一步中常用的方法包括决策树、神经元网络(ANN)、Bayes 网络、规则提取等。

2. **医学实验信息处理** 在医学领域,人体的许多生理信号,如心电波、脑电波、脉搏波、心音、呼吸频率乃至一昼夜间正常人的体温等都具有周期性,存在着相应的频谱。其中某些参数的频谱分析在医学研究和临床诊断中有重要意义。当掌握了各种生理信息的频谱,就可以通过计算机实现模拟,这对教学、科研和临床等方面都有实际意义。

3. **图像处理技术的应用** 图像处理是计算机应用中的一个重要方面。通过图像处理技术,可以对医学图像进行缩放、旋转、对比度调节、三维重建等,这便于医生从多角度、多层次进行观察和分析图像,从而实现对病变的定性、定量分析,提高医疗诊断的准确性。

4. **医院信息系统(HIS)** 医院信息系统是基于网络的数字医院管理信息系统的统称,包括各种面向医院管理的信息系统。利用电子计算机和通信设备,为医院各部门提供对患者诊疗信息和行政管理信息的收集、存储、处理、提取及数据交换等服务,并满足所有授权用户的功能需求。HIS 包含多个模块,如临床诊疗系统、电子病历系统、手术室监护系统、药品管理系统和检验管理系统等。下面对一些主要的子系统进行简要说明。

(1)电子病历系统:该系统并不是简单地将传统的纸张病历进行电子化,而是记录了患者完整的医疗过程,储存了患者全部的医疗信息,包括病史、各种检验检查结果和影像资料,是对个人医疗信息及其相关处理过程的综合体现。未来发展方向是实现患者一生的全电子病历,这需要全社会各医疗机构间的信息互连。一个简单的电子病历系统界面如图 1-2 所示。

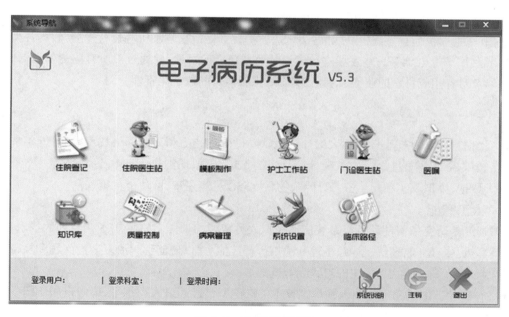

图 1-2 电子病历系统

(2)影像存储与传输系统(picture archiving and communication system,PACS):医院信息系统中的一个重要组成部分,是使用计算机和网络技术对医学影像进行数字化处理的系统,主要解决医学影像的采集和数字化、图像的存储和管理、医学图像高速传输、图像的数字化处理和重现、图像信息与其他信息集成五个方面的问题。

(3)检验信息系统(lab information system,LIS):检验信息系统旨在实现医院检验科的业务数字化。它通过连接检验仪器、收集检验数据,实现申请、检验和报告的自动化数字工作流程。图 1-3 为LIS 的结构图。

(4)监护信息系统:根据监护场景的不同,分为重症监护信息系统、手术监护信息系统、急救监护

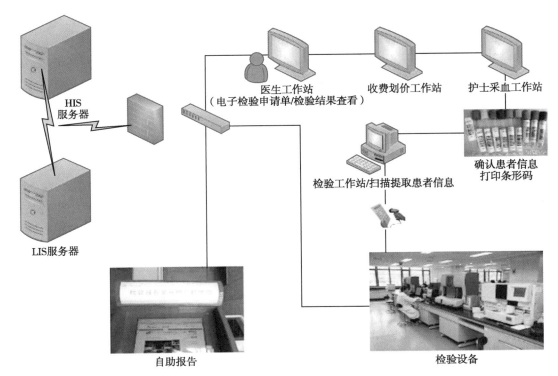

图 1-3　LIS 结构图

信息系统和普通监护信息系统,往往和各类床边监护仪、麻醉机、呼吸机等设备连接,收集各类实时监护信息,或利用掌上电脑等一些手段进行体温等监护信息的录入,并通过对所有监护信息的储存、显示、发布以及对各相应科室的业务数字化,实现对患者监护的数字化管理。

三、新一代信息技术

新一代信息技术发轫于日益强大的计算机软硬件处理能力和高速网络技术,涵盖近年来流行的诸多热点领域,如人工智能、大数据、云计算、物联网、5G、虚拟现实和元宇宙、区块链等。本章介绍人工智能、大数据、虚拟现实和元宇宙,云计算、物联网、5G 见第三章,区块链见第五章。

(一) 人工智能

人工智能是研究如何使计算机系统能够模拟人类智能的学科。AI 涵盖了一系列的技术和方法,旨在使计算机具备感知、理解、学习、推理和决策等智能能力,以便能够解决复杂的问题和执行各种任务。其特点是以"深度学习"为主的自我学习模式。

AI 已在多个方面成功应用。人脸识别技术的准确率已经超过人类水平,广泛应用于门禁、票务、支付、金融身份验证等用途。语言识别和自然语言处理技术解放了人的双手,如语音输入电子病历等;自动驾驶技术日臻完善;ChatGPT 生成的自然语言文本,无论语义、语法,还是逻辑、条理,都同人类的优秀作品几无二致。

医院 AI 读片、医学专家系统的应用水平不断提高。AI 辅助诊断已经比较成熟的应用有辅助预问诊、提高检查报告的可读性、医疗文书中的逻辑推断检查、辅助制订诊疗方案、健康咨询等。

可以预见,未来 AI 的医学应用在医疗问答系统、智能医学专家辅助诊断、医学文献自动摘要、医学信息抽取和归纳、智能医学影像诊断等方面的发展和影响不可小觑。

(二) 大数据

1. 大数据的基本概念　这里的大数据(big data)是指具有一定规模且种类齐全,具有应用价值的数据集合。作为网络时代的产物,尤其是伴随着移动互联网和物联网的发展与应用,产生了巨量的相关数据,研究并利用这些数据使之增值,成为大数据研究的中心任务。大数据在获取、存储、管理、分析方面大大超出了传统数据库软件工具能力范围,特色在于对海量数据进行分布式数据挖掘,依托于云计算的分布式处理、分布式数据库和云存储、虚拟化技术等。

2. 大数据格式　大数据包括结构化、半结构化和非结构化数据。据研究获知,企业中80%的数据是非结构化数据。

3. 大数据的特点　大数据具有"4V+1O"的特点,分别为volume(大量)、variety(多样)、velocity(高速)、value(价值)和on-line(在线)。

(1)大量:通过各种设备产生的海量数据,其数据规模极为庞大,远大于目前互联网上的信息流量,PB级别将是常态。

(2)多样:大数据种类繁多,在编码方式、数据格式、应用特征等多个方面存在差异性,多信息源并发形成大量的异构数据。

(3)高速:大数据基于网络平台产生与高效实时处理,其结果越快越具有价值,通过传统数据库查询方式得到的"当前结果"很可能已经失去价值。

(4)价值:是大数据的核心,通过技术研究与分析,获取其中有价值的数据或挖掘出数据背后的规律或得出新知识并加以利用。

(5)在线:数据在线,能够随时调用和计算。

4. 大数据的关键技术与应用领域　大数据技术是指从庞杂繁复的数据中,快速获得有价值信息的技术手段。大数据关键技术主要包括大数据采集、预处理、存储及管理、分析和展现等关键问题。大数据应用领域遍及社会发展的方方面面,如商业智能、政府决策、公共安全、防疫抗疫、人民健康服务、食品安全、能源利用、智慧交通、科学研究等方面。

5. 大数据在医学领域中的应用　现在正处在一个医学信息爆炸的时代。据统计,医学信息资源占据约30%以上互联网信息资源,医学文献的数量正以惊人的速度增长,医院每天产生大量的医学数据。医疗服务业涉及临床业务、付款/定价、研发、构建新的商业模式以及促进公众健康。通过对这些大数据深入分析挖掘,可以改善不合理的业务模式,提高服务质量。

(三)虚拟现实

1. 虚拟现实基本概念　虚拟现实(virtual reality,VR)技术产生于20世纪60年代,该技术综合了计算机图形学、传感器技术、多媒体技术、动力学、光学、人工智能、计算机网络技术及社会心理学等研究领域,是多媒体和三维技术发展的融合与进阶。

VR技术就是采用以计算机技术为核心的现代高科技生成仿真的视、听、触觉一体化的虚拟环境(virtual environment,VE),用户借助必要的设备以自然的方式与虚拟环境中的对象进行交互作用、相互影响,从而产生身临其境的感受和体验。VR技术具有三个重要特征:沉浸感(immersion)、交互性(interaction)、想象力(imagination)。沉浸感是VR的目标,交互性和想象力是实现这一目标的基础。

2. VR在医学方面的应用　日益强大的VR技术使得在线医学教育、手术仿真、远程会诊、医疗专家系统等网络应用有了划时代的进步。随着计算机图形学、三维医学图像处理技术、仿真技术、漫游技术及网络技术等多方面的快速发展,VR技术在医学领域得到越来越广泛的应用。

(1)虚拟内镜(virtual endoscopy,VE)技术:虚拟内镜技术是VR技术在现代医学中的重要应用。这项技术主要是利用医学影像数据作为原始数据来源,融合计算机图形学、可视化技术、图像处理技术和VR技术,以此来模拟传统光学内镜的一种新兴医疗技术手段。对VE的研究主旨在于为医生提供诊断依据,除此之外,还应用于辅助诊断、手术规划及医护培训等方面。

目前,VE主要应用在如气管、支气管、食管、胃、肠、血管、内耳及心脏等具有空腔结构的器官中。

(2)虚拟外科手术:虚拟外科手术作为医学VR技术领域新兴的研究方向,其目的是利用各种医学影像数据,采用VR技术,在计算机中建立一个模拟环境,医生借助虚拟环境中的信息进行手术计划制订、手术演练、手术教学、手术技能训练、术中引导手术、术后康复等工作。虚拟手术充分体现VR

在医学治疗过程的路演价值,有效提高了准确率。

（3）虚拟康复训练:VR 在康复医学中的应用主要包括肢体运动训练应用和认知功能训练应用。

（4）医学教育:随着我国医疗事业和计算机技术的不断发展,VR 在医学课堂教学、实验教学、临床培训等领域得到了广泛应用。利用 VR 技术进行医学辅助教学,可以使学生沉浸式体验虚拟环境,与虚拟环境中的各种对象进行互动,能够更加形象直观地学习知识。学生还可以通过使用具有交互性的模拟医疗设备实现对虚拟环境的操作,从而进行实践练习。目前 VR 技术应用于医学教育的领域主要有基础医学、临床医学、护理医学和远程医学教育。

3. 增强现实（augmented reality,AR） 是指把计算机产生的虚拟信息实时准确地叠加到真实世界中,将真实世界与虚拟对象结合起来,构造出一种虚实结合的虚拟空间。

增强现实技术具有虚实结合、实时交互、三维注册的特点。虚实结合是指在现实环境中加入虚拟对象,可以把计算机产生的虚拟对象与用户所处的真实环境完全融合,从而实现对现实世界信息的增强,做到虚中有实,实中有虚。"虚"是指用于增强的信息,可以是虚拟对象,也可以是标注信息等。图 1-4 是 AR 应用在文物古迹复原和数字化文化遗产保护中,图 1-5 是 AR 增强的标注信息,如天气温度、各个建筑物的名称、距离等信息。实时交互是指使用者与叠加在真实世界上的虚拟信息间的自然交互。三维注册是指计算机观察者确定视点方位从而把虚拟信息合理叠加到真实环境上,以保证用户可以得到精确的增强信息。

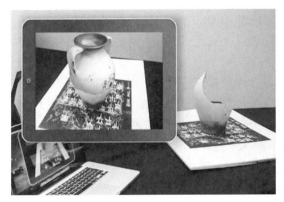

图 1-4 AR 实现文物古迹的重构

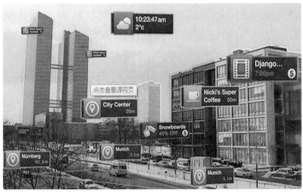

图 1-5 AR 在真实场景中叠加标注信息

（四）元宇宙

1. 元宇宙的概念 元宇宙（metaverse）是一个虚拟的、数字化的、多维度的世界,由计算机生成的虚拟现实空间和互联网连接的现实世界组成。元宇宙是虚拟现实、增强现实、人工智能、区块链等多种技术的综合体现,旨在提供一种全新的数字化社交和交互体验。

2. 元宇宙的虚拟属性 元宇宙是一个虚拟的数字世界,用户可以在其中创建虚拟化身（avatar）,与其他用户互动,探索虚拟环境,甚至构建自己的虚拟世界。用户在元宇宙中拥有数字身份,可以在不同的虚拟世界和应用之间保持一致。

元宇宙鼓励多用户之间的互动和社交,用户可以通过语音、文字和虚拟世界中的动作,与朋友、家人以及全球各地的陌生人建立联系和互动。元宇宙包括增强现实（AR）和虚拟现实（VR）元素,用户可以选择完全融入虚拟环境或在现实世界中应用数字元素。

元宇宙中形成了一个全新的数字经济生态系统,用户可以像在真实世界一样购买、出售、交换虚拟物品和数字资产。区块链技术在元宇宙中扮演着重要的角色,用于管理虚拟资产的所有权和交易。

元宇宙还是一个潜在的教育和培训平台,可以供学生和专业人士在虚拟环境中进行学习和培训。

许多科技巨头和初创企业都在积极探索元宇宙的发展,希望将其发展为未来数字化互动和社交的新范式。一些头部公司正在创建开放平台,支持开发者构建和部署应用程序、游戏和虚拟体验。

作为新兴技术,元宇宙还面临着众多技术、隐私、安全和伦理等挑战,需要进一步完善和研发。

第二节 │ 计算科学与计算思维

一、科学与科学思维

科学是关于自然、社会和思维的发展和变化规律的知识体系,主要解决认识世界的问题,是创造知识的研究活动,回答"是什么"和"为什么"。提出假设,做出基于假设的断言,收集数据并分析数据以证实或推翻假设。科学包括理论科学、实验科学和计算科学,这是人类科学发现的三大支柱,正推动着人类文明进步和科技发展。

思维是人脑对现实事物的分析、抽象、综合、概括、加工、揭露本质特征的心理活动,是高级的心理活动,是认识的高级形式。而科学思维是通过人类一切科学研究和活动过程中对事物的认识,揭露事物的本质和规律的思维活动。思维不仅是一切科学研究和技术发展的起点,而且贯穿于科学研究和技术发展的全过程,是创新的灵魂。科学思维包括理论思维、实验思维和计算思维,这是人类认识世界和改造世界的三大科学思维。

二、计算学科

计算学科是对描述和变换信息的算法过程,包括对其理论、分析、设计、效率、实现和应用等进行的系统研究。现代意义的计算学科包括计算机科学、计算机工程、计算机科学与工程、计算机信息学以及其他类似名称的学科及其研究范畴。

计算学科所研究的根本问题是"能行性问题",即什么能(有效地)自动进行。计算学科的基本原理已纳入理论、抽象和设计这三个具有科学技术方法意义的过程中。学科的各分支领域正是通过这三个过程来实现其各自的目标的。而这三个过程要解决的都是计算过程中的"能行性"和"有效性"问题。这两个问题渗透在包括硬件和软件在内的理论、方法、技术研究、开发和应用中。

三、计算思维

(一)计算思维的定义

2006年3月,美国卡内基·梅隆大学计算机科学系主任周以真(Jeannette M. Wing)教授在美国计算机权威期刊 *Communications of the ACM* 杂志上提出并定义了计算思维。计算思维(computational thinking,CT)是运用计算机科学的基础概念进行问题求解、系统设计以及人类行为理解等涵盖计算机科学之广度的一系列思维活动。

(二)计算思维的思维方法

计算思维是通过约简、嵌入、转化和仿真等方法,把一个看来困难的问题重新阐释成一个人们已知问题的思维方法。关于计算思维,可从以下几个方面加以理解:

1. 把一个复杂的大而难的问题分成很多部分同时去处理的并行处理方法。
2. 一种递归思维,把一个难以对付的问题分成两部分去处理,如不能求解,再把每部分分成两部分处理之,这就是分而治之的思想。
3. 把代码译成数据又能把数据译成代码,是一种多维分析推广的类型检查方法。
4. 采用抽象和分解的方法来控制庞杂的任务或进行巨型复杂系统的设计,是基于关注点分离的方法。
5. 选择合适的方式陈述一个问题,或对一个问题的相关方面建模使之易于处理的思维方法。
6. 按照预防、保护及通过冗余、容错、纠错的方式,并从最坏情况进行系统恢复的一种思维方法。

7. 利用启发式推理寻求解答,即在不确定情况下的规划、学习和调度的思维方法。

8. 利用海量数据来加快计算,在时间和空间之间、在处理能力和存储容量之间进行折中的思维方法。

(三)计算思维的本质

计算思维的本质(essence)是抽象(abstraction)和自动化(automation)。计算思维中的抽象完全超越物理的时空观,并完全用符号来表示。其中,数字抽象只是一类特例。如同所有人都具备"阅读、写作、算术"(reading,writing and arithmetic——简称3R)能力一样,都必须具备的思维能力。

计算思维建立在计算过程的能力和限制之上,构建的计算方法和模型使人们敢于去处理那些原本无法由个人独自完成的问题求解和系统设计。计算思维直面机器智能的不解之谜:哪些工作人类比计算机做得好? 哪些工作计算机做得更好? 最基本的问题是:什么是可计算的? 迄今为止人们对这些问题仍是一知半解。

(四)计算思维的特征

1. **概念化而非程序化** 计算机科学不是计算机编程。像计算机科学家那样去思维意味着远不止能为计算机编程,还要求能够在抽象的多个层次上思维。计算机科学不只关于计算机,就像音乐产业不只关于麦克风一样。

2. **根本而非刻板的技能** 计算思维是一种根本技能,是每一个人为了在现代社会中发挥职能所必须掌握的。刻板的技能意味着简单的机械重复。

3. **人的而非计算机的思维** 计算思维是人类求解问题的一条途径,但绝非要使人类像计算机那样地思考。计算机枯燥且沉闷,人类聪颖且富有想象力。是人类赋予计算机激情,而计算机赋予人类强大的计算能力,人类应该好好地利用这种力量去解决各种需要大量计算的问题。

4. **思想而非人造品** 计算思维不只是生产的软硬件等产品,更重要的是计算的概念,被人们用来问题求解、日常生活管理以及与他人进行交流和互动。

5. **数学和工程思维的互补与融合** 计算思维在本质上源自数学思维,形式化基础建构于数学之上。计算思维又从方法上源自工程思维,构造的是能够与实际世界互动的系统。

6. **面向所有用户所有场景** 当计算思维真正融入人类活动的整体时,作为一个解决问题的有效工具,会变得不可或缺,无处不在。

(五)计算思维的重要性

计算思维代表着一种普遍的认识和一类普适的技能,每一个人,不仅仅是计算机科学家,都应积极学习和运用。计算思维不单单是计算机学科所关心的课题,对其他学科也有着深远的影响。事实上,计算生物学正在改变着生物学家的思考方式,纳米计算正在改变着化学家的思考方式,量子计算正在改变着物理学家的思考方式,博弈计算理论正在改变着经济学家的思考方式等。因此,计算思维不仅仅属于计算机科学家,也属于每一个人,这不仅是计算机科学界最具有基础性和长期性的思想,也是地球上每一个公民都应该具备的能力。

第三节 | 信息表示与编码

要理解计算机怎样接收并处理各种数据、文字和多媒体信息,首先需要了解计算机自己的语言,即二进制机器语言,进而掌握计算机语言和人类自然语言之间的对应部分与转换方法。

一、数的进位制计数法

(一)十进制数

十进制有0~9十个数字,两个十进制数运算时遵循"逢十进一"的进位规则。在进位数制中所用数码的个数称为该进位数制的基数,如十进制数的基数是10。

人类在发展的实践过程中,还创造出许多进位数制用于计数不同的事物,比如 12 个月满 1 年,就是应用了十二进制;1 分钟有 60 秒是应用了六十进制;1 星期有 7 天是七进制等。不同进位数制只是数法不同,数值的实际大小是没有变化的。

(二)二进制数

二进制数只有 0 和 1 两个计数符号,其进位的基数是 2,遵循"逢 2 进 1"的进位规则。在计算机中采用二进制数表示数据的原因有:

1. 方便实现 由于计算机使用电子器件实现计算,电子器件的物理状态如电压的高/低,开关的通/断,磁场的高/低,电流的大/小等特性适合使用二进制数值来表述。电路实现方便、成本低廉。

2. 运算简单 0+0=0,0+1=1,1+0=1,1+1=10。数值运算与逻辑运算共存,便于使用逻辑器件实现算术运算。

二进制的基数为 2,只使用 1 和 0 两个数字。运算规则简单实用且速度快。例如:

$$\begin{array}{r} 1100110100 \\ +\quad 1111100000 \\ \hline 11100010100 \end{array}$$

(三)二进制数与十进制数的转换

十进制数是人们最熟悉的数制。在计算机操作中人们希望直接使用十进制数,而计算机内部仅能够接受二进制数,因此就必须找到一种十进制数与二进制数之间的相互转换的方法。其实这个方法是非常简单的,并可以由计算机自动进行转换。

1. 二进制数向十进制数转换的方法 一个二进制数按其位权(用十进制表示)展开求和,即可得到相应的十进制数。如:

$$(110.101)_2=(1\times2^2+1\times2^1+0\times2^0+1\times2^{-1}+0\times2^{-2}+1\times2^{-3})_{10}=(4+2+0+0.5+0+0.125)_{10}=(6.625)_{10}$$

2. 十进制数向二进制数转换的方法 十进制整数部分转换成二进制数,采用"除 2 取余数"(后得到的余数放在左边)的方法转换,十进制小数部分的转换采用"乘 2 取整数"(先得到的整数放在左边)的方法转换。

整数与小数部分合成,即:$(13.125)_{10}=(1101.001)_2$

此外,由于十进制数转化为二进制数时长度变长,在计算机中,数还常使用八进制(0 到 7 表示)和十六进制(0、1、…、9、A、B、C、D、E、F 表示)来表示。二进制数与八进制数间的转换方式是 3 位二进制数合并成 1 位八进制数,反之,1 位八进制数变为 3 位二进制数,不足 3 位左边补 0。相应的,二进制与十六进制间的转化关系是 4 位二进制数与 1 位十六进制数的对应关系。

二、数在计算机内的表示方法

(一)信息度量单位

无论是数值型数据,还是字符(包括英文字符、汉字或其他符号)都存储在计算机的存储器中。存储器的最小单位称为位（bit），可以存储一个二进制数 0 或者 1。8 个二进制位组成一个字节，记作 B（byte）。

（二）原码

数据在计算机内用二进制形式来表示。二进制数在计算机内究竟如何存储呢？其实可以通过使用原码（true form）、反码（one's complement）和补码（two's complement）解决。

以下讨论假设使用 8 位二进制格式表示数。在原码表示中，用最高位表示数的符号，用 0 表示正数，用 1 表示负数。用其余 7 位二进制位表示数值的绝对值（负数取其绝对值）对应的二进制数。例如下面 A、B 两个数的 8 位原码表示。

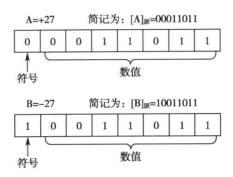

在原码表示法中，数值 0 有两种表示方法，即正 0 和负 0。简记为：$[+0]_原$=00000000，$[-0]_原$=10000000。说明，数字 0 存在两种编码。因此，原码表示法有无法避免的缺陷，所以一般不被采用。

（三）反码

又称作"对 1 的补码"。符号位与原码约定相同；正数的反码与原码相同，负数的反码是在原码的基础上除符号位外其余位按位取反。如：$[+27]_反$=$[+27]_原$=00011011，而 $[-37]_原$=10100101，$[-37]_反$=11011010。

在反码表示法中，数值 0 也有两种表示方法，即正 0 和负 0。简记为：$[+0]_反$=00000000，$[-0]_反$=11111111。

反码表示法的优点是将减法运算统一到加法运算，机器只需要做加法运算。例如：

$$[5-37]_反 = [5]_反 + [-37]_反 = 00000101+11011010 = 11011111 = [-32]_反$$

反码表示法的缺点是运算时会引起循环进位，这既占用机器计算时间，又给机器设计带来麻烦。例如：$[45-37]_反 = [45]_反 + [-37]_反$=00101101+11011010=1 00000111，和的最高位产生进位，然后再将该进位与和相加得到正确结果，即：00000111+00000001=00001000=$[8]_反$。

因此，人们又设计了另一种表示方法：补码。

（四）补码

又称作"对 2 的补码"。符号位与原码约定相同。正数的补码与原码相同；负数的补码，是在该数反码的基础上最低位加 1。如 $[+27]_补 = [+27]_原$=00011011，而 $[-37]_补$=11011011。

在补码表示法中。无论正 0 还是负 0，其补码是唯一的，即：$[+0]_补 = [-0]_补$=00000000。

引入补码概念后，加法、减法都可用加法实现，现代计算机多采用补码运算。例如：

$$[5-37]_补 = [5]_补 + [-37]_补 = 00000101+11011011 = 11100000 = [-32]_补$$

在讨论原码时已经假设使用 8 位二进制表示数，即假设计算机的字长是 8 位。因为要用一位表示符号，所以只有 7 位用来表示数据，那么在这台计算机上数据的表示范围是：-128~127。当实际数据不在这个范围内就会出错，这就是溢出。当然现代的计算机的字长大于 8 位（16、32 或 64 位），但终究有一个范围。对于溢出问题，计算机要做相应处理。

前面讨论的三种表示方法只能表示单纯整数或小数，称为定点表示法。在计算机中，参与运算的数一般是实数,既有整数部分又有小数部分,为了表示实数,就需要使用数的浮点表示方法。任何一个实数可以表示成:$A=2^i×S$,其中 S 是实数 A 的尾数,S 的符号可用 C_S 表示,0 表示正数,1 表示负数;i 是用二进制表示的阶码,i 的符号可用 C_i 表示,0 表示正数,1 表示负数。例如:实数 110.101 可表示成:$2^{11}×0.110101$。浮点表示方法的格式如下:

C_i	i	C_S	S

C_S、C_i 各占一位,i 的位数决定实数的表示范围,S 的位数决定实数的精度。

计算机内的数值运算以加法为基础,其他运算都可以转变成加法来实现。

(五) 信息和数据

计算机中有多种数据类型,不同类型的数据表示方法不同,除数值数据外,还有大量的非数值数据。数值数据如 +15、-17.6;非数值数据如字母(A、B…)、符号(+、&…)、汉字,用引号定界符标注,如"Hi!""你好!"等被称为字符数据。概括起来有整型、浮点型、字符型、日期型、布尔型等数据类型。

信息是数据的意义和价值体现,除了数据本身,还包括数据间的联系、规律以及解释。信息具有依附性、时效性、传递性、共享性、可处理性、真伪性、相对价值性等特征。

计算机内部存储的信息都采用二进制编码形式。

(六) 计算机中数据存储概念

计算机中的数据是以二进制表示的,数据存储的几个重要概念介绍如下:

1. **位**(bit)　又称比特,是计算机中存储数据的最小单位。指一个二进制位,其值为"0"或"1"。计算机采用二进制,运算器运算的数、控制器发出的各种指令、存储器中存放的数据和程序以及在网络上进行数据通信时发送和接收的都是二进制数。

2. **字节**(byte)　字节通常用"B"表示,1 个字节由 8 位二进制组成。字节是计算机存储的基本单位,是衡量计算机存储能力的重要指标。除 B 之外,还常用 KB、MB、GB、TB、PB 作为存储容量的单位,其换算关系如下:

1B=8b;1KB=1 024B;1MB=1 024KB;1GB=1 024MB;1TB=1 024GB;1PB=1 024TB。

计算机采用二进制来表示数据中的所有字符(字母、数字以及各种专用符号),1 个英文字符用 1 个字节来存储,如 A 的 ASCII 码为"01000001",但汉字国标码 1 个汉字用 2 个字节存储,如"中"表示为"10110110 10110000"。

位与字节的区别:位是计算机中最小数据单位,字节是计算机中存储信息的基本单位。

3. **字**(word)　计算机内部作为一个整体参与运算、处理和传送的一串二进制数的基本单位。不同时代、等级的 CPU,字的长度也不同,通常字由一个或几个字节组成。

4. **字长**　计算机 CPU 一次能处理的实际二进制位数,是衡量计算机性能的一个重要指标。字长越长,一次可处理的数据二进制位越多,运算能力就越强,计算精度就越高。CPU 字长的发展变化为 8 位、16 位、32 位和 64 位。目前计算机的 CPU 字长基本是 64 位。

三、字符编码

计算机中表示的字符,都需要预先编码,以便于显示、处理、储存和传递等。字符编码(character encoding)是把字符集中的字符按一定规则逐个进行编码,如 ASCII 码,一个字符用 7 位二进制表示。不同的编码完成不同的任务。常见的符号编码如下所示。

(一) ASCII 字符编码

英文字符在计算机内普遍采用 ASCII 编码,即美国标准信息交换码(American Standard Code for Information Interchange)。每个 ASCII 码以一个字节存储,ASCII 码分为标准 ASCII 码和扩展 ASCII 码,标准 ASCII 码只用到一个字节的低七位,最高位闲置未用(存储时用 0 表示),扩展 ASCII 码(extended ASCII)将字节的最高位也纳入编码中,成为八位扩展 ASCII 码,这套编码加入了许多外文和表格等特殊符号。标准 ASCII 码集可表示 128 个字符,编码从 0 至 127,称为 ASCII 码基本集。扩展 ASCII 码集在标准 ASCII 码集的基础上又增加了 128 个字符,编码从 128 至 255,共 256 个字符。如字符"A"的 ASCII 码为 65,用二进制数表示如下:

b7	b6	b5	b4	b3	b2	b1	b0
0	1	0	0	0	0	0	1

标准 ASCII 码字符集编码如表 1-1。其中编码从 0 至 31 为控制字符。

表 1-1　标准 ASCII 字符编码表

b3~b0	b6~b4							
	000	001	010	011	100	101	110	111
0000	NUL	DLE	SP	0	@	P	`	p
0001	SOH	DC1	!	1	A	Q	a	q
0010	STX	DC2	"	2	B	R	b	r
0011	ETX	DC3	#	3	C	S	c	s
0100	EOT	DC4	$	4	D	T	d	t
0101	ENQ	NAK	%	5	E	U	e	u
0110	ACK	SYN	&	6	F	V	f	v
0111	BEL	ETB	`	7	G	W	g	w
1000	BS	CAN	(	8	H	X	h	x
1001	HT	EM	)	9	I	Y	i	y
1010	LF	SUB	*	:	J	Z	j	z
1011	VT	ESC	+	;	K	[	k	{
1100	FF	FS	,	<	L	\	l	|
1101	CR	GS	–	=	M	]	m	}
1110	SO	RS	.	>	N	^	n	~
1111	SI	US	/	?	O	-	o	DEL

(二) BCD 码

BCD 码(Binary-Coded Decimal)又称二进编码十进制数或二-十进制编码,是向计算机输入十进制数或从输出设备输出十进制数时所采取的一种十进制数与二进制数快速转换的编码方案。编码规则为:将十进制数 0、1、2、…、9 每个数码用等值的 4 位二进制数表示。反之,用 4 位二进制数表示一位十进制数。表 1-2 中列出的是 BCD 编码。

(三) 汉字编码

汉字编码(Chinese character encoding)为针对存储汉字设计的一种代码,如国标码 GB2312-80,一个汉字用两个 7 位二进制数编码,为了与 ASCII 兼容,汉字编码在每个 7 位前面位上补 1 组成 8 位,所以存储 1 个汉字编码占用 2 个字节。最初的国标码因受技术限制,只编了常用的五千多个汉字,难以满足应用,为了解决全部汉字进入计算机的问题,以及统一地表示世界各国的文字,1993 年国际标准化组织公布了"通用多八位编码字符集"的国际标准 ISO/IEC 10646,简称 UCS(Universal Code Set)。UCS 包含了中、日、韩等国的文字,这一标准为包括汉字在内的各种正在使用的文字规定了统一的编码方案。

汉字录入计算机的三种途径分别为:

表 1-2 BCD 编码表

十进制数	BCD 码	十进制数	BCD 码
0	0000	8	1000
1	0001	9	1001
2	0010	10	0001 0000
3	0011	11	0001 0001
4	0100	12	0001 0010
5	0101	13	0001 0011
6	0110	14	0001 0100
7	0111	15	0001 0101

例如：$(635.82)_{10} = (011000110101.10000010)_{BCD}$

$(010010010001.01100010)_{BCD} = (491.62)_{10}$

1. **机器自动识别汉字** 计算机通过模式识别等方法直接从图片识别汉字。

2. **通过语音识别输入** 计算机自动辨别汉语语音要素,从不同的音节中找出不同的汉字或从相同音节中判断出不同汉字。

3. **通过汉字编码输入** 使用便捷的汉字输入法将汉字输入计算机。

四、多媒体信息与编码

(一) 多媒体

多媒体(multimedia)由单媒体(如文本、声音、图形、图像、动画、视频等)复合而成。在计算机领域,多媒体是指将多种媒体组合在一起而产生的一种表现、传播和存储信息的载体。

多媒体技术具有多样性、集成性、实时性和交互性的特点。

(二) 多媒体信息的处理

各种媒体信息通常按照规定的格式存储在数据文件中,对多媒体信息的处理实际上就是对媒体元素的处理。

1. **图像信息** 通常情况下,数字图像指图形和静态图像两种。在多媒体计算机中,可以处理的图像文件格式主要有以下几种:BMP 格式、JPEG 格式、GIF 格式、TIFF 格式、PSD 格式、PCX 格式、PNG格式、PCD 格式、SVG 格式等。描述一幅数字图像的属性一般包含分辨率、像素浓度、真/伪彩色等。图像分为矢量图和位图两种。

2. **音频信息** 数字化后的声音信息,以文件的形式存储在计算机或其他外部存储介质上。存储声音信息的文件格式主要有:WAV 格式、CD 格式、MIDI 格式、Audio 格式、DVD 格式等。

声音信号是模拟信号,即时间和幅度上都是连续的信号,其中语音信号是最典型的连续信号。而计算机能够处理的声音信号只能是数字信号,即把时间和幅度用数字"0"或者"1"表示的信号。数字信号是离散的,要使计算机能够处理音频信号,必须将模拟声音信号转换为数字声音信号,这个过程称为音频信号的数字化。音频信号的数字化一般需要经过采样、量化和编码三个步骤来完成。

在多媒体计算机中,音频信号的数字化过程是由声卡完成的。音频数字化主要有三个参数,分别是:采样频率、量化精度和声道数。

(三) 数据压缩技术

数据压缩技术不仅可以节省数据的存储空间,还可以提高数据存取和传输的速度。数据压缩是一种数据处理的方法,即采用一定的方法将原始数据进行编码,从而减少文件的数据量。另外,被压缩的数据需要还原后才能使用。

以压缩数据解压缩后是否能准确地恢复到压缩前的数据为标准,数据压缩分成无损压缩和有损压缩两类。

（1）无损压缩：是指压缩前与解压后的数据一致，信息不失真。一般用于文本数据、程序以及重要图片和图像的压缩。典型的无损压缩软件有 WinZip、WinRAR 等。

（2）有损压缩：常用于图像、视频和音频数据的压缩，压缩比高达几十到几百比一。

五、其他编码

（一）条形码

条形码或称条码（barcode），是将宽度不等的多个黑条和空白，按照一定的编码规则排列，用以表达一组信息的图形标识符。常见的条形码是由反射率相差很大的黑条（简称条）和白条（简称空）排成的平行线图案（图 1-6）。

图 1-6　物品的条形码

条形码可以标出物品的生产国、制造厂家、商品名称、生产日期、图书分类号、邮件起止地点、类别、日期等许多信息，因而在商品流通、图书管理、邮政管理、银行系统等许多领域都得到广泛的应用。

（二）RFID 码

射频识别（radio frequency identification，RFID）技术，又称无线射频识别，是一种通信技术，俗称电子标签。可通过无线电信号识别特定目标并读写相关数据，而无需识别系统与特定目标之间建立机械或光学接触。

RFID 读写器分移动式的和固定式的。目前 RFID 技术应用很广，如：图书馆、门禁系统、食品安全溯源等。图 1-7 为 RFID 在车辆门禁系统中的应用。

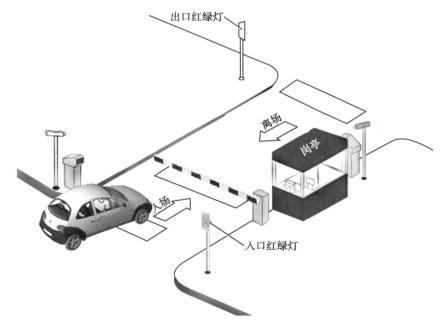

图 1-7　RFID 应用于停车场

（三）二维码

二维条码/二维码（two dimensional bar code）用某种特定的几何图形按一定规律在平面（二维方向上）分布的黑白相间的图形记录数据符号信息；在代码编制上巧妙地利用构成计算机内部逻辑基础的"0""1"比特流的概念，使用若干个与二进制相对应的几何形体来表示文字数值信息，通过图像输入设备或光电扫描设备自动识读以实现信息自动处理（图 1-8）。

图 1-8　二维码

第四节 │ 计算机系统

计算机实际上是一个由很多协同工作的部分组成的系统。物理部分，是看得见、摸得着的部分，统称为"硬件"。另一部分为"软件"，指的是指令或程序，告诉硬件该做什么。因此，计算机系统是由硬件系统和软件系统两部分组成的。计算机的基本组成如图1-9所示。

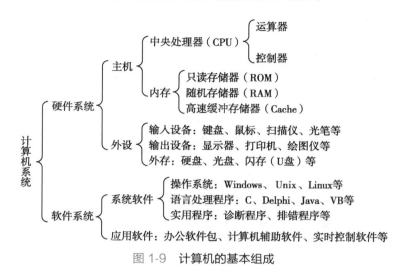

图1-9 计算机的基本组成

一、硬件系统

无论是微型计算机还是大型计算机，都是以"冯·诺依曼"的体系结构为基础的。冯·诺依曼体系结构计算机如图1-10所示。

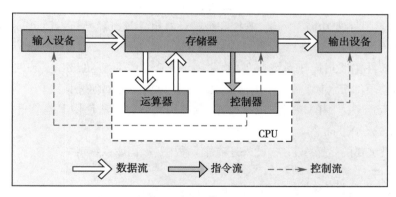

图1-10 "冯·诺依曼"体系结构计算机

（一）运算器和控制器

运算器（arithmetic unit）功能是完成数据的算术运算和逻辑运算。控制器（controller）功能是进行逻辑控制，可以发出各种指令，以控制整个计算机的运行，指挥和协调计算机各部件的工作。运算器和控制器集成在一起成为中央处理器（central processing unit，CPU）。

CPU是计算机系统的核心部件，通过对各部分的协同工作，实现数据的分析、判断和计算等操作，以完成程序所指定的任务。

CPU架构不同，采用的指令集亦不同。过去我国因没有自己的CPU架构和指令集，国家信息安全十分脆弱，但现在我国有了自主产权的架构LoongArch、指令集LoongISA和操作系统，在此基础上可进一步筑牢国家信息安全长城。

（二）存储器

存储器（memory）用于存放计算机中的数据，分为内存储器和外存储器。

1. 内存储器　简称内存，也称主存储器，分为 RAM、Cache 和 ROM，一般内存指 RAM，用于暂时存放 CPU 中的运算数据，以及与硬盘等外存储器交换的数据。内存是外存与 CPU 进行沟通的桥梁，计算机中所有程序的运行都在内存中进行，日常编辑文档或电子表格等数据都是先在内存中完成的，然后存放到外存中。内存大小及性能的强弱影响计算机整体发挥的水平。只要计算机开始运行，操作系统就会把需要运算的数据从内存调到 CPU 中进行运算，运算完成后，CPU 将结果传送出来。内存的特点是容量小、存取速度快，其中的数据不能长久保存。

2. 外存储器　简称外存，用于存放需要长期保存的数据及文件。计算机运行时操作系统先将外存中的程序或数据调入内存，加工处理后需长久保存的，再存入外存。其特点是容量大、存取速度慢。常见的外存储器为硬盘、U 盘、光盘等。

（三）输入设备

输入设备（input device）是指将数据输入计算机的设备。在计算机产生初期，输入设备是一台读孔的机器，只能输入"0"和"1"两种数字。随着高级语言的出现，人们逐渐发明了键盘、鼠标、扫描仪和手写板等输入设备，语音输入技术也日益成熟，使数据输入变得方便快捷。

（四）输出设备

输出设备（output device）负责将计算机处理数据的中间过程和最终结果以人们能够识别的字符、表格、图形或图像等形式表示出来。最常见的输出设备有显示器、打印机、绘图仪等。

二、软件系统

软件是指计算机系统中使用的各种程序，而软件系统是指控制整个计算机硬件系统工作的程序集合。计算机软件分为系统软件和应用软件两大类。

（一）系统软件

系统软件是指控制和协调计算机及外部设备、支持应用软件开发和运行的系统，是无须用户干预的各种程序的集合，其主要功能是调度、监控和维护计算机系统，负责管理计算机系统中各种独立的硬件，使之协调工作。

计算机系统软件主要指操作系统（operating system, OS），是计算机最先安装的软件。OS 控制管理整个计算机的软硬件资源协调运行，用户无须明了计算机硬件如何完成工作。操作系统是计算机裸机与应用程序及用户之间的桥梁。没有操作系统，用户也就无法使用其他软件或程序，如办公软件、数据库系统、PS 及 Python 等。

系统软件中最重要的是操作系统，此外还有辅助程序、数据库系统等。

（二）应用软件

应用软件（application software）是用户可以使用的各种程序设计语言，以及由此开发的应用程序的集合，分为应用软件包和用户程序。应用软件包是利用计算机解决某类问题而开发的程序的集合。如编辑文章可用 Word，图像处理常用 PhotoShop，通过 3D Max 建立三维模型，用 Python 开发程序等。

综上所述，计算机系统由硬件系统和软件系统两部分组成，软件系统的运行需要建立在硬件系统正常工作的情况下。

三、微型计算机的主要性能指标及作用

一台微机是由若干个部件组成的，如主板、CPU、内存、硬盘、显卡、声卡和显示器等，各部件的性能高低决定了微机的整体性能。对整机而言各部件的匹配问题已整体考量过了；若自己组装电脑，则要熟悉各部件的性能指标。

1. 主板（mainboard）　即主机板，是计算机最基本、最重要的部件之一，其他部件通过主板集成

在一起组成一台计算机。主板与 CPU 关系密切,几乎每次 CPU 的更新换代都会导致主板的升级,即 CPU 与主板存在兼容性问题。其性能指标主要考虑以下内容:

(1)芯片组:是主板的核心部件,其性能几乎决定了一块主板的功能和性能。北桥芯片组,主要负责 CPU、内存、显卡三者之间的数据交换,工作频率较高,处于重要地位。南桥芯片组负责外围接口如外设部件互连标准(PCI)、通用串行总线标准(USB)、集成声卡、集成网卡、鼠标、键盘等的数据处理,相对北桥芯片组,性能较低。

(2)其他指标:主板带宽(传输数据的速率)、支持 CPU 类型、内存类型等都需要考虑在内。

2. **显卡**　分为集成显卡和独立显卡。集成显卡是将显卡集成在主板上,性能较低,该类电脑适合用于日常办公或简单娱乐,不适合对显卡要求较高的图像处理等工作。独立显卡具有较强的图像处理能力,平面设计、3D 建模或 VR 制作及运行较大游戏的电脑(进行大量的浮点运算)需要配备相适应的中高级以上的独立显卡,甚至是专业级别的显卡,AI 处理则需要性能很高的显卡。

3. **CPU**　计算机系统运算和控制的核心,是信息处理和程序运行的最终执行者。决定 CPU 性能的主要指标有:

(1)CPU 主频:主频高低决定了计算机运算速度的快慢。影响计算机处理能力的还有 CPU 的位数、缓存数、核数和 IPC(每周期指令数)。

(2)CPU 的位数:通常情况下,CPU 的位数越高,CPU 的运算速度越快,现在电脑的 CPU 一般为 64 位。

(3)CPU 内部的缓存:用于临时存储数据和指令,提高了数据访问速度。一般来讲,CPU 内部的缓存可以分为一级缓存、二级缓存和三级缓存,缓存大小及其性能直接影响 CPU 的处理性能。部分特殊职能的 CPU 可能会配备四级缓存。

4. **内存**　影响电脑性能的主要部件,内存与主板存在兼容关系,其存取速度及大小直接影响整机的性能高低,电脑的内存(RAM)越大,其性能越高。DDR4 内存主频一般在 2 133～4 266MHz 区间,DDR5 内存主频在 4 800MHz 以上。后者带宽速度更高,单片密度更大,单片内存容量更大。

5. **硬盘**　PC 硬盘目前分为机械硬盘和固态硬盘。机械硬盘存储容量大,如 1～4TB 机械硬盘,转速有 5 400r/s、7 200r/s,读写速度为 120MB/s,较慢;固态硬盘容量相对较小如 256GB、512GB,读写速度在 400MB/s 以上,较快。PC 装载固态硬盘已成为主流。

6. **显示器**　其参数包括像素点距、分辨率、色彩、扫描频率、刷新速度、功耗、电磁辐射等基本内容。在相同分辨率的情况下,点距越小,图像越清晰。分辨率对图片图像的显示尤为重要,高分辨率能有效地提高画质。显示器的色彩指标决定显示图像的效果;如果扫描频率和刷新率较低,电脑屏幕可能会出现闪烁或抖动现象。对比度越高,显示图像层次越丰富。现在台式机主流的显示器一般是 24 寸、2K 以上高色域的显示器,色域越高,显示效果越好。

7. **声卡、键盘和鼠标**　可根据具体需要选定,如对声音有较高要求,可选择高质量甚至是专业级声卡。

一台电脑的性能取决于各部件性能的高低,因而各部件间的性能选择应相匹配。即使买速度最快的 CPU,其他部件性能跟不上,电脑的速度也"上不去",此外,购买电脑要明确使用目的,注重性价比。日常办公使用一般配置的电脑即可,图像处理、三维建模、VR 制作等需要高配置的电脑,尤其对显卡的品质要求较高。手机等移动设备的性能指标与计算机的性能指标大同小异。

本章小结

本章内容,旨在使学生全面了解和掌握计算机技术和信息技术应用的基本概念,简要了解计算机系统的历史、现状及计算机技术在生命科学领域中的应用。理解和掌握计算思维、人工智能、大数据和 VR 相关知识。熟悉信息表示与编码,掌握计算机系统的组成,了解计算机各部件的性能指标的含义。为学生明确信息技术的应用方向,为其建立科学、坚实、系统的信息技术(IT)知识结构,培养其分析、解决实际问题的能力。

(袁同山)

思考题

1. 计算机科学发展日新月异,请认真思考后对今后计算机科学的发展做一个展望。

2. 计算机在医学上的应用范围广泛,除了文中介绍的应用案例,计算机在医学领域的应用还有哪些? 举例说明。

3. 设计一套字符编码,用二进制数字表示 1 000 个常用汉字,最少要用多少位二进制才能实现? 并说明理由。

4. 大数据技术的特点有哪几个? 大数据在医疗上的应用有哪些?

5. 计算机系统中硬件和软件的关系是怎样的?

第二章 | 操作系统

操作系统(operating system,OS)是计算机系统中不可缺少的重要组成部分。它管理、调度系统资源,并为用户提供人机交互的工作界面。本章将介绍操作系统的基本知识及 Windows 10 操作系统的常用操作。要求学生了解操作系统的发展历程,熟练掌握 Windows 10 操作系统的基本操作,如文件与文件夹管理、磁盘管理、环境设置与设备管理等,掌握个人计算机的网络设置与应用。

第一节 | 操作系统简介

操作系统是计算机发展史上历史性的突破,它的诞生为计算机的发展普及奠定了基础,让计算机变得容易掌握和使用。从功能上讲,它是统一管理计算机资源、合理组织计算机工作流程、协调计算机各部件关系、提高计算机利用率和响应速度、方便用户使用的一种系统软件。

一、操作系统的发展

OS 从无到有,规模从小到大,功能从弱到强,形成过程大致经历了手工操作(第一代计算机时代,那时未产生 OS)、管理程序(第二代计算机时代)和 OS 三个阶段。从第三代计算机开始,随着多道批处理、分时、实时 OS 的相继出现,OS 正式形成。

(一)计算机操作系统

在计算机的发展过程中,出现过许多不同的操作系统,其中比较常用的操作系统有:DOS、Mac OS、Windows、Linux、Unix 等。

1. DOS 操作系统　DOS(disk operating system)是安装在 PC 上的单用户命令行界面操作系统,曾经得到广泛应用和普及。其特点是:简单易学,硬件要求低,但存储能力有限。

DOS 一般使用命令行界面来接受用户的指令,不过在后期 DOS 版本中,DOS 程序也可以通过调用相应的 DOS 中断来进入图形模式,即 DOS 下的图形界面程序。

2. Windows 操作系统　Windows 是 Microsoft 公司开发的"视窗"操作系统,是目前用户最多的操作系统。其特点是:图形用户界面,易学易用。目前使用最多的版本包括 Windows Server 2012、Windows 7、Windows 10 和 Windows 11 等。

3. Unix 操作系统　Unix 是一个多用户、多任务、广泛使用在各种类型计算机中的优秀操作系统。其优点是具有较好的可移植性,可运行于不同的计算机上;有较好的可靠性和安全性;支持多任务、多处理、多用户、网络管理和网络应用。缺点是缺乏统一的标准,应用程序不够丰富,不易学习。这些限制了它的应用。

4. Linux 操作系统　Linux 是 20 世纪 90 年代推出的一个多用户、多任务的操作系统,源代码开放,用户可通过 Internet 免费获取 Linux 及生成工具的源代码,然后进行修改,建立一个自己的 Linux 开发平台,开发 Linux 软件。特点:从 Unix 发展而来,与 Unix 兼容,继承了 Unix 以网络为核心的设计思想,是一个性能稳定的多用户网络操作系统,支持多用户、多任务、多进程和多 CPU。

5. Mac OS 操作系统　Mac OS 是运行在 Apple 公司的 Macintosh 系列计算机上的操作系统。它是首个在商用领域获得成功的图形用户界面。其优点是具有较强的图形处理能力。缺点是与 Windows 缺乏较好的兼容性。这影响了它的普及。

（二）手机操作系统

手机也像计算机一样,有自己的操作系统,即手机操作系统(mobile operating system,MOS)。MOS对于手机来说,能提供更多的应用,拓展性更强,可以安装各种应用软件,扩大了手机功能。MOS和计算机的系统是同一个原理,不同的系统运行的程序也不一样,其直接关系到手机配置、游戏细腻程度等。

（三）平板电脑操作系统

平板电脑作为 PC 家族新增的一名成员,在外观上与笔记本电脑相似,也可以说是笔记本电脑的浓缩版。比起笔记本电脑,它除了拥有其所有功能,还支持手写输入或者语音输入,移动性和便携性更胜一筹。

二、操作系统的主要功能

操作系统是管理和控制计算机硬件与软件资源的计算机程序,是用户和计算机之间的接口,同时也是计算机硬件和其他软件的接口,其他所有软件都是建立在操作系统之上的,如图 2-1 所示。操作系统负责管理计算机系统的全部软件资源和硬件资源,合理地组织计算机各部分协调工作,为用户提供操作和编程界面。它是计算机所有软、硬件系统的组织者和管理者,它能合理地组织计算机的工作流程,控制用户程序的运行,为用户提供各种服务。

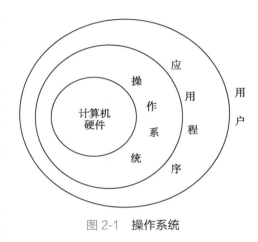

图 2-1　操作系统

用户都是先通过 OS 来使用计算机的,它是沟通用户和计算机之间的 "桥梁",OS 如同一个行动中心,计算机系统的软、硬件和数据资源的利用,都必须通过这个中心向用户提供。

操作系统合理地调度与分配计算机系统的软、硬件资源,最大限度地发挥计算机系统的工作效率,通过友好的工作环境,改善用户与计算机的交互界面,同时,操作系统还提供软件开发的运行环境。

计算机系统中的资源可以分为处理器、主存储器、外部设备和信息(程序和数据)四类,管理上述资源的操作系统也包含四个模块,即:处理器管理、存储器管理、设备管理和文件管理。此外,操作系统还提供作业管理、用户界面管理、网络通信管理和安全机制管理等。

（一）处理器管理

中央处理器是操作系统中最重要的资源之一,处理器如同人的大脑一样,控制、指挥计算机的运行。在传统的多道程序系统中,处理器的分配和运行都以进程为基本单位,因此,对处理器的管理可归结为对进程的管理。

当一个程序被加载到内存,就建立了该程序的进程(process)。在多道程序系统中,往往有多道程序在执行,但同一时刻仅能执行一道程序,系统中各程序是交替执行的。进程和程序是两个不同的概念,程序是计算机的指令集合,是一个静态的概念;进程是一个动态的概念,是程序的一次执行过程,一个程序可以多次被执行,每次执行就会创建一个进程。

在操作系统中,进程是可以查看的。如 Windows 操作系统,在正常运行环境下,同时按下 Ctrl、Alt、Del 三个键就可以打开任务管理器,观察进程的运行情况。

（二）存储器管理

存储器是计算机系统的重要资源之一。如何更好地管理、调度存储器,合理地使用有限的计算机存储资源,更有效地发挥计算机的作用,为用户提供方便的服务是存储器管理的主要目标。存储器管理的好坏直接影响整个系统的性能。

存储器管理的对象是内存储器以及作为内存的扩展和延伸的外存储器。存储管理主要包括如何分配存储空间,如何扩充存储空间以及如何实现虚拟操作,如何实现共享、保护和重定位等功能。

(三) 设备管理

现代计算机系统都配备了许多设备,每种设备的性能和操作方式都不相同,因此使操作系统设备管理的工作变得很复杂。

设备管理是操作系统中用户和外部设备之间的接口,其目的是合理地使用外部设备并且方便用户。设备管理主要包括如何管理设备的缓冲区、进行 I/O 调度,实现中断处理及虚拟设备等功能。

(四) 文件管理

计算机是专门处理数据的设备,通常计算机所处理的信息都是以文件的形式存放在计算机中的。文件管理是操作系统中用户与存储设备之间的接口,它负责管理和存取文件信息。不同的用户共同使用同一个文件,即文件共享,以及文件本身需要防止其他用户有意或无意破坏,即文件的保护等,也是文件管理需要考虑的。

(五) 作业管理

每个用户请求计算机系统完成的一个独立的操作称为一个作业。作业管理包括作业的输入和输出、作业的调度与控制。

三、操作系统组成

操作系统一般由以下四部分组成。

(一) 内核

内核是一段计算机的发行程序,负责一切基本的调度工作,提供基础性、结构性的功能,通常运行在最高特权级。操作系统启动的时候,首先启动内核。内核包括:管理 CPU、存储器、文件系统、网络通信、中断处理、设备驱动程序等。操作系统往往将一些与硬件紧密相关的模块、频率较高的模块以及一些公用的基本操作模块,安排在靠近硬件的层次中,并使它们常驻内存,这部分就称为操作系统的内核。

(二) 驱动程序

驱动程序是最底层的、直接控制和监视各类硬件设备的程序,他们的功能是隐藏硬件的具体细节,并同时向其他部分提供一个抽象的通用的接口。

(三) 接口库

接口库是一系列特殊的子程序,它的功能是把系统提供的基本服务包装成应用软件能够使用的编程接口,也就是我们常听到的 API(应用程序编程),接口库是最靠近应用软件的部分。

(四) 外围

外围是指操作系统中除以上三类以外的所有其他部分,通常是用于提供特定高级服务的部件。例如微内核中的大部分系统服务和 Linux 中各种守护进程都属于外围。

四、操作系统的分类

操作系统的种类很多,分类方式也很多。根据应用领域,可分为个人计算机操作系统、服务器操作系统和嵌入式操作系统。根据所支持的用户数目,可分为单用户系统(OS/2、Windows)、多用户系统(Unix、Linux)。根据源码开放程度,可分为开源操作系统(Linux)和不开源操作系统(Windows、Mac OS)。根据硬件结构,可分为网络操作系统(NetWare、Windows Server)、分布式操作系统和多媒体操作系统(Amiga)等。根据存储器寻址宽度可分为 8 位、16 位、32 位、64 位、128 位的操作系统。早期的操作系统一般只支持 8 位和 16 位存储器寻址宽度,Linux 和 Windows 7 支持 32 位和 64 位。根据操作系统环境和对作业处理方式来考虑,可分为批处理系统(DOS/VSE)、分时系统(Linux、Unix、Mac OS)、实时系统(VRTX、RTOS、Windows RT)。

上述分类仅限于宏观上的分类。因 OS 具有很强的通用性,具体使用哪一种 OS,要视硬件环境及用户的需求而定。下面介绍几类典型的操作系统。

(一) 个人计算机操作系统

个人计算机操作系统是电子计算机系统中负责支撑应用程序运行环境以及用户操作环境的系统软件。现代个人计算机操作系统采用图形界面 "人-机" 交互方式操作,用户界面友好,用户无须学习专业理论知识,就可以掌握对计算机的操作。典型的个人计算机操作系统是 Windows。

(二) 网络操作系统

网络操作系统(network operating system, NOS)是基于计算机网络的操作系统,它的功能包括网络管理、通信、安全、资源共享和各种网络应用。NOS 的目标是用户可以突破地理条件的限制,方便地使用远程计算机资源,实现网络环境下计算机之间的通信和资源共享。NOS 有 Novell Netware、Unix、Linux 及 Windows Server 等。

(三) 分布式操作系统

分布式操作系统(distributed operating system)是指通过网络将大量计算机连接在一起,以获取极高的运算能力、广泛的数据共享以及实现分散资源管理等功能的操作系统。

(四) 嵌入式操作系统

嵌入式操作系统(embedded operating system)是指用于嵌入式系统的操作系统。嵌入式操作系统是一种用途广泛的系统软件,通常包括与硬件相关的底层驱动软件、系统内核、设备驱动接口、通信协议、图形界面、标准化浏览器等,能够负责全部软、硬件资源的分配、任务调度、控制、协调并发活动。

嵌入式操作系统在系统实时高效性、硬件的相关依赖性、软件固态化以及应用的专用性等方面具有较为突出的特点。制造工业、过程控制、通信、仪器、仪表、汽车、船舶、航空、航天、军事装备、消费类产品等方面均是嵌入式操作系统的应用领域。例如,应用在智能手机和平板电脑的 Android、iOS 等都属于嵌入式操作系统。

(五) 批处理系统

批处理系统(batch processing system)又称批处理操作系统。批处理是指用户将一批作业提交给操作系统后就不再干预,由操作系统控制它们自动运行。这种采用批量处理作业技术的操作系统称为批处理操作系统。

批处理系统把提高系统处理能力作为主要设计目标。其主要特点是:用户脱机使用计算机,操作方便;将作业成批处理,提高了 CPU 利用率。它的缺点是不具备交互性,即用户一旦将程序提交给系统后就失去了对它的控制能力。

(六) 分时系统

分时系统(time-sharing system),又称分时操作系统。分时是指多个用户共享使用同一台计算机或多个程序分时共享硬件和软件资源。分时操作系统是一个多用户交互式操作系统,其特点是当多个用户同时运行多个程序或任务时,系统轮流为每个用户提供服务;每个程序都独立操作、独立运行、互不干涉。例如,Unix 是一个典型的分时操作系统。

(七) 实时操作系统

实时操作系统(real-time operating system)是实时控制系统和实时处理系统的统称。实时是指系统能够及时响应外部条件的要求,在规定的时间内完成处理,并控制所有实时设备和实时任务协调一致地运行。实时操作系统是保证在一定时间限制内完成特定功能的操作系统,其特点是及时响应和高可靠性。

操作系统种类繁多,但根本目的只有一个:即实现在不同环境下为不同应用目的提供不同形式和效率的资源管理,以满足用户的操作需要。在现代操作系统中,往往将上述多种类型操作系统的功能集成为一体,以提高操作系统的功能和应用范围。例如,在 Windows NT、Unix、Linux 等操作系统中,就融合了批处理、分时、网络等功能。

五、国产操作系统

21世纪以后,随着经济的发展和信息化水平的提高,我国的国产软件行业持续发展,国产软件的技术更加成熟和先进,操作系统领域也有了不俗的表现。

(一)红旗 Linux

红旗 Linux 是由中国电子信息产业集团有限公司旗下的中国红旗软件有限公司开发的国产 Linux 操作系统。它基于 Linux 内核和 GNU 工具链,提供了丰富的软件资源和强大的技术支持与服务,支持多种架构和终端设备。中国红旗 Linux 的主要应用领域包括政府机构、金融业、电信业、制造业等。

(二)中标麒麟

中标麒麟桌面操作系统是一款面向桌面应用的图形化桌面操作系统,针对 X86 及龙芯、申威、众志、飞腾等国产 CPU 平台进行自主开发,率先实现了对 X86 及国产 CPU 平台的支持,提供高性能的操作系统产品。通过进一步对硬件外设的适配支持、对桌面应用的移植优化和对应用场景解决方案的构建,完全满足项目支撑、应用开发和系统定制的需求,它由"中标 Linux"操作系统和"银河麒麟"操作系统合并而来。

(三)统信 UOS

UOS(Ubuntu Kylin operating system)是由中国的 Ubuntu Kylin 团队开发的国产 Linux 操作系统。它基于 Ubuntu 操作系统,定制了中文化界面和本地化应用,并针对性地为中文用户提供了多项方便实用的功能和服务,如输入法、字体、多语言支持等。UOS 的应用场景广泛,可广泛应用于家庭办公、教育、电子政务、医疗、金融等领域。

(四)Harmony OS

鸿蒙系统(Harmony OS),是一款基于微内核的全场景分布式操作系统,是华为自主研发的操作系统。Harmony OS 创造一个超级虚拟终端互联的世界,将人、设备、场景有机地联系在一起,将消费者在全场景生活中接触的多种智能终端,实现极速发现、极速连接、硬件互助、资源共享,用合适的设备提供场景体验。华为会率先部署在智慧屏、车载终端、穿戴等智能终端上,未来会有越来越多的智能设备使用开源的 Harmony OS。

Harmony OS 是面向 5G 物联网、面向全场景的分布式操作系统,是首次将分布式框架应用于终端的 OS,将手机、电脑、平板电脑、电视、工业自动化控制、无人驾驶、车机设备、智能穿戴统一成一个操作系统。Harmony OS 不是 Android 系统的分支,但能兼容全部 Android Web 应用,并且性能有所提升。

Harmony OS 凭借多终端开发 IDE,多语言统一编译,分布式架构 Kit 提供屏幕布局控件及交互的自动适配,支持控件拖拽,面向预览的可视化编程,从而使开发者可以基于同一工程高效构建多端自动运行 APP,实现真正的一次开发、多端部署,在设备之间实现共享生态。

第二节 | Windows 文件管理

在计算机中,各种软件资源都是以文件的形式进行存储、管理和使用的,包括程序、文档、数据、图片等。Windows 操作系统具有强大的文件管理功能,通过桌面图标"此电脑"(文件资源管理器),可以实现对系统资源的管理。

一、Windows 文件系统

(一)文件

计算机中文件的含义非常广泛,文件是数据组织的一种形式,例如:我们写的一封信、制作的一个报表、一幅图画、一首歌等都对应一个文件。在计算机中所有的信息都是以文件的形式存储在磁盘上的。

为了便于管理和使用文件,每个文件都有一个名称即文件名,计算机是按文件名来识别文件的。不同的文件系统对文件的命名方式也有所不同,但大体上都遵循"主文件名.扩展名"的规则。主文件名由字母、数字、下划线等组成,扩展名由一些特定的字符组成,一般用来标识文件类型。在Windows中,文件名不能够包含 \、/、:、*、?、"、<、>、| 等系统保留字符。Windows 支持长文件名,其长度(包括扩展名)可达 255 个字符,一个汉字相当于两个字符,文件名不区分大小写字母。

在 Windows 中常用的扩展名及文件类型如表 2-1 所示。

表 2-1　常用扩展名及文件类型

扩展名	含义	扩展名	含义
.com	系统命令文件	.exe	可执行文件
.sys	系统文件	.bak	备份文件
.doc/.docx	Word 文档	.rtf	带格式的文本文件
.xls/.xlsx	Excel 文档	.zip	ZIP 格式的压缩文件
.ppt/.pptx	PowerPoint 文档	.rar	RAR 格式的压缩文件
.txt	文本文件	.flv	Flash 视频文件
.html	网页文件	.bmp	图形文件
.mp3	音频文件	.jpg	图形文件
.mp4	视频文件	.wav	声音文件
.gif	动画文件	.gho	磁盘映像文件
.bas	BASIC 源程序	.java	Java 语言源程序
.c	C 语言源程序	.jsp	网页文件
.pdf	便携文档格式	.dbf	数据库文件
.hlp	帮助文件	.py	Python 源文件

在实际应用中,有的文件看不到文件扩展名,并不是因为该文件没有扩展名,而是因为扩展名被隐藏了,可以通过设置,查看文件被隐藏的扩展名。操作步骤如下:

在桌面双击"此电脑"图标,打开"文件资源管理器"窗口,然后在"文件资源管理器"窗口中打开任意文件夹,选择"查看→选项"命令,如图 2-2 所示。

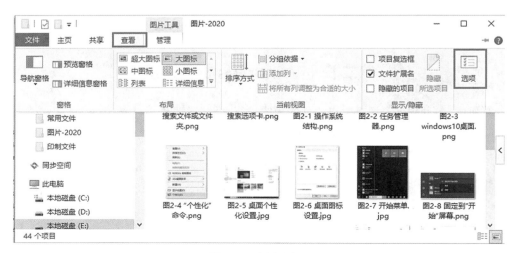

图 2-2　查看-选项

弹出"文件夹选项"对话框,如图 2-3 所示,选择"查看→隐藏已知文件类型的扩展名→【确定】"按钮,即可显示文件的扩展名。

(二)文件夹

文件夹是文件的窗口,可以根据个人的需要把相关的一些文件或同类的文件放置在同一文件夹中,文件夹和文件又可以放置到另一个文件夹中。它是在磁盘上组织文件的一种手段,文件夹既可以包含文件,也可以包含其他的文件夹,只要存储空间不受限制,一个文件夹中可以放置任意多的内容,用户可以对其进行修改、删除、移动、复制等操作。

在创建一个文件夹时也要按照文件命名的方式给文件夹赋予一个名字,但一般不用扩展名。

(三)文件组织结构

文件夹是用来组织和管理磁盘文件的一种数据结构,在 Windows 中,采用树形结构来管理磁盘文件。一个文件夹对应一块磁盘空间,可用来作为其他对象(如子文件夹、文件)的容器。

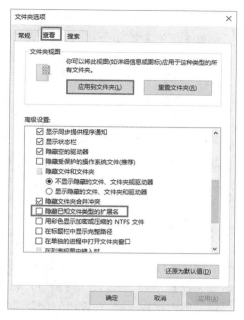

图 2-3 隐藏已知文件类型的扩展名

根文件夹是最高一级文件夹,隐藏在一个磁盘或一个硬盘分区中,且一个磁盘或一个硬盘分区中只能有一个根文件夹。

子文件夹是指文件夹下的文件夹,如图 2-4 所示。如果文件夹 A 下有文件夹 B,则 A 是 B 的父目录,B 是 A 的子目录。注意:父目录和子目录是一个相对概念。

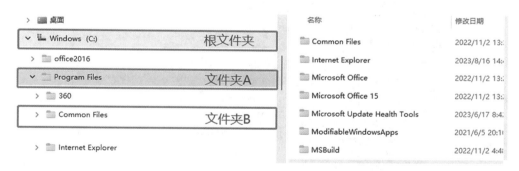

图 2-4 树形文件夹结构

(四)路径

路径是描述文件位置的一条通路,是用户在磁盘上寻找文件时所历经的路线。路径分为绝对路径和相对路径两种。

1. 绝对路径 是从根文件夹开始,到目标文件或文件夹所在位置路径上的所有子文件夹名。如:C:\ProgramFiles\MicrosoftOffice\Office16\WINWORD.EXE。

2. 相对路径 是从当前文件夹开始,到目标文件或文件夹所在位置路径上串联起来的所有子文件夹名。若当前文件夹为 Microsoft Office,则上面的文件路径则为 \Office16\WINWORD.EXE。

二、文件及文件夹操作

文件和文件夹操作包括文件和文件夹的选择、复制、移动和删除等,是日常工作中经常进行的操作。

（一）查看文件或文件夹属性

文件或文件夹的属性分为以下两种。

1. 只读　只能读其内容,但不能修改,也不能写入。

2. 隐藏　使文件或文件夹不可见。

选择要查看的文件或文件夹,右击,在弹出的菜单中,选择"属性"命令,打开"文件(夹)属性"对话框。

"文件(夹)属性"对话框用来显示所选文件或文件夹详细的属性信息,通过查看文件属性,用户可以查看该文件的名称、位置、大小、创建时间等。如图 2-5 所示为一个"新建文件夹"的属性对话框。

（二）创建文件夹或文件

可以在"桌面"上建立新的文件夹,也可以在各驱动器下面或某个文件夹中建立新的文件夹。若要在桌面上建立文件夹,则无须打开任何窗口,只要在桌面的任意空白位置单击鼠标右键,在弹出的快捷菜单中选择"新建→文件夹"命令,如图 2-6 所示,输入"新建文件夹"的名称即可完成。

在除桌面外的位置建立文件夹,可先选择要建立文件夹的磁盘位置,然后在"文件资源管理器"窗口中"主页→新建→新建文件夹"命令,新建文件夹。

同样的方法可以新建各种类型的文件。

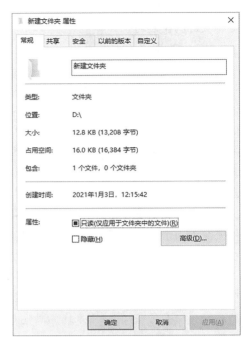

图 2-5　文件夹属性对话框

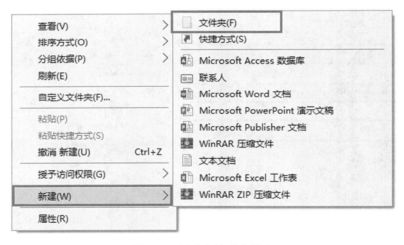

图 2-6　新建文件或文件夹

（三）重命名文件或文件夹

在"文件资源管理器"中可以对选定的文件或文件夹重新命名,重新命名的操作可以利用菜单或鼠标右键来完成。

1. 利用菜单重命名　在"文件资源管理器"中,选中要重新命名的文件或文件夹,单击"主页→组织→重命名"命令,这时被选中的文件或文件夹的名字上出现闪烁光标,在此处输入新名称即可。

2. 利用右键重命名　选中对象右击鼠标,在弹出的快捷菜单中选择"重命名"命令,输入新名称即可。

文件在重命名时应该注意,文件的扩展名一般是默认的,如 Word 2016 的扩展名是".docx",在更改文件名时,只需要更改它的文件名即可,不要对扩展名进行任何修改。

(四)创建桌面快捷方式

在 Windows 中,可以在桌面上为常用的文件或文件夹创建桌面快捷方式(指向文件或文件夹的指针)。通过桌面图标,可以方便、快捷地浏览或启动该资源,如果创建的是应用程序桌面快捷方式,在桌面上双击该图标就可以启动该应用程序,如果创建的是文件夹桌面快捷方式,在桌面上双击该图标就可以打开该文件夹。

创建快捷方式:通过选中文件或文件夹→右击→快捷菜单→"发送到(N)→桌面快捷方式"命令操作,即可在桌面创建快捷方式。

(五)选定文件或文件夹

在 Windows 中进行操作,通常都遵循这样一个原则,即先选定对象,再对选定的对象进行操作。因此,进行文件和文件夹操作之前,首先要选定操作的对象。下面介绍选定对象的操作。在选定时有如下几种情况。

1. **选定一个文件或文件夹** 用鼠标直接单击要选定的文件或文件夹。

2. **选定多个连续的文件或文件夹** 先选定第一个文件或文件夹,然后按住【Shift】键,再选定这些连续的最后一个文件或文件夹;也可以拖动鼠标用围框方式进行选定。

3. **选定多个不连续的文件或文件夹** 先选定一个文件或文件夹,然后按住【Ctrl】键,再选择其他的文件或文件夹。

4. **选定当前窗口中的全部文件和文件夹** 按【Ctrl+A】组合键,则将当前窗口中的文件和文件夹全部选定。

(六)复制或移动文件和文件夹

如果需要将某个文件或文件夹移动或复制到其他位置,这时就需要用到移动或复制命令。移动文件或文件夹就是将某个文件或文件夹转移到其他位置,执行移动命令后,原位置的文件或文件夹消失,文件或文件夹出现在目标位置;复制文件或文件夹就是将文件或文件夹复制一份,放到其他位置,执行复制命令后,原位置和目标位置均有该文件或文件夹。

Windows 提供了多种实现移动和复制文件或文件夹的操作方法,我们通常利用菜单法、鼠标拖动法、右键法三种方法完成文件及文件夹的复制和移动操作。

1. **利用菜单命令复制和移动文件及文件夹**

(1)在"文件资源管理器"窗口中选定要复制或移动的文件或文件夹。

(2)单击"主页→复制或剪切"命令(移动时用剪切)。

(3)打开目标文件夹。

(4)单击"主页→粘贴"命令,即可完成操作。

2. **利用鼠标拖放操作复制和移动文件及文件夹** 首先选定要移动或复制的文件夹或文件,然后按住鼠标左键直接拖动至目的地即可。左键拖动不会出现菜单,但根据不同的情况,所做的操作可能是移动或复制。

(1)如果在同一磁盘拖动,如从 D 盘的一个文件夹拖到 D 盘的另一个文件夹,则为移动;如果在不同磁盘间拖动,如从 D 盘的一个文件夹拖到 E 盘的一个文件夹,则为复制。

(2)在拖动的同时按住【Ctrl】键,则为复制;在拖动的同时按住【Shift】键,则为移动。

3. **利用鼠标右键复制或移动文件及文件夹**

(1)选定要复制或移动的文件或文件夹。

(2)在选定的文件或文件夹上右击鼠标,在弹出的快捷菜单中,选择"复制"或"剪切"命令(这时,要复制或移动的文件或文件夹已经复制到 Windows 剪贴板中)。

(3)选择目标文件夹,右击鼠标,在弹出的快捷菜单中选择"粘贴"命令。

使用快捷键进行复制或移动的操作方式是：选择要复制或移动的文件或文件夹，利用【Ctrl+C】键复制或【Ctrl+X】键剪切，再选择目标文件夹，利用【Ctrl+V】键粘贴，完成复制或移动文件或文件夹。

（七）删除文件或文件夹

为了节省磁盘空间，用户可以把无用的文件或文件夹删除。删除的方法有很多种，下面是常用的几种方法。

（1）鼠标右击选定的文件或文件夹→快捷菜单→选择"删除"命令。

（2）在"文件资源管理器"中，选中文件或文件夹，然后单击"主页→删除"命令。

（3）选定要删除的对象，然后按【Delete】键。这是删除文件最快的方法。

（4）用鼠标直接把选中的文件或文件夹拖至桌面上的"回收站"图标上。

一般情况下，Windows 并不真正删除文件，而是将被删除的项目暂时放在回收站中。删除时，系统会给出删除确认对话框，让用户确认，确认后，系统才将文件删除。

如果想把文件删除，不进入回收站，可以先按【Shift】键，再执行删除命令，这时被删除的项目将不进入回收站。

如果想让所有删除的文件都不进入回收站直接删除，可在"回收站"图标上单击右键，在弹出的快捷菜单中选择"属性"，弹出回收站属性窗口，如图 2-7 所示，选中"不将文件移动到回收站中。移除文件后立即将其删除（R）。"这样删除的文件就不再进入回收站了。

进入回收站的文件仅仅是逻辑删除，使用回收站的"还原"功能，用户可以将回收站中的项目恢复到原来的位置。

使用"清空回收站"功能，可以从磁盘上永久删除回收站中所有的文件和文件夹。

回收站中的空间是有一定大小的，当回收站已满时，系统将提示用户清空回收站。

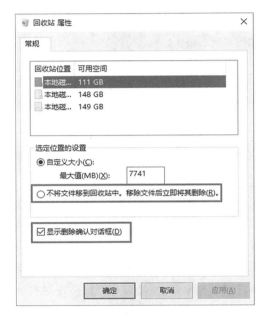

图 2-7　回收站属性

（八）隐藏文件或文件夹

有些系统文件本身是不可见的，而那些不想被他人浏览的个人文件或文件夹也可以设置成隐藏状态。

操作步骤：选定文件或文件夹→右击对象→快捷菜单→属性→"文件或文件夹属性"对话框→设置文件或文件夹属性为"隐藏"→单击"确定"按钮即可。

当需要查看系统中的隐藏文件或文件夹时，可以将隐藏的文件或文件夹显示出来，具体操作如下：

（1）在"文件资源管理器"窗口中，单击"查看→选项"，打开"文件夹选项"对话框。

（2）在"查看"选项卡中，设置"显示隐藏的文件、文件夹和驱动器"，如图 2-8 所示，即可。

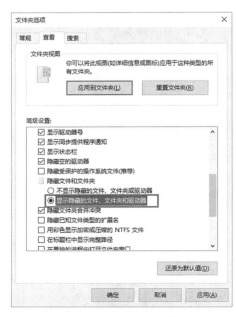

图 2-8　显示隐藏的文件、文件夹和驱动器

三、搜索功能

当用户硬盘上的文件夹和文件太多时,如果要查找某一个或某一类文件,而又不知道该文件在哪一个文件夹中,查找将十分困难。

Windows 提供了多种文件和文件夹搜索功能。可以在"计算机"窗口的右上角的搜索框中,直接输入搜索内容进行搜索。如图 2-9 所示。

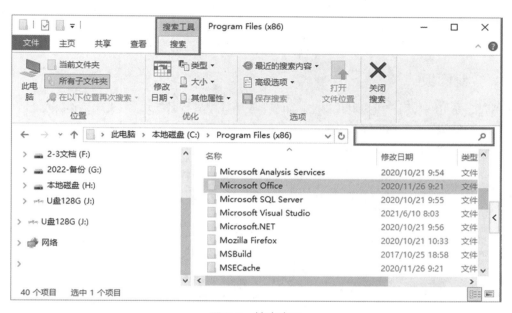

图 2-9　搜索窗口

(一)在资源管理器中搜索文件和文件夹

在资源管理器的右上部有一个"搜索"输入框,在其中输入要搜索的关键字,按下【Enter】键就会立即开始在当前位置进行搜索,等待后可以看见搜索的反馈信息。

搜索时可以使用搜索技巧来快速缩小搜索范围,当光标定位在搜索窗口时,窗口中将动态出现"搜索工具|搜索"选项卡。其中包括"修改日期""类型""大小"等选项,可以设置文件修改日期、类型或者文件大小等,对文件进行搜索操作。

在搜索框中输入要查找的文件名字时,可以使用通配符 "?" 和 "*"。其中 "?" 代表一个任意字符, "*" 代表多个任意字符。

(二)在"开始"菜单搜索

打开"开始"菜单,直接在"搜索"栏中输入所要搜索的内容。

1. 输入要搜索的内容,例如:输入"Windows",搜索结果即可显示在窗口中,如图 2-10 所示。

2. 搜索结果会根据项目类别分类显示,包括:程序、文档、文件等,可通过"筛选器"设置筛选结果,也可以设置筛选范围,包括:在"应用"中查找结果、在"文档"中查找结

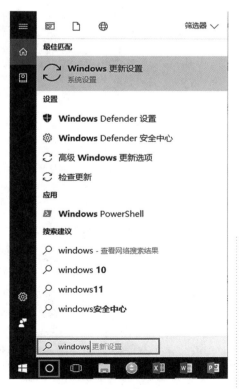

图 2-10　在"开始"菜单中搜索

果和在"网页"中查找结果。

单击类标题可以在资源管理器中查看该类的搜索结果列表,单击任何一个搜索结果即可打开该程序或文件。

第三节 ｜ Windows 管理

在 Windows 中,用户可以设置计算机的工作环境,从而营造一种方便、舒适的工作平台。用户可以改变桌面的颜色、屏幕保护程序、鼠标的操作速度、键盘的重复速度等。Windows 在系统安装、配置、维护和管理方面提供了许多便捷的手段,以帮助用户方便、快速地完成这类任务。

一、控制面板

在 Windows 10 中,用户可以利用"控制面板"应用程序进行系统设置,实现工作环境的个性化。

(一) 控制面板

通过"开始→Windows 系统→控制面板"命令,即可打开控制面板,如图 2-11 所示。

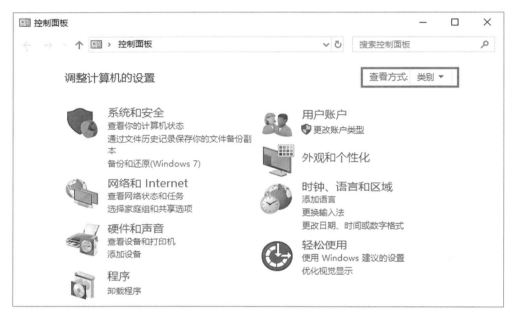

图 2-11　控制面板

在默认情况下,Windows 10 的控制面板采用"类别"查看方式,在窗口中提供了系统和安全、用户账户、网络和 Internet、外观和个性化、硬件和声音、时钟和区域、程序和轻松使用等 8 个类别,每个类别又根据实际情况提供了若干个子项目。

这种默认查看方式没有提供控制面板的所有项目,用户选择项目时很不方便,可以在右上角"查看方式"的"类别"下拉菜单中选择"小图标",这样就能直接查看到控制面板中的所有项目。

(二) 设置输入法

Windows 10 系统自带输入法包括微软拼音、微软五笔输入法等。若计算机系统中没有用户习惯使用的输入法,用户可下载安装其他的输入法。

1. 输入法的切换

(1) 单击任务栏通知区域选择输入法图标,进行输入法切换。

(2)【 ⊞ 】+【空格】键。

(3)【 Ctrl 】+【 Shift 】键。

2. **设置默认输入法**　如果系统中安装了多个输入法,可以通过"控制面板→时钟、语言和区域→语言→高级设置",如图 2-12 所示,给系统设置默认输入法。

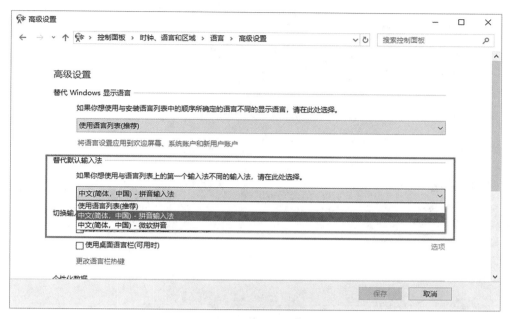

图 2-12　默认输入法设置

(三) 应用程序卸载

应用程序的卸载不能采用删除应用程序的文件或文件夹来完成,这样会在系统中有残留,影响系统运行,必须通过"控制面板"中的程序"卸载"来完成。卸载应用程序主要有以下几个步骤:

通过"开始菜单→程序→Windows 系统→控制面板→程序/卸载程序",打开程序和功能窗口,如图 2-13 所示。

找到要卸载的应用程序,单击"卸载/更改"命令按钮,按系统提示完成卸载。

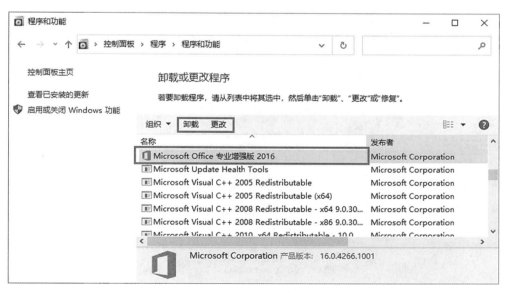

图 2-13　卸载程序

(四) 创建用户账户

Windows 10 操作系统支持多用户账户,可以为不同的账户设置不同的权限,它们之间互不干扰,独立完成各自的工作。

Windows 10 中可以建立两种新账户类型,标准账户和管理员账户(Administrator)。标准账户可以使用大多数软件,并可以更改不影响其他用户或这台电脑安全性的系统设置,管理员账户对这台电脑有完全的控制权,他们可以更改任何设置,还可以访问存储在这台电脑上的所有文件和程序。为了系统的安全,建议平时使用标准账户操作电脑。

在"控制面板→用户账户"选项下,如图 2-14 所示,可以更改用户账户或添加、删除用户账户。Windows 系统的用户管理功能,主要包括账户的创建、设置密码、修改账户和设置账户权限等内容。

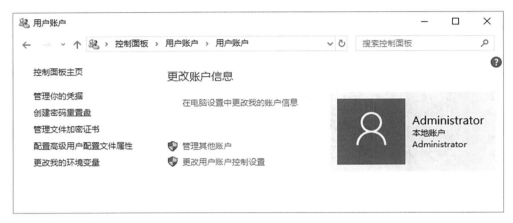

图 2-14　用户账户

二、设备管理器

设备管理器是一种管理计算机上设备的工具。使用设备管理器可以查看硬件属性、禁用硬件设备、启用硬件设备等。

鼠标右击桌面上的"此电脑→属性→设备管理器",可打开"设备管理器"对话框,如图 2-15 所示。

如果设备图标前没有出现红色小叉、黄色问号或叹号,说明该设备工作正常。

在设备管理器窗口中,如果想查看某硬件信息,则右击它,在弹出的菜单中选择"属性"命令,即

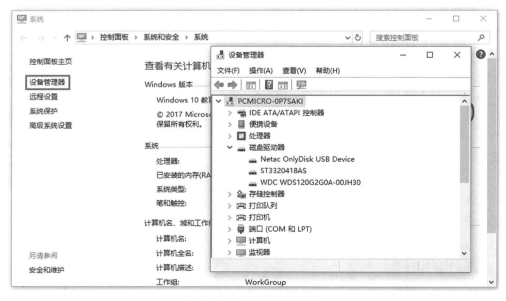

图 2-15　打开设备管理器

可查看其详细信息。

如果某个硬件设备有问题,可重新安装一下驱动程序,例如想重新安装声卡的驱动程序,可先打开设备管理器界面,找到声卡设备,单击右键,在弹出的菜单中选择"卸载设备",然后弹出"卸载设备"对话框,选择"删除此设备的驱动程序软件",如图 2-16 所示,即可删除原声卡的驱动程序。

再次在设备管理器窗口中找到声卡的硬件设备,右击鼠标,选择"更新驱动程序",找到与声卡硬件设备相适应的软件驱动程序,按提示即可完成声卡驱动软件程序的重新安装。

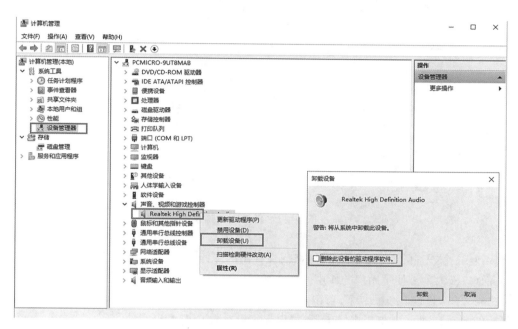

图 2-16　删除声卡的驱动程序

三、任务管理器

任务管理器为用户提供当前正在计算机上运行的应用程序和进程的相关信息。使用任务管理器可以监视计算机性能、快速查看正在运行的程序的状态或者终止已停止响应的程序,也可使用多个参数评估正在运行进程的活动,以及采用图形和数据的形式查看 CPU 和内存的使用情况。

(一)启动任务管理器

启动方法如下所示。

1. 同时按下【Ctrl+Shift+Esc】或【Ctrl+Alt+Del】组合键,在弹出的界面中选择"任务管理器"命令。

2. 右键单击任务栏的空白处,在弹出的快捷菜单中选择"任务管理器"命令。

(二)使用任务管理器

任务管理器的用户界面包括:"文件""选项""查看"三个菜单和"进程""性能""应用历史记录""启动""用户""详细信息"和"服务"七个选项卡。可以查看到当前系统的进程、CPU、物理内存、磁盘、网络的性能、历史记录、启动项、详细信息及服务情况。如图 2-17 所示为 Windows 任务管理器界面。

1. 进程　"进程"选项卡中显示了所有当前正在运行的进程,如图 2-17 所示。不仅包括应用程序、后台服务等,也包括那些隐藏在系统底层深处运行的病毒程序或木马程序。找到需要结束的进程名,单击"结束任务"命令按钮,就可以强行终止程序运行。不过这种方式将丢失未保存的数据,如果结束的是系统服务,则系统的某些功能可能无法正常使用。

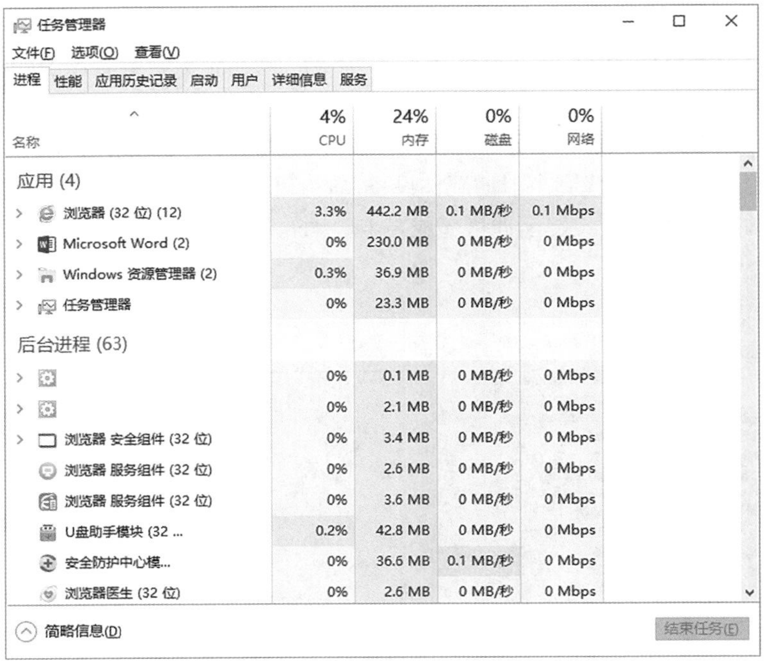

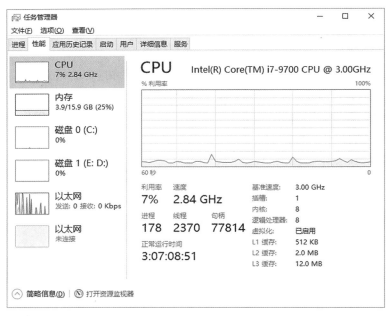

图 2-17　任务管理器

若要了解某个进程的信息,可右击该进程,在弹出的开始菜单中选择"在线搜索",直接得到该进程的相关信息,极大地方便了用户的使用。

2. 性能　在"性能"选项卡下,可以清晰地看到 CPU、内存、硬盘和网络等的使用情况,尤其是 CPU 部分,如图 2-18 所示。如果电脑卡顿,可以在这里看看 CPU 和磁盘使用率。

图 2-18　性能

3. 启动　这里显示的是开机自启程序,开机自启程序是导致系统开机缓慢的主要原因。如果不想让某款程序自动启动,只要选中该程序,然后单击右下角的"禁用"命令按钮就可以了,如图 2-19 所示。为了帮助用户判断每款程序的速度影响情况,Windows 10 还专门设置了一个"启动影响"列,

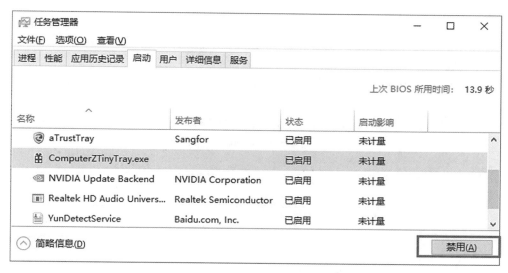

图 2-19　开机启动项

"高"代表着程序启动将占用更多开机时间,"低"则意味着对系统性能构不成太大影响。

4. 服务　服务是系统中不可或缺的一个比较重要的核心,很多内核程序、驱动程序通过服务项来加载。这里的服务管理功能比较简单,用户能做的就是启动和停止服务。如果想要更改服务的属性设置,需要点击左下角的"打开服务"进入服务管理器进行设置。也可以在任意服务项上右击鼠标,在弹出的快捷菜单中选择"打开服务",如图 2-20 所示。

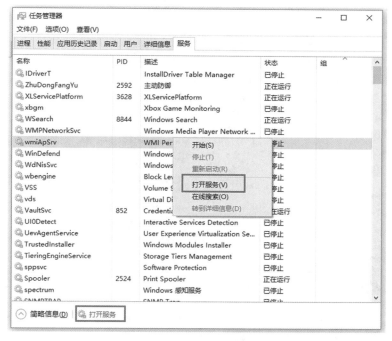

图 2-20　打开服务

第四节 ┃ Windows 的网络管理

在网络时代,网上共享资源已成为一种普遍应用。但计算机如何进行设置才能上网呢?掌握 Windows 的这些功能可以使用户组网更加容易和更加方便。

一、网络设置

(一) 网络连接

由于 Windows 拥有较强的网络功能,所以进行简单的连接设置即可完成与 Internet 的连接。设置步骤如下所示。

1. 通过"控制面板→网络和 Internet→网络和共享中心→更改适配器设置",打开如图 2-21 所示的网络连接窗口。

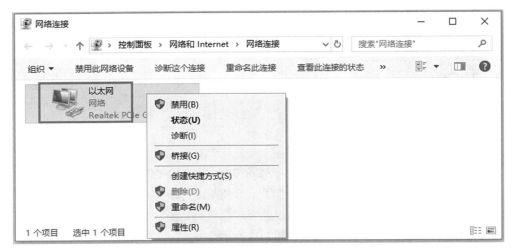

图 2-21　网络连接

2. 右击"以太网→属性"命令,打开"属性"对话框,如图 2-22 所示。

3. 在"此连接使用下列项目"列表框中选择"Internet 协议版本 4(TCP/IPv4)",单击"属性"按钮,打开"Internet 协议版本 4(TCP/IPv4)属性"对话框,如图 2-23 所示。

4. 默认是"自动获得 IP 地址",也可根据从网络管理员那里获得的 IP 地址和 DNS 服务器地址,

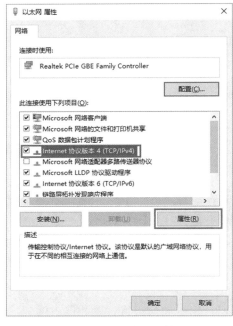

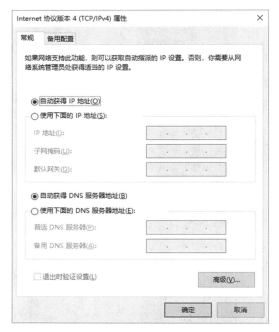

图 2-22　以太网属性　　　　　　　　　图 2-23　Internet 协议版本 4 属性设置

在"Internet 协议版本 4(TCP/IPv4)"属性,对话框中正确填入 IP 地址和 DNS 之后,单击"确定"按钮,完成设置。

IPv4 最大的问题在于网络地址资源有限,严重制约了互联网的应用和发展。IPv6 的使用,不仅能解决网络地址资源数量的问题,而且也解决了多种接入设备连入互联网的障碍。

IPv6 的地址长度为 128b,是 IPv4 地址长度的 4 倍。于是 IPv4 点分十进制格式不再适用,采用十六进制表示。格式为:X:X:X:X:X:X:X:X,其中每个 X 表示地址中的 16bit,以十六进制表示。

(二)网络标识

Windows 可将每一台计算机规划到一个工作组中,指定一个域和一个计算机名称,便于网络管理和用户识别。

设置计算机网络标识方法:"控制面板→系统和安全→系统→高级系统设置",打开"系统属性"对话框,在"计算机名"选项卡下单击"更改"按钮,进入"计算机名/域更改"对话框,进行相应更改,如图 2-24 所示。

其中,"计算机名"用于在"网上计算机和设备"中显示和识别自己的计算机;"工作组"是在规划网络中的计算机时采用的组织方式,通常可按计算机所在的位置、部门、项目或资源类型进行分组,相同类型规划到一个组中,并赋予一个工作组名称;"域"一般是由几个运行网络操作系统(如 Windows Server)的计算机(又称为服务器)组成,每台计算机在域中扮演特定的角色,其中一台设置为主域控制器,用来为域中其他计算机维护用户的账号和组。

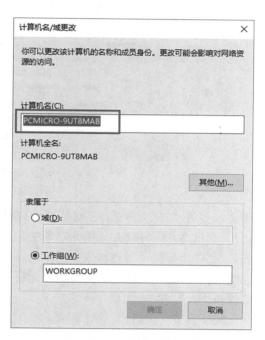

图 2-24 计算机名/域更改

1. 防火墙的启用 由于 Windows 系统内置了"Internet 连接防火墙",所以当系统安装好后,防火墙组件就安装到用户的计算机上了。防火墙是一个位于计算机和它所连接的网络之间的软件,主要作用是防止不安全数据进入本地计算机,即流入、流出该计算机的所有网络信息均要经过此防火墙,防火墙对这些信息进行扫描,过滤掉一些非法或未授权的信息或网页、网站等,保护计算机免受攻击和破坏。

用户可以对网络中的计算机启用"Internet 连接防火墙",即"控制面板→系统和安全→Windows Defender 防火墙→启用或关闭 Windows Defender 防火墙",完成防火墙启用或关闭,如图 2-25 所示。

2. 网上计算机 一个局域网是由许多台计算机连接组成的,在这个局域网中每台计算机与其他任何一台联网的计算机都可以称为"网上计算机"。当网络连接和设置完成后,用户就可使用"网上计算机"访问共享资源了。其步骤如下:

(1)单击"控制面板→网络和 Internet→网络和共享中心→查看网络计算机和设备"。弹出"网络"窗口。

(2)在"网络"窗口中,双击包含所需资源的计算机及其盘符、文件夹等,找到所需文件或文件夹后,就可进行复制、移动、删除、执行等操作。

二、网络资源共享

网络的资源可以是文件夹,也可以是磁盘驱动器,还可以是打印机或扫描仪等,要让别的计算机能够访问这些资源,就必须对它们进行共享设置。

(一)设置共享文件夹

用户可以在"文件夹"窗口中指定某一文件夹,右击该对象"属性→共享"单击"共享"按钮,如

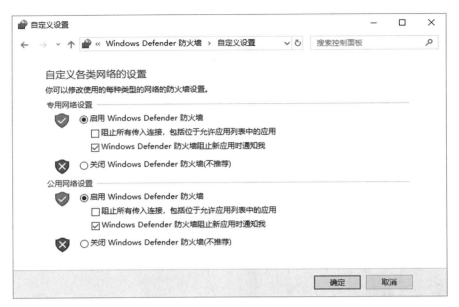

图 2-25　启用或关闭 Windows 防火墙

图 2-26 所示,在"文件共享"对话框中选择要与其共享的用户,单击"共享"按钮,完成此对象的共享设置。设置完成后,其他用户就可通过网络使用本地计算机上的共享资源了,可以对这些资源进行文件的复制、移动、删除或者执行等操作。

共享设置完成后,其他计算机上的用户必须知道本地计算机的共享账号(用户名和密码)才能登录、访问本地计算机共享资源。

(二)设置共享打印机

如果想让与本地计算机连接的打印机被网络上其他计算机或用户使用,首先必须在本地计算机上安装好打印驱动程序,然后将其设置为共享。

1. 添加打印机　随着计算机的普及,打印机也成为用户日常工作中最为常见的一个外部设备。添加打印机的步骤如下所示。

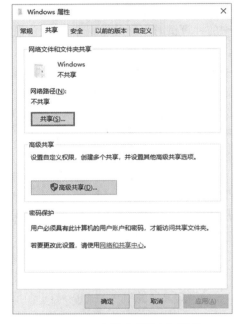

图 2-26　文件夹"共享"设置

将打印机与计算机正确连接。在"控制面板→硬件和声音→设备和打印机",打开"设备和打印机"窗口,如图 2-27 所示,单击"添加打印机"按钮,开始安装打印机。

系统自动搜索连接到计算机上的打印机,插入打印机厂商提供的驱动程序或从网络上下载型号一致的打印机驱动程序,按提示完成安装。

也可以提前下载第三方驱动程序安装软件,自动搜索设备并安装相应的驱动程序。

2. 共享打印机　如果局域网中的某台计算机连接了打印机,可以将该打印机共享出来,让局域网中其他用户使用这台打印机。具体步骤如下所示。

通过"控制面板→硬件和声音→设备和打印机"找到要共享的打印机设备,右击该设备,在弹出的快捷菜单中选择"打印机属性",如图 2-28 所示。

打开"打印机属性"对话框,选择"共享"选项卡,选择"共享这台打印机",为共享打印机起名,单击"确定"按钮完成设置,如图 2-29 所示。

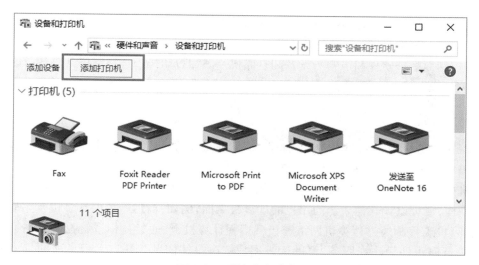

图 2-27 设备和打印机

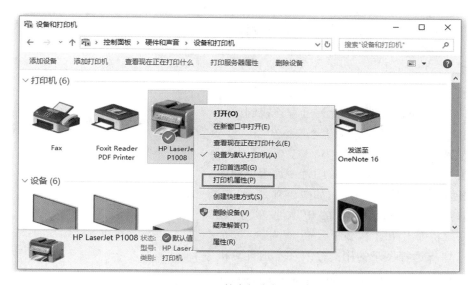

图 2-28 共享打印机设置

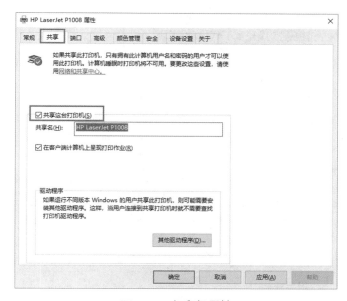

图 2-29 打印机属性

3. 安装网络打印机　局域网中的计算机可共享使用网内的一台或多台打印机,使用之前要先安装欲使用打印机的驱动程序,步骤如下所示。

通过"控制面板→硬件和声音→设备和打印机→添加打印机→选择网络共享的打印机→下一步→安装打印机驱动程序→打印测试页"操作即可完成打印机驱动程序的安装。

三、远程控制服务

远程控制服务可以实现远程办公、远程交流、远程维护和管理计算机等应用。远程桌面是Windows 10 中自带的一种远程控制方式,用户可以在外地通过网络对自己的计算机进行远程控制,即使计算机处于无人状况。这样远程用户可以通过网络使用异地计算机中的数据、应用程序和网络资源。同样,也可以让其他人访问用户的计算机桌面,例如,当远距离的计算机发生故障或某种请求时,计算机工程师通过计算机网络连接到远程计算机上,通过鼠标或键盘直接在远方的计算机界面上进行演示性操作或服务,帮助远方用户解决具体问题。开启远程桌面的具体方法如下所示。

(一) 在远程计算机上设置

1. 打开"控制面板→系统和安全→系统→远程设置",打开"系统属性"对话框中的"远程"选项卡,如图 2-30 所示。

2. 在远程协助下勾选"允许远程协助连接这台计算机(R)",在远程桌面下选择"允许远程连接到此计算机(L)",单击"确定"按钮完成设置。

(二) 在本地计算机上设置

1. 单击"开始菜单→Windows 附件→远程桌面连接",打开"远程桌面连接"对话框,如图 2-31 所示。

2. 输入将要远程登录计算机的 IP 地址,单击"连接"按钮,系统将弹出如图 2-32 所示的"Windows 安全性"对话框,要求远程登录的用户输入在本地计算机上的用户名和密码,用户名和密码通过系统验证后,即可进入本地计算机的桌面,远程用户可以像在本地一样,操作本地计算机。

当然,也可以通过远程控制的第三方软件来实现远程登录。

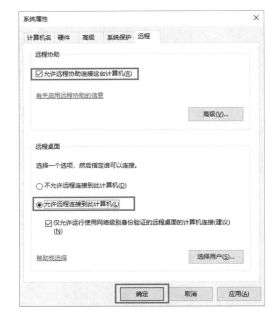

图 2-30　远程桌面设置

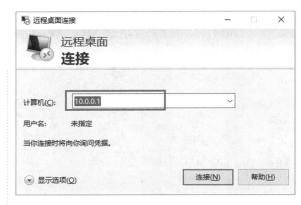

图 2-31　远程桌面连接

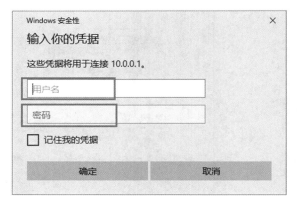

图 2-32　"Windows 安全性"对话框

操作系统是用户和计算机之间进行信息交流的媒介,用户通过操作系统平台管理计算机的硬、软件资源。学好操作系统是学习、掌握其他软件的基础和前提,只有深入掌握操作系统,才能对计算机有更深入的理解。

本章要求学生熟练掌握 Windows 的常用操作,尤其对文件夹和文件管理、设备管理、常用附件的使用要达到熟能生巧、举一反三的效果,初步掌握个人计算机的网络设置与应用。

(肖 峰)

思考题

1. 什么是操作系统? 它由哪几个部分组成? 其主要功能是什么?

2. 简述操作系统的分类。

3. 简述 Windows 文件命名规则及文件类型的含义。

4. Windows 中常用的快捷键有哪些? 其作用是什么?

5. 如何隐藏文件、文件夹及文件扩展名? 这些设置隐藏后,如何再显示出来?

6. 简述搜索中的通配符 "*" 和 "?" 的使用。

7. 如何为应用程序在桌面创建快捷方式?

8. 如何选定多个不连续的文件或文件夹?

9. 如何将一个文件直接删除而不进入回收站?

10. 如何安装新输入法,并将其设置为默认输入法? 如何快速切换输入法?

11. 简述如何安装和卸载应用程序。

12. 如何为新设备安装驱动程序?

13. 如何禁用开机自启动程序?

14. 简述如何配置网络的 IP 地址和 DNS。

15. 如何实现远程桌面?

第三章 | 计算机网络基础与应用

网络的发展不断地消除信息孤岛,如今随着移动互联网、物联网技术及云计算技术的广泛应用,信息共享与综合利用必将达到新的高度。本章将学习网络的基本概念、技术、组成及应用。

第一节 | 计算机网络

一、计算机网络及其组成

(一) 计算机网络

1. 计算机网络的定义　网络是指将地理位置不同的具有独立功能的多台计算机及外部设备,通过通信线路连接起来,在网络操作系统(network operating system,NOS)、网络管理软件及网络通信协议(communication protocol)的管理下,实现资源共享和信息传递的计算机系统。

2. 计算机网络的功能　计算机网络的功能主要体现在数据通信、资源共享、并行和分布式处理以及提高可靠性等方面。

(1)数据通信:实现计算机与终端、计算机与计算机间的数据传输。

(2)资源共享:网络中的用户能够部分或全部地使用网络中所共享的软件、硬件和数据资源。

(3)并行和分布式处理:把一个大型任务分配给网上不同的服务器同时进行计算处理。

(4)提高可靠性:数据的集中存储与备份,主服务器出现故障后备用服务器自动接替工作以及网络负载均衡等技术,大大提高了网络系统的可靠性。

(二) 计算机网络的组成

计算机网络系统由硬件系统和软件系统组成。硬件组成包括主体设备、连接设备和传输介质三大部分。软件包括NOS、应用软件及网络中的各种协议。

1. 网络硬件系统　是联网的物质基础,各种硬件设备共同组成一个物理网络。包括主体设备和网络连接设备。

(1)主体设备:又称为主机(host),按用途和功能的不同,一般分为中心站(服务器)和工作站(客户机)两类。

服务器(server)是为网络提供共享资源的基本设备,在其上运行NOS,是网络控制的核心。按使用功能,服务器一般分为:文件、域名、Web、邮件、打印、通信和数据库等服务器。其中,文件服务器是最为重要的服务器。

工作站是网络用户入网操作的结点,分为PC和网络终端。

(2)网络连接设备:是实现网络互连的各种设备的总称,包括网络适配器、集线器、交换机、路由器和网关等。

1)网络适配器:计算机是通过网络适配器连入网络的,它上连交换机或路由器。网络适配器又称为网卡(network interface card,NIC),是局域网中连接计算机和传输介质的接口,不仅能实现与局域网传输介质之间的物理连接和电信号匹配,还涉及帧的发送与接收、帧的封装与拆封、介质访问控制、数据的编码与解码以及数据缓存等功能。

根据网络接口分类,网卡分为RJ-45接口网卡、光纤接口网卡和无线网卡等。其中RJ-45接口的网卡是目前应用最广的一种网卡,传输介质为双绞线,带宽一般为100/1 000Mbps;光纤接口的网卡多用于服务器,带宽一般为1 000Mbps,个人电脑常用的是使用100/1 000Mbps自适应RJ–45接口的网卡;无线网卡多用于移动设备,如笔记本电脑、iPad等。常见网卡如图3-1所示。

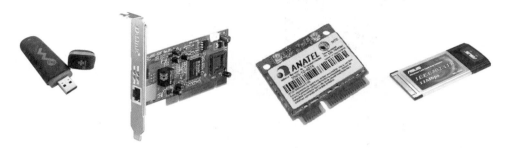

图 3-1　网卡示意图

2)集线器(hub):是网络传输媒介的中间结点,具有信号再生和转发功能,可以将一些计算机连接起来组成一个局域网,各端口共享带宽,带宽较低。

3)交换机(switch):已逐渐取代了集线器,其不仅具备集线器的功能,而且各端口独享带宽。一个交换机上往往有8个、16个、24个或更多的端口,每个端口可以连接一台计算机。交换机如图3-2所示。其带宽范围为10Mbps～10Gbps。交换机组网如图3-3所示。

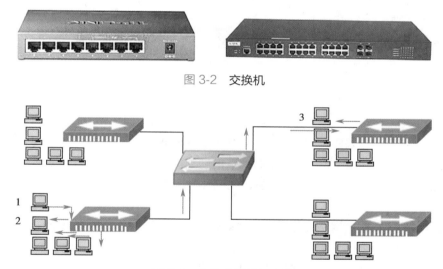

图 3-2　交换机

图 3-3　交换机组网示意图

4)路由器(router):是实现网络互连的设备,它为经过该设备的每个数据帧寻找一条最佳传输路径,并将该数据有效地转发到目的站点,在internet中,路由器起到数据转发和信息资源进出的枢纽作用,是internet的核心设备。

5)网关(gateway):又叫网间连接器、协议转换器,它是网络间相连的关口,既可以用于广域网互连,也可以用于局域网互连,是一种承担转换重任的计算机系统或设备。

(3)传输介质:传输介质是通信中实际传送信息的载体,在网络中是连接收发双方的物理通路。传输介质可分为有线介质和无线介质。有线介质上可传输模拟信号和数字信号,无线介质上大多传输数字信号。

1)目前常用的有线介质:双绞线电缆、同轴电缆、光纤等。

A. 双绞线电缆:由两根彼此绝缘、相互缠绕成螺旋状的铜线组成。双绞线分3类、5类、超5类等,主要用于基于以太网的局域网络,如图3-4所示,有效传输距离小于100m,传输速率在10～1 000Mb/s

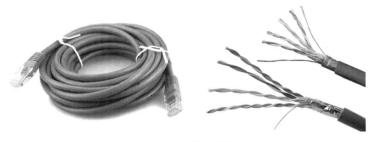

图3-4　双绞线电缆

之间;双绞线按特性可分为非屏蔽双绞线(UTP,又称为电话电缆)和屏蔽双绞线(STP)两种。

B. 同轴电缆:由内外两个导体组成,如图3-5所示,局域网诞生初期曾广泛使用同轴电缆,但随着技术的进步,目前组网基本上采用双绞线电缆和光纤作为传输媒体。同轴电缆主要用在使用有线电视网(CATV)的居民小区中。

C. 光纤:又称光缆,传输光脉冲数字信号。由三层组成,最里面是纤芯,由玻璃或塑料制成,中间是包层,最外面是保护层,如图3-6所示,光纤有单模光纤和多模光纤之分。

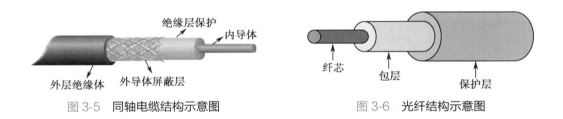

图3-5　同轴电缆结构示意图　　　　图3-6　光纤结构示意图

2)无线传输:是以大气作为传输介质,使用灵活方便。无线通信的方法有无线电波、微波和红外线。

2. 网络软件系统　它是实现网络功能不可缺少的软件环境,主要包括以下几类。

(1)通信协议:它是网络上计算机间进行通信的基础。网络协议有很多,如联网至少要安装 TCP/IP 协议,局域网中有些软件使用 IPX/SPX 协议,访问文件服务器使用 FTP 协议,远程登录服务器使用 Telnet 协议等。

(2)网络操作系统:是向网络计算机提供网络通信和网络资源共享功能的操作系统,是网络的心脏和灵魂,负责管理所有网络资源。目前较常见的主要有 Unix、Linux、NetWare 和 Windows 等。

(3)网络管理软件:网络管理软件是对网络运行状况进行信息监控、统计、报告的软件系统。

二、网络拓扑结构与体系结构

(一)网络拓扑结构

网络拓扑结构是指网络上服务器、计算机以及网络设备互连的布局结构的点线连接示意图。常见的网络拓扑结构如下所示。

1. 星型结构　如图3-7所示。星型结构的优点是结构简单、容易安装与维护;缺点是主节点负载过重,通信线路利用率低,相比其他网络拓扑使用的电缆多。

2. 总线结构　如图3-8所示,该结构容易安装,使用的电缆少,配置简单,很容易增加或删除节点,但当可接受的分支点达到极限时,就必须重新敷设主干电缆。

3. 环型结构　如图3-9所示。在环型结构的网络中,信息按固定方向流动。环型结构的优点是一次通信信息在网中传输的最大传输延迟是固定的,每个节点只与其他两个节点有物理链路直接互连。

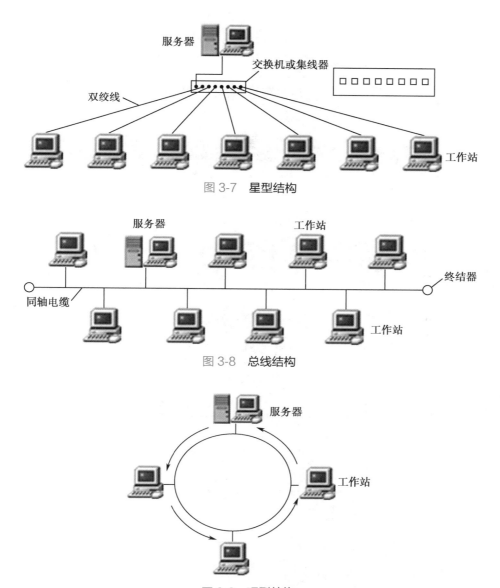

图 3-7　星型结构

图 3-8　总线结构

图 3-9　环型结构

4. 树型结构　如图 3-10 所示。这种结构与星型结构相比降低了通信线路的成本,但增加了网络复杂性。

5. 网状结构　如图 3-11 所示。不完全连接网中,两节点之间不一定有直接链路连接,它们之间的通信依靠其他节点转接。

6. 蜂窝拓扑结构　蜂窝拓扑结构是无线局域网中常用的结构。以无线传输介质(微波、卫星、红外等)点到点和多点传输为特征,是一种无线网,适用于城市网、校园网、企业网。蜂窝结构用于移动通信。

(二)计算机网络体系结构

计算机网络体系结构就是计算机网络的各层及其协议的集合,计算机及其部件所完成的功能的精确定义。体系结构是抽象的,而实现是具体的,是真正在运行的计算机硬件和软件。

1. 网络协议　保证网络中计算机间进行正确的数据交换而建立的规则、标准或约定就称为网络协议,简称为协议。它主要由以下三个要素组成。

(1)语法:即数据与控制信息的结构或格式。

(2)语义:即需要发出何种控制信息,完成何种动作以及作出何种响应。

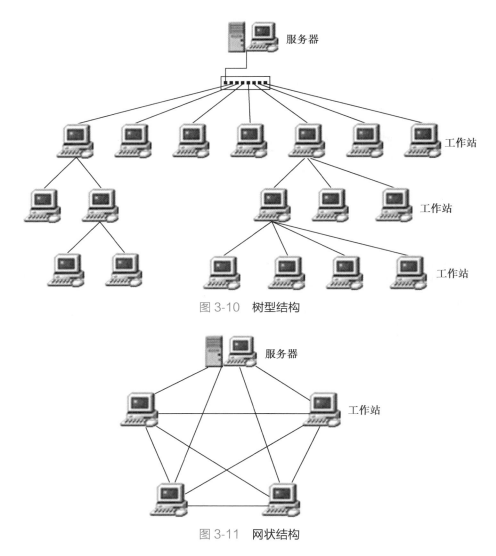

图 3-10　树型结构

图 3-11　网状结构

（3）同步：即事件实现顺序的详细说明。

2. **ISO/OSI 参考模型**　即国际标准化组织（International Organization for Standardization，ISO）提出的开放系统互连参考模型（open systems interconnection reference model，OSI/RM）。ISO/OSI 参考模型是研究如何把开放式系统连接起来的标准。

ISO 在 1983 年形成了开放系统互连参考模型的正式文件，即著名的 ISO 7498 国际标准，即七层协议的体系结构，从底层向上依次为物理层、数据链路层、网络层、传输层、会话层、表示层、应用层。

3. **TCP/IP 体系结构**　经过不断发展，TCP/IP 已成为事实上的国际标准。与 ISO/OSI 参考模型不同，TCP/IP 参考模型将网络划分为应用层、传输层、互连层和网络接口层 4 层，如图 3-12 所示。

（1）网络接口层：又称链路层，通常包括操作系统中的设备驱动程序和计算机中对应的网络接口卡。它们一起处理与电缆（或其他任何传输媒介）的物理接口细节问题。

（2）互连层：又称网络层，负责网络间的数据传输和路由选择。在 TCP/IP 协议族中，网络层协议包括 IP（internet protocol，网际协议）、ICMP（互联网控制报文协

ISO/OSI参考模型	TCP/IP参考模型
应用层	应用层
表示层	
会话层	
传输层	传输层
网络层	互连层
数据链路层	网络接口层
物理层	

图 3-12　TCP/IP 与 ISO/OSI 参考模型对比

议），以及 IGMP（internet 组管理协议）。

（3）传输层：主要为两台主机上的应用程序提供端到端的通信。在 TCP/IP 协议族中，有两个互不相同的传输协议：TCP（transmission control protocol，传输控制协议）和 UDP（用户数据报协议）。TCP 为两台主机提供高可靠性的数据通信。UDP 则为应用层提供一种非常简单的服务。

（4）应用层：负责处理特定的应用程序细节。几乎各种不同的 TCP/IP 实现都会提供这些通用的应用程序：Telnet 远程登录，FTP 文件传输协议，SMTP 简单邮件传送协议，SNMP 简单网络管理协议。

三、网络分类

按网络的覆盖范围将计算机网络分为局域网（local area network，LAN）、城域网（metropolitan area network，MAN）和广域网（wide area network，WAN），网络覆盖的地理范围是网络分类的一个非常重要的度量参数。

（一）局域网

局域网的特点是所覆盖的物理范围（一般是方圆几千米以内）较小，数据传输速率高（10Mbps～100Gbps），通信延迟时间短，可靠性较高，可以支持多种传输介质。网络的拓扑结构分总线型、环型、星型、树型和混合型等，其主要拓扑结构介绍如下所示。

1. **总线型**　总线网络中，任何时刻只允许一台机器发送数据，而其他所有机器都处于接收状态。当有两台或多台机器想同时发送数据时必须进行仲裁，仲裁机制可以是集中式的也可以是分布式的。例如 IEEE 802.3，即以太网，它是基于共享总线采用分布控制机制，数据传输率为 10Mbps 的局域网。

2. **环型**　局域网的第二种类型是环型网。环型网中站点对环的访问是公平的，站点对环的访问在时间上有一个确定的上限。在环型网中，数据沿着环不停地旋转，也必须有一种机制用于仲裁不同机器站点对环的同时访问。IEEE 802.5（即 IBM 令牌环网）就是一种常用的数据传输率为 4Mbps 或 16Mbps 的环型局域网。

3. **星型**　局域网中普遍采用的联网方式，各站点通过点到点的链路与中心站相连。特点是容易在网络中增加新的站点，数据的安全性和优先级容易控制，易实现网络监控，但中心节点的故障会引起整个网络瘫痪。

（二）城域网

城域网即城市宽带网，其国际标准名称为分布式队列双总线（DQDB），即 IEEE 802.6。它以 IP 和 ATM 电信技术为基础，以光纤作为传输媒介，是集数据、语音、视频服务于一体的高带宽、多功能、多业务接入的多媒体通信网络。以满足政府机构、企业、学校等互联网用户群对宽带高速上网的需求。其传输速率在 100Mbps 以上。目前我国大多数城市网速达到千兆以上，居于全球领先地位。

城域网的作用：①城市骨干网，它与中国的骨干网相连；②城市接入网，它把本地所有的联网用户与城市骨干网相连。

（三）广域网

广域网也称远程网，用于将 LAN 和其他类型的网络连接在一起，是一种延伸至广阔地理区域的电信网络，它能连接多个城市或国家，甚至横跨几个洲并能提供远距离通信，形成国际性的远程网络。如因特网就是世界范围内最大的广域网。用户网络速度取决于当地电信网络的速度。

（四）虚拟专用网络

虚拟专用网络（virtual private network，VPN）属于远程访问技术，其功能是在公用网络上建立专用网络，并进行加密通信。虚拟专用网络主要用于对企业内部网的扩展。原理如图 3-13 所示。

VPN 主要采用隧道技术、加解密技术、密钥管理技术和使用者与设备身份认证技术。常用的 VPN 协议有 PPTP、L2TP、OpenVPN。

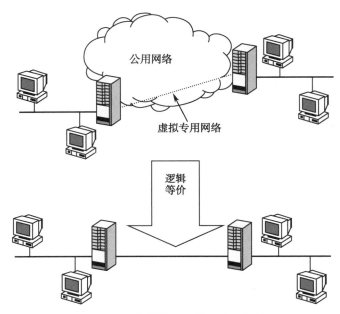

图 3-13　虚拟转用网络原理示意图

第二节 | 互联网及其发展

互联网(internet,字母 i 小写)是指由两台或两台以上的计算机、终端等设备连结起来并能彼此通信的设备组成的网络,不论采用何种网络通信协议与技术。因特网(Internet)是指全球范围的互联网,它是由成千上万的不同类型、不同规模的计算机网络组成的世界范围的巨型网络,也被称为国际互联网,其特点是网络上的计算机全部采用 TCP/IP 协议进行通信。通常人们所说的互联网是指因特网。

一、因特网简介及应用

(一)因特网的发展
因特网的基础结构大体上经历了三个阶段的演进。
第一阶段是从单个网络 ARPANET 向互联网发展的过程。
第二阶段的特点是建成了三级结构的因特网。
第三阶段的特点是逐渐形成了多层次 ISP 结构的因特网。

(二)因特网的技术基础
Internet 将各种不同的物理网络,连接在一起构成一个统一的网络。TCP/IP 是为了包容各种不同物理网络技术而设计的体系结构,是实现网络互联的重要手段和技术基础。TCP/IP 体系结构在网络互联上采用标准化协议,即网际协议 IP,将各种底层网络技术统一起来,达到屏蔽底层细节,提供统一界面的目的,即实现统一的虚拟网。

1. IP　它是 TCP/IP 体系结构在互联层定义的协议,当很多异构网络通过路由器互联起来时,所有的网络都使用相同的 IP。

(1)IP 地址:是为 Internet 上的每个主机分配的一个在全世界范围内唯一的网络标识符,目前使用 IPv4 地址标准。该地址由 32 个二进制位(四个字节)组成,为了表示方便,通常将每个字节用与其等效的十进制数字表示,它的范围是 0~255,每个字节间用圆点"."分隔,例如 210.30.0.55。

IP 地址的结构分为两部分,一部分为网络号:Net-ID,另一部分为主机号:Host-ID。每一部分所占的二进制位数按 IP 地址的类别不同而有所不同。

在 TCP/IP 体系中,IP 地址是一个最基本的概念。

1）IP 地址的分类:IPv4 地址分为 A、B、C、D、E 共 5 类,如图 3-14 所示。A 类、B 类、C 类为基本地址,地址数据中有全 0 或全 1 的,有特殊意义,不能作为地址,D 类地址为多播(multicast)地址,E 类地址保留给今后使用。

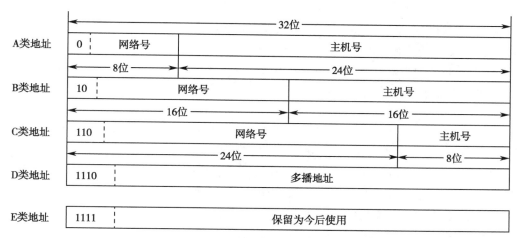

图 3-14　IPv4 地址分类

2）IP 地址的重要特点:①IP 地址是一种分级的地址结构,它和电话号码的结构不一样,单靠地址不能反映任何有关主机位置的地理信息;②当一个主机同时连接到两个网络上时(作路由器用的主机即为这种情况),该主机就必须同时具有两个相应的 IP 地址,其网络号码 Net-ID 是不同的,这种主机称为多宿主机(multi-homed host);③按照 Internet 的观点,用转发器或网桥连接起来的若干个局域网仍为一个网络,因此这些局域网具有同样的网络号码 Net-ID;④在 IP 地址中,所有分配到网络号码 Net-ID 的网络(不管是小的局域网还是很大的广域网)都是平等的。

（2）下一代网际协议 IPv6(IPng):目前,IPv4 地址已基本耗尽。为了彻底解决 IP 地址不足的状况,互联网工程任务组(the internet engineering task force IETF)从 20 世纪 90 年代初开始制订 IPv6 协议(internet protocol version 6)。

1998 年 IPng 工作组正式公布 RFC2460 标准。目前,IPv6 正处在不断发展和完善的过程中,它在不久的将来将取代 IPv4。到时,每个人可拥有更多 IP 地址,不管什么网络设备加入网络都能分配到 IP 地址。IPv6 采用 128 位 IP 编址方案,用“冒号十六进制表示法”,例如 5DFE:7209:D401:A001:0280:CDDD:FE6D:BE48,即采用了 8 个十六进制的无符号整数位段,每个整数用 4 位十六进制数表示,数与数之间用冒号“:”分隔。IPv6 所引进的主要变化如下:

1）更大的地址空间:IPv6 把地址从 IPv4 的 32 位增大到 128 位,使地址空间增大了 2^{96} 倍。这样大的地址空间在可预见的将来是不会用完的。

2）扩展的地址层次结构:IPv6 由于地址空间很大,因此可以划分为更多的层次。

3）灵活的首部格式:IPv6 数据报的首部和 IPv4 的并不兼容。IPv6 定义了许多可选的扩展首部,不仅可提供比 IPv4 更多的功能,而且还可提高路由器的处理效率,这是因为路由器对扩展首部不进行处理。

4）改进的选项:IPv6 允许数据报包含有选项的控制信息,因而可以包含一些新的选项,IPv4 所规定的选项是固定不变的。

5）允许协议继续扩充:这一点很重要,因为随着技术的不断发展(如网络硬件的更新),新的应用还会继续出现。

6）支持即插即用(即自动配置)。

7）支持资源的预分配:IPv6 支持实时视像等要求,保证一定的带宽和时延的应用。

8）IPv6首部改为8字节对齐(即首部长度必须是8字节的整数倍),原来的IPv4首部是4字节对齐。

2. TCP 和 UDP　TCP/IP体系结构的传输层定义了传输控制协议(transport control protocol, TCP)和用户数据报协议(user datagram protocol, UDP)两种协议。

(1) TCP:是一个可靠的面向连接的传输层协议,它将某节点的数据以字节流形式无差错投递到互联网的任何一台机器上。发送方的TCP将用户交来的字节流划分成独立的报文并交给互连层进行发送,而接收方的TCP将接收的报文重新装配交给接收用户。TCP同时处理有关流量控制的问题,以防止快速的发送方淹没慢速的接收方。

TCP所提供服务的主要特点:面向连接的传输;端到端的通信;高可靠性,确保传输数据的正确性,不出现丢失或乱序;全双工方式传输;采用字节流方式,即以字节为单位传输字节序列;紧急数据传送功能。

(2) UDP:是一个不可靠的、无连接的传输层协议,它将可靠性问题交给应用程序解决。UDP主要面向请求/应答式的交易型应用,一次交易往往只有一来一回两次报文交换,假如为此而建立连接和撤销连接,开销是相当大的。这种情况下使用UDP就非常有效。另外,UDP也应用于那些对可靠性要求不高,但要求网络的延迟较小的场合,如话音和视频数据的传送。

(三) 因特网提供的主要服务

1. 域名系统　域名系统(domain name system, DNS)是因特网使用的命名系统,用来把便于人们使用的机器名字转换为IP地址。

因特网采用了层次树状结构的命名方法,类似于全球邮政系统和电话系统。采用这种命名方法,任何一个连接在因特网上的主机或路由器,都有一个唯一的层次结构的名字,即域名。域是名字空间中一个可被管理的划分。域还可以划分为子域,而子域还可继续划分为子域的子域,这样就形成了顶级域、二级域、三级域等,各级域名之间用"."分隔。

(1) 顶级域名:据2006年12月的统计,顶级域名已有266个,分为三大类。

1) 国家顶级域名:采用ISO 3166的规定。如:cn表示中国,us表示美国,uk表示英国等。到2006年12月为止,国家顶级域名共有247个。

2) 通用顶级域名:到2006年12月为止,通用顶级域名的总数已经达到18个。最常见的通用顶级域名有7个:com(公司企业),net(网络服务机构),org(非营利性的组织),int(国际组织),edu(教育机构),gov(政府部门),mil(军事部门)。

3) 基础结构域名:这种顶级域名只有一个,即arpa,用于反向域名解析,因此又称为反向域名。

(2) 二级域名:在国家顶级域名下注册的二级域名均由该国家自行确定。我国把二级域名划分为7个类别域名和34个行政区域名。

1) 类别域名:ac(科研机构)、com(工、商、金融等企业)、edu(教育机构)、gov(政府机构)、mil(国防机构)、net(提供互联网络服务的机构)、org(非营利性的组织)。

2) 行政区域名:适用于我国的各省、自治区、直辖市。例如:bj(北京市),js(江苏省)等。

值得注意的是,我国修订的域名体系允许直接在cn的顶级域名下注册二级域名。这为我国的因特网用户提供了很大的方便。

2. 电子邮件(electronic mail, E-mail)　它是一种用电子手段提供信息交换的通信方式,是internet应用最广的服务。通过电子邮件,用户可以以非常快速的方式与世界上任何一个角落的网络用户联系。电子邮件内容可以是文字、图像、声音等各种形式。电子邮件格式由三部分组成:信头、信体和签名区。

(1) 电子邮件的地址与格式:其格式是X@Y.Z,这里@前的X是用户名,@之后的是提供电子邮件服务的服务商名称。

(2) 电子邮件协议:常见的电子邮件协议有简单邮件传输协议(simple mail transfer protocol, SMTP)、邮局协议(post office protocol, POP)、Internet邮件访问协议(Internet message access protocol,

IMAP），这几种协议都是由 TCP/IP 协议族定义的。

3. 万维网（world wide web，WWW）　又称 web 网，是一个由许多互相链接的超文本组成的系统，计算机通过超文本传输协议（hyper text transfer protocol，HTTP）访问 web 网站。万维网使用 URL 标识网络资源，并通过 HTTP 传送给使用者，而使用者只需要点击 URL 链接来获得资源。万维网并不等同于互联网，只是互联网提供的服务之一。万维网核心部分的三个标准如下所示。

（1）统一资源定位器（uniform resource locator，URL）：又称为网页地址，是因特网上标准的资源地址，用于完整地描述 Internet 上网页和其他资源的地址。URL 由三部分组成，即协议类型、主机名、路径及文件名。

（2）HTTP：它规定了浏览器和万维网服务器之间互相通信的规则，是通过因特网传送万维网文档的数据传送协议。HTTP 是万维网交换信息的基础。客户机和服务器必须都支持 HTTP 才能在万维网上发送和接收 HTML 文档并进行交互。

（3）超文本标记语言（hyper text markup language，HTML）：它是用于描述网页文档的一种标记语言，其作用是定义超文本文档的结构和格式。HTML 文本中包含了超级链接点，点击调用浏览器可以方便地获取新的网页。

4. 文件传送协议（file transfer protocol，FTP）　FTP 是 TCP/IP 协议族中的协议之一，FTP 提供交互式的访问，允许客户指明文件的类型与格式，并允许文件具有存取权限。

5. 因特网的接入技术　用户根据不同条件选择合适的 Internet 服务提供商，实现与 Internet 的连接。常用的接入方式如下所示。

（1）数字用户线路（digital subscriber line，DSL）：它是以铜质电话线为传输介质的传输技术，一般统称为 xDSL 技术。xDSL 技术包括 HDSL、VDSL、ADSL 等多种技术，其中最常见的是 ADSL（非对称数字用户线），它是 20 世纪末开始出现的宽带接入技术，通常采用的是用户虚拟拨号方式（PPPOE）软件拨号，目前已经获得广泛应用。它允许用户一边打电话，一边上网。

（2）光纤接入：主要技术是光波传输技术，光纤信号传输速度快，过去一般用于主干网络通信，满足高速宽带业务以及双向宽带业务的需要。

（3）无线接入：无线接入方式是指使用无线介质将移动端系统（笔记本电脑、PDA、手机等）和 ISP 的基站（base station）连接起来，基站又通过有线方式连入 Internet。

二、移动互联网及应用

（一）移动互联网概述

移动互联网通过无线接入设备访问互联网，能够实现移动终端之间的数据交换，是计算机领域继大型机、小型机、个人电脑、桌面互联网之后的第五个技术发展周期。移动互联网作为移动通信和传统互联网融合的产物，是未来网络发展的核心和最重要的趋势之一。

工业和信息化部电信研究院在《移动互联网白皮书（2011 年）》中指出："移动互联网是以移动网络作为接入网络的互联网及服务，包括 3 个要素：移动终端、移动网络和应用服务。"该定义将移动互联网涉及的内容主要囊括为三个层面，分别是：

1. 移动终端　包括手机、专用移动互联网终端和数据卡方式的便携电脑。

2. 移动通信网络接入　包括 2G、3G、4G、5G，以及未来的 6G。

3. 公众互联网服务　包括 Web/WAP 方式。移动终端是移动互联网的前提，接入网络是移动互联网的基础，而应用服务则成为移动互联网的核心。

移动互联网是在传统互联网基础上发展起来的，具备许多传统互联网没有的新特性：高便携性、终端移动性、隐私性、定位性、娱乐性、局限性、强关联性、身份统一性等。

（二）移动互联网通信技术

目前移动通信技术处于 4G 与 5G 共存时代，6G 正在发展之中，经过几代科学家的不断努力，我国通信技术从 4G 开始逐步赶超世界通信市场。

1. 第四代移动通信技术（4G）　2012 年 1 月，国际电信联盟在 2012 年无线电通信全会全体会议上，正式审议通过将 LTE-Advanced 和 Wireless MAN-Advanced（802.16m）技术规范确立为 IMT-Advanced（俗称"4G"）国际标准，中国主导制订的 TD-LTE-Advanced 和 FDD-LTE-Advance 同时并列成为 4G 国际标准。它包括 TD-LTE 和 FDD-LTE 两种制式。4G 能够以 100Mbps 以上的速度下载，比家用宽带 ADSL（4Mbps/s）快 20 倍，并能够满足几乎所有用户对于无线服务的要求。此外，4G 可以在 DSL 和有线电视调制解调器没有覆盖的地方部署，然后再扩展到整个地区，有着不可比拟的优越性。

2. 第五代移动通信技术（5G）　5G 是面向 2020 年之后的新一代移动通信系统，其技术正处于发展阶段。于 2017 年 12 月在国际电信标准组织 3GPP RAN 第 78 次全体会议上，我国制订的全球第一个 5G NR（new radio）标准正式发布。现在我国已进入 5G 时代。

3. 第六代移动通信技术（6G）　6G 是指第六代移动通信技术，是当前正在研发和探索的下一代无线通信技术。随着技术的不断发展和研究的深入，我们期待 6G 为人们带来更快速、智能化和多样化的无线通信体验。

（三）移动互联网技术

移动互联网技术是在 Internet 上提供移动功能的网络层方案，它可以使移动节点用一个永久的地址与互联网中的任何主机通信，并且在切换子网时不中断正在进行的通信。

1. 移动互联网协议

（1）移动互联网基础协议工作原理：移动互联网的基础协议为 MIPv6，IETF 已经发布了 MIPv6 的正式协议标准 RFC 3775。MIPv6 支持单一终端，无须改动地址配置，可在不同子网间进行移动切换，而保持上层协议的通信不发生中断。MIPv6 的工作过程如图 3-15 所示。

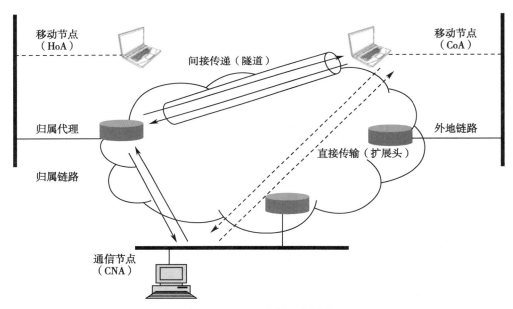

图 3-15　MIPv6 的工作过程

（2）移动互联网的扩展协议：移动性是互联网发展方向之一，移动互联网的基础协议能支持单一无线终端的移动和漫游功能，但这种基础协议并不完善，在处理终端切换时，存在较大时延且需要较大传输开销，此外它不支持子网的移动性。移动互联网的扩展协议能较好解决上述问题。

2. 移动互联网应用技术　随着移动互联网的发展，越来越多新的网络技术应用于移动互联网中如页面处理技术（HTML、FLASH、Wiget、Mashup、Web3D 等）以及 SaaS/ 云计算等。

（1）Web X.0 技术：它包括现有 Web 2.0 和目前还没有完成定义的 Web 3.0 技术。Web 2.0 以

Blog、BBS、TAG、SNS、RSS、WiKi 等应用为核心,改变了传统互联网阅读模式,向主动创造信息迈进,把内容制作开放给用户,实现人和人交互,共同创造内容。Web 3.0 则引入人工智能、语义网、智能搜索和虚拟现实技术等,将给现有互联网应用模式带来新挑战。

（2）SOA:面向服务的体系结构（service-oriented architecture,SOA）,实际是一种结构模型,它可以根据需求通过网络对松散耦合粗粒度应用组件进行分布式部署、组合和使用。在移动互联网中 SOA 提供了一种新设计和服务理念,强调端到端服务和用户体验。

（3）Widget:Widget 最初是一种微型应用插件,后来逐步发展到内嵌在移动终端上,小用户不需要登录网络即可以实现的各种应用服务,并可及时更新,使用简单方便。

（4）P2P/P4P:P2P（peer-to-peer computing,对等网络）是一种资源（计算、存储、通信和信息等）分布利用和共享网络体系架构,和目前电信网络占据主导地位的 C/S（client/server）架构相对应,采用分布式数据管理能力,发挥对等节点性能,提升系统能力,是移动互联网核心业务和网络节点扁平化自组织管理的重要方式。P4P（proactive network provider participation for P2P,是 P2P 技术的升级版）,强调效率和可管理,可以协调网络拓扑数据,提高网络路由效率,可以应用在流媒体、内容下载、CDN（内容分发网络）和业务调度等方面。

（5）SaaS/云计算:SaaS（software as a service,软件即服务。国内通常称为软件运营服务模式,简称为软营模式）/云计算是分布式处理、并行处理和网格计算（grid computing）的进一步发展,它将计算任务分布在大量计算机构成的资源池上,使各种应用,能够根据需要获取计算力、存储空间和支撑服务。SaaS 是种软件服务,将软件部署转为托管服务,云计算为 SaaS 提供强力支撑,移动运营商和SaaS 相结合为用户提供多种包括通信方式接入、计费、用户管理和用户业务配置等在内的业务管理。

三、物联网

物联网（internet of things,IOT）也称为 web of things,是一种建立在互联网上的泛在网络,是互联网的应用扩展。物联网技术的重要基础和核心仍旧是互联网,通过各种有线和无线网络与互联网融合,将物体的信息实时准确地传递出去。物联网的发展将进一步催生大数据、智慧城市乃至智慧地球的应用与发展,应用创新是物联网发展的核心,以用户体验为核心的创新是物联网发展的灵魂。

(一) 物联网的概念

2010 年,我国的政府工作报告所附的注释中对物联网有如下说明:"物联网是通过传感设备按照约定的协议,把各种网络连接起来,进行信息交换和通信,以实现智能化识别、定位、跟踪、监控和管理的一种网络。"

狭义上的物联网指连接物品和物品的网络,实现物品的智能化识别和管理;广义上的物联网则可以看作是信息空间与物理空间的融合,将一切事物数字化、网络化,在物品之间、物品与人之间、人与现实环境之间实现高效的信息交互方式,并通过新的服务模式使各种信息技术融入社会行为,是信息化在人类社会综合应用的最高境界。

(二) 物联网的主要特征

1. **海量信息**　是指物联网的信息将达到真正意义上的海量级。

2. **接入设备繁杂**　是指亿万异构设备的泛在接入,异构种类、接入方式应有尽有。

3. **网络架构繁杂**　是指信息和存储的物理边缘化,个人的、企业的、团体的、地区的、国家的、组织的、研究机构的、全球的所辖或在其间交换的数据信息各自存储和管理,分散在机器、设备或物体中。

4. **网络管理自治**　是指网络管理的高度自治化。

5. **智能物物互联**　是指物物互动的协同和智能化。

6. **物理安全威胁**　是指隐私易泄露,面临更多安全问题。

7. **能量获取多样性**　是指能量自取、大容量,设备所取能源多样化。

8. **设备小型微型化**　是指能够实现更多的应用场景和更广泛的应用范围。

(三) 物联网体系架构

物联网的体系结构从下到上依次为感知层、网络层和应用层,如图 3-16 所示。感知层即利用 RFID、传感器、二维码等随时随地获取物体的信息。网络层通过各种电信网络与互联网的融合,将物体的信息实时准确地传递出去。应用层把感知层得到的信息进行处理,实现智能化识别、定位、跟踪、监控和管理等实际应用。

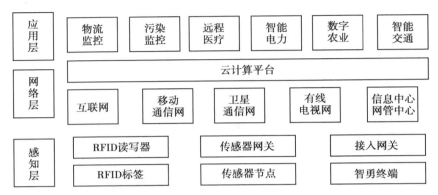

图 3-16　物联网体系结构

(四) 物联网的技术体系结构

物联网的技术体系结构包括感知技术、网络传输技术、支撑技术、应用技术和公共技术。

1. **感知技术**　是指能够用于物联网底层感知信息的技术。通过它可以感知物理条件(温度、压力、位移、加速、震动、声音、光线等),化学成分(污染、毒素、特殊物质等)及位置等。

2. **网络传输技术**　是指能够汇聚感知数据,并实现物联网数据传输的技术,它包括各种专网技术、异构网融合技术、M2M 无线接入、Mesh 网技术、远程控制技术、资源和存储管理、互联网(下一代互联网)技术、地面无线传输技术以及卫星通信技术等。

3. **支撑技术**　是指用于物联网数据处理和利用的技术,它包括云计算与高性能计算技术、智能技术、数据库与数据挖掘技术、GPS/GIS 技术、公共中间件技术、综合服务支撑平台等,对感知到的信息进行语义的理解、推理和决策。

4. **应用技术**　是指用于直接支持物联网应用系统运行的技术,它包括物联网信息共享交互平台技术、物联网数据存储技术以及各种行业物联网应用技术和应用系统等。

5. **公共技术**　是感知、网络传输、支撑和应用等四层都需要的技术,它包括标识解析、安全技术、QoS 管理技术,应用管理和网络管理技术等。

(五) 物联网应用

我国《物联网"十二五"发展规划》确定了智能工业、智能农业、智能物流、智能交通、智能环保、智能电网、智能安防、智能医疗与智能家居九大重点应用领域。物联网将广泛应用于工业、农业、医疗卫生、环境保护、防灾救灾、安全保卫、航空航天、军事等各个领域,因此,物联网将在推动生产力发展、提高人类的生活质量、保卫国防、支持可持续发展战略决策等方面发挥重要的作用。

另外,物联网将催生很多智能设备与系统,实现实时感知、动态控制和信息服务,这必将会引发计算机、网络与信息技术在更大范围、更多领域及更深层次的应用,带动更为广泛的学科交叉与融合,为计算机与信息技术的研究与发展提供更大的空间。

(六) 智能医疗

智能医疗是指将物联网技术应用于医疗领域,并借助数字化、可视化、自动感知、智能处理技术、计算机技术、通信技术与医疗技术的融合;患者与医生的融合;大型医院、专科医院与社区医院的融合,将有限的医疗资源提供给更多的人共享,把医院的作用向社区、家庭以及偏远农村延伸和辐射,提升全社会的疾病预防、疾病治疗、医疗保健与健康管理水平。

智能医疗必将成为物联网应用中实用性强、贴近民生、市场需求旺盛的重点发展领域。主要体现在医院管理信息化的研究与发展、远程医疗技术的研究与发展等方面。如无线传感器在智能医疗中的应用、电子标签在智能医疗中的应用等。

四、云计算

云计算（cloud computing）是由大型机、客户-服务器、分布式计算、网格计算等随着大规模复杂应用任务、计算技术一步步发展到目前产生的，从技术上有别于以往的计算模式，是网络平台技术速度发展的产物。与大数据密不可分，代表了当今互联网应用的新方向。它的核心是 everything is a service，用户可随时接入网络，享受云端服务。

（一）什么是云计算？

云计算是一种基于互联网的计算方式，通过这种方式，共享的软硬件资源和信息可以按需提供给计算机和其他设备，整个运行方式很像电网。由此可见，云计算是一种基于互联网的新的计算模式。网上有充足的硬件资源和信息，用户按需定制与自己相适应的服务规模并按使用量付费，就如同电网一样，按用电量付费，合理使用，高效便捷。

（二）云计算的特点

1. **超大规模**　"云"的规模较大，一般而言，为了支撑云计算，有几十万台甚至上百万的服务器在同时运转。目前全球著名的云服务供应商有：Amazon、微软、Google、IBM、华为、阿里及腾讯等云服务供应商。企业私有云一般拥有数百上千台服务器。"云"赋予了用户崭新的计算能力。

2. **虚拟化**　是云计算的一大特点，用户定制的云应用在"云"中运行，所需服务器由网络自动分配，请求的资源来自"云"资源池，无须了解哪台计算机为自己工作。只需要一台终端，用户就可以通过网络服务实现自己的需求，只要"云"提供该种服务，哪怕是超级计算也无妨。

3. **高可靠性**　"云"使用了数据多副本容错、计算节点同构可互换等措施来保障服务的高可靠性，使用云计算比使用本地计算机可靠。

4. **弹性缩性**（auto scaling）　系统会根据用户的业务需求和伸缩策略，自动调整计算资源，无须人工干预。如根据业务规模和性质可设置定时、周期或监控策略，让系统增加或减少云服务器（cloud virtual machine，CVM）实例，并完成应用配置，保证业务正常运行。在策略的控制下，当达到需求高峰期时，会自动增加 CVM 实例的数量，以保证性能不受影响；当需求较低时，又会自动减少 CVM 实例数量。比较适合使用量不停波动的应用程序，对需求稳定的应用程序也同样适用。

（三）云计算技术

1. **云操作系统**　是指构架于服务器、存储、网络等基础硬件资源和单机操作系统、中间件、数据库等基础软件之上的、管理海量的基础硬件、软件资源的云平台综合管理系统。负责后台数据中心的整体管理运营，从架构、管理技术等方面讲，云操作系统是比过去网络操作系统更加复杂的系统。

2. **云计算平台管理技术**　云计算资源规模庞大，服务器数量众多并分布在不同的地点，同时运行着数百种应用。云计算平台管理技术能够使大量的服务器协同工作，方便进行业务部署和开通，快速发现和恢复系统故障，通过自动化、智能化的手段实现大规模系统的可靠运营。

3. **虚拟化**（virtualization）**技术**　虚拟化技术是一套解决方案。完整的情况需要 CPU、主板芯片组、BIOS 和软件的支持。虚拟化技术提高了云计算的灵活性，便于管理和应用。

4. **计算机编程模式**　云环境计算规模、方式等的变化，需要新的编程模式，如 MapReduce、Dryad、Pregel 和 All-Pairs。

5. **大规模数据管理与分布存储技术**　云计算数据特点包括海量异构数据、分布式、多样性等，必然需要新的管理模式及存储模式，保证数据的安全、高效利用等。

6. 云安全　对云平台而言比较重要的是数据的安全性保障,没有安全就谈不上应用。

(四)云计算服务形式

1. 软件即服务(SaaS)　消费者使用应用程序,但并不掌控操作系统、硬件或运作的网络基础架构。是一种服务观念的基础,软件服务供应商以租赁的概念提供客户服务,而非购买,比较常见的模式是提供一组账号密码。例如:Microsoft CRM 与 salesforce.com。

2. 平台即服务(platform as a service,PaaS)　消费者使用主机操作应用程序。消费者掌控运作应用程序的环境(也拥有主机部分掌控权),但并不掌控操作系统、硬件或运作的网络基础架构。平台通常是应用程序基础架构。例如:Google App Engine。

3. 基础设施即服务(infrastructure as a service,IaaS)　消费者使用"基础计算资源",如处理能力、存储空间、网络组件或中间件。消费者能掌控操作系统、存储空间、已部署的应用程序及网络组件(如防火墙、负载平衡器等),但并不掌控云基础架构。

(五)云计算应用

云计算的特点是"快速弹性",简单讲,就是如果需要新的计算资源(主机、数据库、磁盘、文件存储),用户所做的只是点击几下鼠标(甚至无须点击,可以写代码使其自动化),在几分钟就能获得所需的资源;不需要的时候,可以马上释放,停止计费。

使用云计算平台,比较容易满足客户需求,原因如下。

1. 网上设备"资源池化"管理　由于池子大,所以找到 1 000 台机器的可能性是比较大的。

2. 网上资源采用"按需分配的自主服务"　无须进行冗长的申请流程,直接从云计算平台申请资源,不需要与销售人员或者客服人员互动。

3. 网上资源"快速弹性"化管理　当用户使用完网上资源如服务器后,该资源会立即释放,并停止网络计费。就如同用 1 000 台机器计算 3 天和 100 台机器计算 30 天的成本是一样的。

(六)云计算的发展

云计算就技术本身而言还在不断发展创新阶段,如适合云计算技术的核心芯片发展、支持超大规模云计算操作系统、创新云计算服务模式、加强网络基础设施建设以及构建云计算标准体系等。随着技术的不断发展,云计算技术将更加完备。同时随着物联网、大数据的发展,未来云计算应用前景必将更加广阔。

总之,从国家安全角度讲,云计算的发展必须处于国家安全可控的前提下,这里面涉及很多关系国家安全的信息。

五、"互联网+"简介

"互联网+"的目的在于充分发挥互联网的优势,将互联网与传统产业深入融合,升级产业,提升经济生产力,最后实现社会财富的增加。

(一)"互联网+"概念

"互联网+"可分为两个层次。一方面,"+"代表着添加与联合。"互联网+"的应用范围为互联网与其他传统产业进行联合和深入融合。另一方面,"互联网+"作为一个整体概念,其深层意义是传统产业通过互联网化完成产业升级。

(二)"互联网+"的内涵及特征

1. "互联网+"的内涵　"互联网+"就是让互联网融入传统行业,助力各个行业的发展,创造新的发展模式。我国"互联网+"的重点是促进以云计算、物联网、大数据为代表的新一代信息技术与现代制造业、生产性服务业等的融合创新,发展壮大新兴产业链,打造新的增长点,为产业智能化提供支撑,增强新的经济发展动力,促进国民经济提质、增效、升级。

2. "互联网+"的主要特征

(1)跨界融合:"+"就是跨界、变革、开放乃至重塑融合。两个行业的融合,通俗讲即是一个行业的技术与另一个行业的业务服务整合,用一个行业的技术推动另一个行业的发展,跨界融合及创新发展。

（2）创新驱动:中国粗放的资源驱动型增长方式早就难以为继,必须转变到创新驱动发展这条正确的道路上来。这正是互联网的特质,用所谓的互联网思维来求变、自我革命,也更能发挥创新的力量。

（3）重塑结构:信息革命、全球化、互联网业已打破了原有的社会结构、经济结构、地缘结构、文化结构。权力、议事规则、话语权不断发生变化。"互联网+社会治理"、虚拟社会治理将会带来很大的不同。

（4）连接一切:连接是有层次的,可连接性是有差异的,连接的价值是相差很大的,但是连接一切是"互联网+"的目标。

(三)"互联网+"应用

1. **工业**　"互联网+工业"即传统制造业企业采用移动互联网、云计算、大数据、物联网等信息通信技术,改造原有产品及研发生产方式,与"工业互联网""工业 4.0"（我国工业制造 2025）的内涵一致。

2. **智慧城市**　基于互联网技术的自动化系统,对保护和传承历史、地域文化,加强城市供水供气供电、公交和防洪防涝设施等建设,以及治理污染、智能交通解决道路拥堵等城市病,提供了实时便捷服务。

3. **教育**　"互联网+教育"是信息技术发展的结果,将一些教学活动放在线上,有着传统教育不可比拟的优势。这样把教学搬到网上,使教学不再局限于线下老师与学生面对面的教学。流行病发生时期,正是互联网线上教学,使全国学子的教育得以继续进行。现在线上与线下混合式教学模式,充分显示出新模式的优越性。

此外,互联网与金融、商贸及医疗领域的融合,极大地方便了业务机构与客户联系,显著地提高了社会效益。

(四)"互联网+医疗"

"互联网+医疗"亦称互联网医疗（internet medical,IM）,它代表了医疗行业新的发展方向,有利于解决我国医疗资源不平衡和人们日益增加的健康医疗需求之间的矛盾。互联网与医疗行业的融合,通过网络平台,为用户提供医疗健康咨询、疾病风险评估、电子健康档案建立、远程诊断治疗和网络医院服务等形式多样的健康管理服务。

服务模式是 IM 一直以来围绕着医疗、医药、医保、健康四个维度进行商业模式的探索。

（1）医疗端:IM 的商业模式包括远程医疗、轻问诊以及围绕医院及医生资源打造的整个医疗生态。互联网区域医疗,将增进区域化总体医疗水平提高以及技术、设备等资源的共享和高效利用。

（2）医药端:通过应用软件实现医药连锁企业、药品企业销售药品以及连接消费者和药品销售企业,为商家和消费者均带来很大的便利。

（3）医保端:对于社保和商保公司而言,区域医疗信息化交换平台的搭建可以减少重复检查、缩短就诊流程及节省医保支出。同时完善第三方电子支付形式。

（4）健康端:IM 在健康端的发展方向主要包括向上游发展健康云和向下游发展医疗 O2O（online to offline）。移动 APP 及可穿戴设备如手环、手表、各种健康移动 APP 等,为用户提供血糖、血压等日常健康统计、健康资讯及社群服务,为医学大数据的采集创造了条件,患者可通过 APP 随时了解某方面的情况。IM 在院外康复及慢性病管理等方面,具有先天的优势,可为患者和医生提供便捷的交流（包括可视化）服务,省去了患者的很多麻烦。

在推进 IM 健康的过程中,一方面要充分发挥互联网,特别是移动互联网高效、便捷的优势,另一方面,也要遵循医学的特点和规律,遵守相关的法律法规,使"互联网+"在与医疗健康的深度融合中,优化、提升、创新和发展医疗健康服务行业,并在实践中不断完善相关法律法规,使"互联网+"医疗健康深入、持续、健康地发展。

第三节 ｜ 网络与信息安全

　　网络与信息安全是指在计算机网络环境中保护数据、信息系统和网络资源免受未经授权的访问、使用、修改、破坏或泄露的活动的过程。它涵盖了各种技术、策略和措施,旨在确保数据和信息的机密性、完整性和可用性,以及维护网络和信息系统的正常运行。网络与信息安全的目标是保护机密信息、预防非法活动、防止干扰和破坏,并确保合法用户能够安全、可靠地访问和使用网络资源。

一、病毒与网络安全

(一) 病毒的危害与防护

　　1. **计算机病毒**　是指一种人为开发的恶意软件,它可以通过复制自己并植入到计算机系统或文件中,以侵入和破坏计算机系统的正常运行。

　　2. **病毒危害**　一旦计算机感染了病毒,病毒发作可删除或损坏文件、窃取敏感信息、干扰计算机的正常功能或控制用户的计算机。

　　3. **病毒防护**　为了保护计算机免受病毒攻击,用户可使用防病毒软件,并保持操作系统和应用程序的更新,养成良好的上网习惯,避免下载和打开不可信的文件。

(二) 病毒的传播

　　计算机病毒可以通过多种途径和方式进行传播,以下是几种常见的方式。

　　1. **网络传播**　病毒可以通过互联网和局域网传播。它们可以利用网络上的漏洞或弱点,通过电子邮件附件、恶意下载、网络共享等途径传播到其他计算机。

　　2. **可移动存储介质**　病毒可以通过感染可移动存储介质(如 USB 闪存驱动器、光盘等)来传播。当被感染的媒介插入其他计算机时,病毒可以自动复制并传播到该计算机。

　　3. **软件漏洞**　病毒可以利用操作系统或应用程序上的安全漏洞,通过恶意代码感染计算机。

(三) 网络安全技术

　　网络安全技术涵盖了一系列的措施和技术手段,用于保护计算机系统和网络资源免受恶意活动的侵害。一些常见的网络安全技术包括防火墙、入侵检测与防御、虚拟专用网络(VPN)、身份验证与访问控制、加密技术、弱点扫描和漏洞管理、安全审计与日志管理、数据备份与回复、管理员安全意识等。

　　这些技术可以结合使用,以构建多层次的网络安全防御体系,并有效地保护其计算机系统和网络资源。请注意,网络安全技术的选择和部署应根据具体需求进行评估和决策。

二、信息下载

　　网络上有许多用户感兴趣或有用的内容,我们可以采用对应的方法下载到自己的计算机中,这些随时收集的资源可供日后使用,这里仅从学习的角度主要介绍网页内容、文本、图片等和文献下载。

(一) 网页内容下载

　　网页内容下载可以使用多种方法,以下是几种常见的方式。

　　1. **浏览器下载**　使用浏览器直接下载网页内容是最简单的方法之一。在浏览器中打开目标网页后,可以使用右键菜单或浏览器工具栏上的下载按钮,选择将整个网页或特定的内容(如一些文本、图片、视频等)保存到本地。要巧用选择性粘贴,如下载文本时,选中复制后,在目标位置使用"选择性粘贴→无格式文本"方法,可过滤掉格式、链接、表格等不需要的内容。

　　2. **命令行工具**　一些命令行工具(如 wget 和 curl)也可以用于下载网页内容。这些工具允许用户以命令行方式指定网页的 URL,并将其下载保存到本地计算机。

3. **网页截图工具**　网页截图工具可以将网页内容保存为图像文件。可以使用在线网页截图工具或安装本地截图工具,将整个网页或指定区域的截图保存到本地。

4. **网络爬虫和数据提取工具**　如果需要下载大量的网页内容或从网页中提取特定的数据,可以使用网络爬虫和数据提取工具。这些工具可以自动浏览和下载网页,提取所需的数据,以便进行进一步的处理和分析。

(二)免费文献获取或下载

一般而言,高校都购买了一些相关专业的文献、数据库等数字资源,如学术资源包括中国知网、中国优秀硕士学位论文全文数据库、Science 数据库等,通过校园网进入图书馆,可获取免费的中外文献资料。

以中国知网为例,校园网通常提供了访问中国知网等学术资源的许可,从而让学生和教职员工可以免费查询文献。通常情况下,可以按照以下步骤进入中国知网进行免费文献查询。

1. **登录校园网**　在学校内登录校园网或在校外通过 VPN 等方式以校园网授权用户的身份登录校园网。

2. **访问中国知网网站**　在校园网页面上打开图书馆主页,并在图书馆主页上打开中国知网链接,进入知网页面,检索文献,浏览或下载文献。

3. **进行文献查询**　登录成功后,可以在搜索框中输入关键词、作者、标题等信息,进行文献检索。

4. **查看文献详情**　搜索结果页面会显示相关的文献列表,然后选取文献浏览或下载。

具体的操作步骤可能会因学校的网络设置和中国知网的访问权限而有所不同。如果在访问中国知网过程中遇到问题,建议咨询学校图书馆或网络部门的工作人员,以获取准确的指导和支持。

三、信息安全法律法规与网络文明

信息安全法律法规是指用于保护信息安全的法律法规体系,旨在保护个人、组织和国家的敏感信息免受未经授权的访问、泄露、篡改和破坏等威胁。制定信息安全法律法规的目的是规范信息的收集、存储、处理和传输,确保信息系统和网络的安全,促进信息技术的健康发展。网络文明是指在网络空间中,用户和组织遵守一定的道德规范和行为准则,维护网络秩序、尊重他人权利、传播正能量,促进信息交流与共享的一种行为规范。网络文明的核心理念是尊重和理解他人,推动网络空间的健康发展。

(一)国家信息安全法规及条例

关于网络信息安全,我国出台了一些法律法规,如《中华人民共和国网络安全法》《中华人民共和国电信条例》等,以法律法规及条例明确了信息安全的管理要求和标准。要求国民遵照执行,自觉维护国家信息安全,文明使用网络。

(二)大学生文明上网公约

互联网已成为大学生获取知识和信息的重要渠道,也成为大学生学习、生活的重要组成部分。如今,大学生的健康成长与网络息息相关,因此,遵守网络法律法规、培养网络诚信礼仪、养成良好的网络行为习惯,对大学生来说至关重要。为此,特向全体同学发出以下倡议。

1. **守法上网**　遵守网络法律法规,不制造谣言、不信谣、不传谣,共同维护正常的网络运行秩序。

2. **文明上网**　信守《全国青少年网络文明公约》和《文明上网自律公约》,远离网络不良诱惑,自觉抵制网上低俗内容。

3. **安全上网**　增强网络安全意识,注意辨别网络虚假信息和不良信息,注意保护个人隐私,谨防上当受骗。

4. **绿色上网**　善于利用网络资源提升自己、陶冶情操,把网络作为学习知识的好帮手,分享"好声音",传递正能量。

5. **健康上网**　正确处理好上网与学习的关系,学会控制上网时间,不沉迷网络,不虚度光阴。

本章小结

通过本章的学习,可以掌握计算机网络的基本概念、硬件组成、体系结构、网络通信协议、IP 地址及网络未来发展技术等理论知识,了解计算机网络的拓扑结构、分类及应用,物联网体系结构以及"云计算"知识。在"互联网+"时代,网络信息安全的社会价值日益凸显,应深刻理解网络工具及信息技术的重要性,互联网与医学的融合发展有目共睹,将对医学科研、临床诊疗、医疗设备研发的发展起到非常重要的促进作用,从这个意义上讲,医学生学习并掌握信息技术的重要性不言而喻。

（王金社）

?

思考题

1. 计算机网络的主要功能有哪些?
2. 计算机网络按覆盖范围可以分为哪几种?
3. 计算机网络的层次化结构设计有哪些优点?
4. OSI 参考模型的分层原则是什么?
5. TCP/IP 参考模型包含哪几层? 每一层主要完成的功能是什么?
6. 特殊的 IP 地址有哪些?
7. "互联网+"的内涵是什么? "互联网+"有哪些特征?
8. 云计算有哪些服务?

第四章　办公软件

在信息技术时代,办公软件已深入人们学习、工作以及生活的方方面面,掌握好办公软件,对于提高工作效率和质量至关重要。本章将学习 Microsoft Office 2016 的四个组件 Word、Excel、PowerPoint 和 OneNote,并介绍微软基于 ChatGPT 的办公伙伴工具 Office 365 Copilot。学会利用软件提供的功能去处理解决问题将事半功倍。

第一节 ｜ 文字处理系统 Word

本节将介绍文字处理软件 Word 的功能和使用方法,主要包括 Word 的编辑、排版、表格制作、图形操作以及图文混排等内容。

一、编辑技术

(一)文档的创建与编辑

1. **文档的创建**　在 Word 中,文档分为普通文档(.docx)和模板文档(.dotx),日常办公一般使用普通文档。单击鼠标右键,通过"新建→Microsoft Word 文档"建立一个空白 Word 文档。

2. **文档的编辑**

(1)文档内容的编辑

1)编辑文本:将鼠标定位于 Word 文档中的空白区域后,可以在文档中输入文本;通过"插入→符号→其他符号",打开"符号"对话框,如图 4-1 所示,插入需要的特殊字符。

2)选择性粘贴:方法是"复制或剪切需要的文本或对象→开始→剪贴板→粘贴下方按钮",打开"选择性粘贴"对话框,如图 4-2 所示,选择相应的粘贴形式,或者直接在鼠标右键菜单中选择"选择性粘贴"命令中的一种粘贴形式即可。

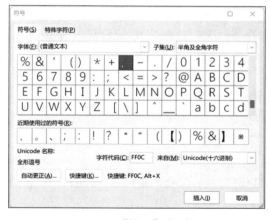

图 4-1　"符号"对话框

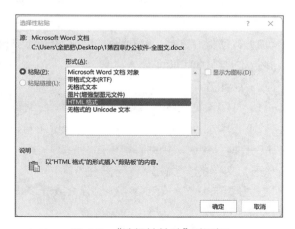

图 4-2　"选择性粘贴"对话框

3)查找和替换:方法是"开始→编辑→查找/替换",打开"查找和替换"对话框,如图 4-3 所示。在相应的位置输入要"查找内容"和"替换为"内容,然后交替单击"替换→查找下一处"进行逐一

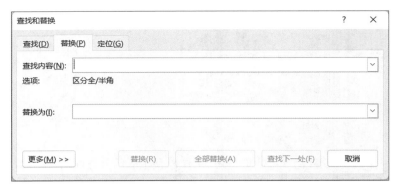

图 4-3 "查找和替换"对话框

替换或单击"全部替换"进行一次性替换。如果需要进行格式替换或者特殊符号替换,可以单击"更多"里的"格式"按钮和"特殊格式"按钮进行设置。

（2）文档格式的编辑

1）段落的格式设置:段落是文章的基本组成单位,每个段落以段落标记符 ↵（回车键）结束。设置段落格式的方法是"选中段落→开始→'段落'对话框→设置要求的格式"。设置一段的段落格式时,只把光标置于该段中即可。

2）使用格式刷:格式刷是 Word 提供的快速进行格式设置的技术,利用它可重复设置文本、段落等的格式。需要先定义（它的功能）,后使用。

选中文本或段落,通过"开始→剪贴板→格式刷"按钮（定义格式刷的功能）,鼠标会变成小刷子的形状,用这把刷子"刷"其他文本或段落,其格式会与选中的文本或段落变得相同。

定义格式刷的功能时,单击格式刷定义,格式刷可以使用一次;双击格式刷定义,格式刷可以重复使用多次。若取消格式刷的功能,再单击一次即可。

（二）文档的保存与打印

完成了文档的新建、文本输入及格式设置后,需要对其进行保存以便日后访问,必要时还可以将其打印出来供阅读及传递。

1. 文档的保存

（1）手动保存新文档:方法是通过"文件→保存→选择文件位置→命名→选择文件类型→保存"完成文件存储。也可以通过单击快速访问工具栏中的"保存"按钮或者快捷键【Ctrl】+【S】打开"另存为"对话框保存新文档。

（2）自动保存文档:方法是通过"文件→选项→保存",选中"保存自动恢复信息时间间隔"复选框,并指定具体的时间间隔。

2. 文档的打印

（1）打印预览:通过"文件→打印"步骤,编辑区出现"打印预览"。

（2）打印文档:可以在打印设置区域中对打印机或打印页面进行相关调整,设置完成后单击"打印"按钮,即可完成文档的打印输出。

（三）文档的分页、分节与分栏

1. 分页与分节

借助 Word 的分页或分节操作可以有效划分文档的布局,同时使文档的排版工作更加简洁高效。

（1）文档分页:先将光标定位于需要分页的位置,然后通过"布局→页面设置→分隔符→分页符"即可将光标后的内容移动到下一页的开始处,分页符前后页面设置的属性及参数均保持一致,如图4-4 所示。

（2）文档分节:在文档中插入分节符,不仅可以将文档划分为不同的页面,还可以分别针对不同的节进行页面设置。进行分节操作时,先将光标定位于需要分节的位置,然后通过"布局→页面设置→分隔符→分节符→下一页/连续/偶数页/奇数页"操作,即可在当前光标位置处插入分节符,如图 4-4 所示。

2. **文档分栏** 在文档中选择需要分栏的内容(如果不选择,则默认对整个文档进行设置),通过"布局→页面设置→栏→更多栏"打开"栏"对话框进行具体设置,如图 4-5 所示。

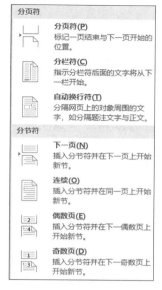

图 4-4 分页符和分节符列表

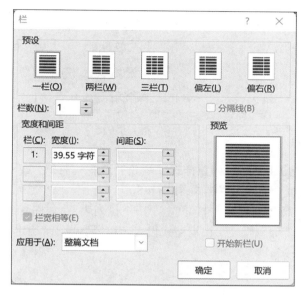

图 4-5 "栏"对话框

(四)设置页眉、页脚与页码

页眉和页脚是文档中每个页面的顶部、底部或两侧页边距中的区域。在页眉和页脚中可以插入文本、图形、图片、文档部件如页码、日期和时间等。

1. **插入页眉或页脚** 在 Word 中可以插入预设的页眉或页脚,也可以创建自定义的页眉或页脚,新创建的页眉、页脚还可以保存以便在其他文档中使用。

插入预设的页眉或页脚方法:通过"插入→页眉和页脚→页眉/页脚",可以打开页眉/页脚库来选择页眉/页脚的样式,输入相应的内容后进行格式化。

2. **插入页码** Word 提供了一组预设的页码格式,也可以自定义页码。利用插入功能插入的页码是一个域,它可以自动变化与更新。

(1)插入预设页码:通过"插入→页眉和页脚→页码"打开下拉列表可以选择页码出现的位置,如图 4-6 所示。

(2)自定义页码格式:将光标定位在页码位置,双击鼠标后出现"页眉和页脚工具",选择"页眉和页脚→页码→设置页码格式"对页码格式进行设置,如图 4-7 所示。

(五)使用项目符号和编号

在文档中使用项目符号和编号可以使文档层次分明,条理清晰,便于阅读。项目符号是图形或图片,编号是数字或字母,有顺序。

1. **创建项目符号列表** 选择要添加项目符号的文本,单击"开始→段落→项目符号→按钮旁边的下方向三角箭头",从项目符号库中进行选择,或通过"定义新项目符号"进行格式设置。

2. **使用编号列表** 选择要添加编号的文本,单击"开始→段落→编号→按钮旁边的下方向三角箭头",从编号库中进行选择,或通过"定义新编号格式"进行格式设置。

(六)定义并使用样式

Word 2016 内置的样式集是指一组字符格式和段落格式的集合,方便对文档的文本格式统一规范。

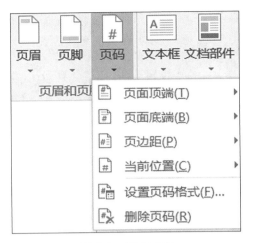

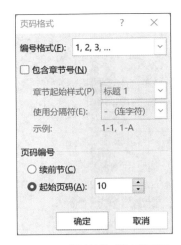

图 4-6 插入页码 　　　　　　图 4-7 "页码格式"对话框

1. 应用 Word 内置样式 单击"开始→'样式'右下角的对话框启动器",打开"样式"对话框,从中选择合适的内置样式,如图 4-8。

2. 创建新样式 打开"样式"下拉列表,在如图 4-9 所示的快捷菜单中执行"创建样式→输入新样式名称→修改",根据格式设置新格式。单击"确定"后,新定义的样式会出现在快速样式中以备用。

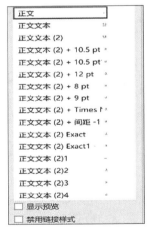

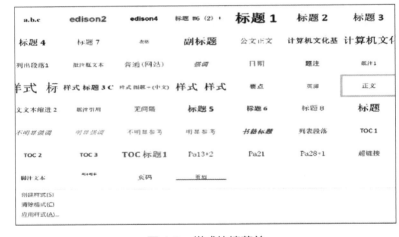

图 4-8 样式集列表 　　　　　　图 4-9 样式快捷菜单

(七) 在文档中添加引用内容

在文档中加入适当的脚注尾注、题注信息,其可以随文档内容的更新自动更新,使文档内容得到有效组织。

1. 插入脚注和尾注 脚注和尾注一般用于在文档和书籍中显示引用资料的来源或者用于输入说明性或补充性的信息。

插入脚注和尾注的步骤如下:文档中选择需要添加脚注和尾注的文本或者将光标定位于文本的右侧,通过"引用→脚注→插入脚注/插入尾注"即可完成。在脚注或尾注区域中输入注释文本,通过单击"脚注"选项组右下角的对话框启动器,可以打开"脚注和尾注"对话框,对脚注和尾注的位置、格式及应用范围等进行设置。如图 4-10 所示。

2. 题注的插入与引用 题注是一种可以为文档中的图表、表格、公式或其他对象添加的编号标签。

（1）插入题注的步骤如下：通过"定位光标→引用→题注→插入题注"打开对话框。如图 4-11 所示。根据需要选择填写标签内容后单击"确定"即可。

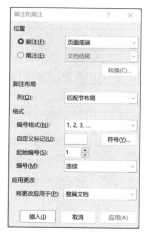

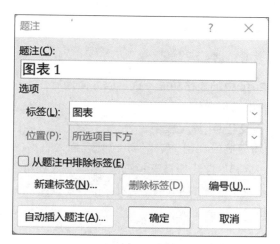

图 4-10　"脚注和尾注"对话框　　　　图 4-11　"题注"对话框

（2）交叉引用题注的步骤如下：通过"光标定位→引用→题注→交叉引用"，打开"交叉引用"对话框。在该对话框中，选择引用类型、设定引用内容，指定所引用的具体题注后单击"插入"按钮即可。

（八）创建文档目录

目录通常是长篇幅文档不可或缺的一项内容，它可以列出文档中的各级标题及其所在的页码，便于我们快速检索、查阅。

自动插入目录的步骤如下：通过"光标定位在要插入目录的位置→引用→目录→选择'自动目录'样式"，系统就会自动根据标记的标题在指定位置创建目录。

（九）文档的修订

文档修订功能，可以让使用者及时了解文档的更改内容。在文档中使用修订功能的步骤如下：打开所要修订的文档，通过"审阅→修订"进入修订状态，所有修订动作均会在右侧的修订区域进行记录，再次点击"修订"可以退出修订状态。通过"审阅→更改→接受／拒绝"可以接受或拒绝文档的修改部分，对文档的修改部分作出回应。

（十）通过邮件合并批量处理文档

Word 2016 提供的邮件合并功能可以批量处理传真、信封、标签、目录等文档。

1. **邮件合并的基础**　包括域、主文档、数据源和邮件合并的最终文档。

（1）域：它是 Word 中的一种特殊命令，它由花括号（不能手动输入，插入域时自动产生）、域名（域代码）及选项开关构成。域代码类似于公式，域选项开关是特殊指令，在域中可完成特定的操作。

（2）主文档：主文档是经过特殊标记的 Word 文档，它是用于创建输出文档的"蓝图"，包含基本的文本内容，这些内容在所有输出文档中都是相同的。

（3）数据源：它是一个数据列表，其包含了使用者希望合并到输出文档中的数据。通常它保存了姓名、通信地址、电子邮件地址等数据字段。

（4）邮件合并的最终文档：邮件合并功能将主文档和数据源合并在一起，形成一系列最终文档。数据源中有多少条记录，就可以生成多少份最终结果。

2. **邮件合并的方法**　邮件合并的基本流程是：创建主文档→选择数据源→插入域→合并生成结果。通常可以通过 Word 提供的邮件合并向导来完成。

具体操作步骤如下：打开一个空白的 Word 文档作为主文档。通过"邮件→开始邮件合并→邮件合并分步向导"打开"邮件合并"任务窗格,同时进入"邮件合并分步向导"第一步(选择文档类型)。单击下一步"开始文档",进入"邮件合并分步向导"第二步(选择主文档)。后面的步骤分别为"选取收件人→撰写信函→预览信函→完成合并"。最后需要对主文档和合并结果分别进行保存,需要时可对合并结果文档进行打印。

二、表格制作与编辑

Word 2016中的表格功能不仅可以方便地制作表格,还可以通过套用表格样式等功能快捷高效地进行表格的格式化操作。

(一) 在文档中插入表格

1. 创建表格　利用"表格"下拉列表插入表格的具体步骤如下:通过"光标定位于插入表格位置→插入→表格"打开表格下拉列表,在"插入表格"区域,滑动鼠标指定表格的行数和列数,如图4-12所示。或者打开"插入表格"对话框,在"表格尺寸"中选择"列数"和"行数",随后单击"确定"按钮,如图4-13所示。

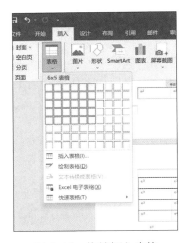
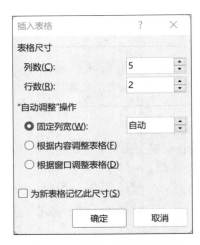

图 4-12　拖拽插入表格　　　　图 4-13　"插入表格"对话框

2. 手动绘制表格　适用于不规则表格,操作步骤如下:通过"定位光标位于插入表格位置→插入→表格→绘制表格"进入绘图状态,在文档中拖动铅笔状的鼠标即可自由绘制表格。如果要擦除某条线,可以通过"表格工具 | 布局→绘图→橡皮擦"使鼠标指针变成橡皮擦的形状,单击需要擦除的线条即可。

(二) 将文本转换成表格

在 Word 中,有规律地设置好分隔符的文本可以转换成表格(一般每行分隔符的数量相同)。分隔符可以是制表符、空格、逗号等,每行文本对应表格的一行内容。方法为:选中要转换成表格的文本,通过"插入→表格→文本转换成表格"命令打开"将文字转换成表格"对话框,如图4-14所示。在"文字分隔位置"选项区域选择使用的分隔符。确认无误后,单击"确定"按钮。

(三) 调整表格布局

当文档中插入表格后,光标定位于表格的任意位置,功能区都会出现"表格工具 | 设计"和"表格工具 | 布局"两个选项卡。如图4-15所示。

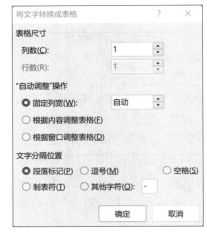

图 4-14　"将文本转换成表格"对话框

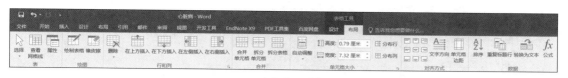

图 4-15 "表格工具 | 布局"选项卡

1. 基本设置 单击"表格工具 | 布局"的"表"选项组,单击"属性"按钮打开"表格属性"对话框,对表格、行、列以及单元格的属性进行设置。

2. 设置标题行跨页重复 内容较多的表格可以通过设置标题行重复出现,使表格的标题行自动出现在每个页面的表格上方,方法为:选中目标标题行,通过"表格工具 | 布局→数据→重复标题行"完成设置。

(四)表格中数据处理

1. 排序 在 Word 2016 中,可对整个表格以行为单位按某列的值排序。方法是:单击表格的任意单元格,在功能区"表格工具 | 布局"选项卡"数据"组中,单击"排序"按钮,弹出"排序"对话框,根据需要设置主要关键词类型、排序方式,如果需要根据多列(最多三列)来排序,可继续设置次要关键字和第三关键字。如图 4-16 所示。

2. 计算 Word 2016 中可以完成一些简单的计算如求和、求均值等,方法是:单击表格的任意单元格,在功能区"表格工具 | 布局"选项卡"数据"组中,单击"公式"按钮,弹出"公式"对话框,如图 4-17 所示,根据不同的计算在"粘贴函数"下拉列表中选择相应的函数。

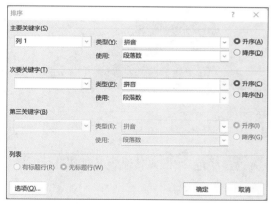

图 4-16 "排序"对话框

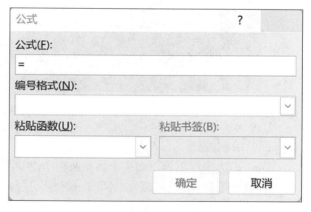

图 4-17 "公式"对话框

三、图形操作与图文混排

文档中配上合适的图片和图形,既简单明了,又能起到较好的补充说明作用。下面介绍图片、图形等的插入与编辑,以及如何进行图文混排。

(一)在文档中插入图片

1. 插入本机图片 方法是"将光标定位在需要插入图片的位置→插入→图片→选择合适的本机照片→插入"。

2. 插入联机图片 方法是"将光标定位在需要插入图片的位置→插入→联机图片",搜索相关的描述词语,选择合适的图片进行插入。

3. 插入屏幕截图 方法是"将鼠标光标定位在需要插入图片的位置→插入→插图→屏幕截图→屏幕剪辑",选择截图区域后即可插入。

(二)设置图片格式

选中文档中插入的图片时,功能区中将自动出现"图片工具 | 格式"选项卡,如图 4-18 所示。

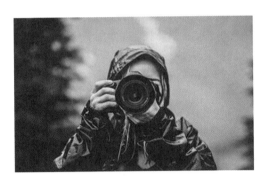

图 4-18 "图片工具 | 格式"选项卡

1. 调整图片的样式

（1）自定义图片样式：根据实际需求，通过"图片样式"选项组中的"图片版式""图片边框"和"图片效果"命令按钮进行多方面的图片属性设置。

（2）进一步调整格式：通过"图片工具 | 格式→调整→更正/颜色/艺术效果"可以自由地调节图片的亮度、对比度、清晰度以及艺术效果。

2. 设置图片的文字环绕方式
方法是选中要进行设置的图片，通过"图片工具 | 格式→排列→位置/环绕文字"，选择合适的环绕方式。

3. 删除图片背景
方法是选中图片，单击"图片工具 | 格式→调整→删除背景"，此时图片上出现遮幅区域，调整选择区域四周的控制柄，在要保留的图片内容浮现出来后，单击"保留更改"按钮。背景消除效果图如图 4-19 所示。

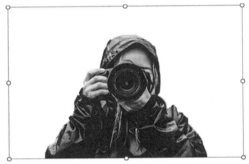

图 4-19 背景消除效果图

（三）绘制图形

Word 2016 中可以选用相应工具在文档中绘制图形，并通过颜色、边框或其他效果对其进行设置。

1. 插入图表 通过"插入→插图→图表"，选择图表类型，输入数据完成。

2. 插入 SmartArt 图形 单击"插入→插图→SmartArt→选择 SmartArt 图形→确定"，在图形中各形状上的文字编辑区域内输入文本。

3. 插入艺术字 通过"插入→文本→艺术字"，选择样式，输入文本完成。

四、综合应用与案例

（一）医药事业的发展宣传页的制作

本案例要求制作一份关于医药事业的发展宣传页。通过这个案例我们可以了解到，如何把 Word 文档中的各种文字和图形要素，在有限的版面中合理并美观地展示出来，制作出专业的展示文档。

1. 具体要求 纸张大小为 A4，纸张方向为横向。为文档中的各级标题和正文设置适当的样式。在适当的位置添加艺术字、表格、图片、文本框、形状，并进行格式化设置。完成后的参考效果如图 4-20 所示。

2. 本案例主要涉及如下知识点 分栏的使用；艺术字、图片的添加；文本框、形状的添加及格式设置；表格的添加；页面边框的添加和格式设置；项目符号的使用。

3. 文档的制作具体步骤

（1）新建一个 Word 文档，命名为"医药事业的发展.docx"。

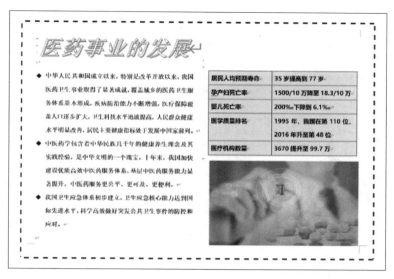

图 4-20   宣传彩页效果图

（2）设置页边距、页面边框和分栏：通过"布局→纸张方向→横向"将纸张方向设置为横向。通过"布局→页边距"，设置适合的页面边距。通过"设计→页面边框"打开"页面边距"对话框，在样式、颜色和宽度下拉列表中选择适合的选项。通过"布局→栏"打开"栏"对话框，选择适合的栏数，本例选的是"两栏"。

（3）插入艺术字：通过"插入→艺术字"，选择艺术字样式，输入内容，（医药事业的发展）完成艺术字的插入，如图 4-21 所示。

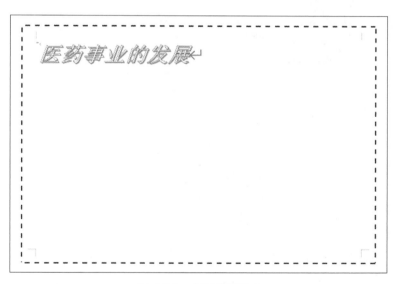

图 4-21   中间效果图 1

（4）输入文本设置格式：如样图所示输入文本内容，设置成宋体四号字、黑色、加粗，行距设为单倍行距。通过"定位光标→开始→段落→项目符号"，选择项目符号样式，完成项目符号设置。设置完成的效果如图 4-22 所示。

（5）插入图片：通过"定位光标→插入→图片"，选择图片，将如样图所示的图片插入到文档中，设置图片格式，设置完成的效果如图 4-23 所示。

（6）插入表格：通过"插入→表格→插入表格"，设置表格行列数（5 行 2 列），选择表格样式，完成表格的插入，按照样图所示，输入内容，并设置字体。效果如图 4-24 所示。

图 4-22　中间效果图 2

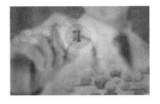

图 4-23　中间效果图 3

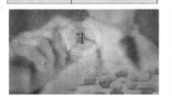

图 4-24　中间效果图 4

(二) word 常用功能的深入理解

本部分内容结合实际应用讲解 Word 的一些常用功能,这些功能看似简单,但大多数人学习后无法灵活运用,究其原因是没能深入理解 Word 的这些功能及软件的特点,用 Word 编辑文档首先要知道每个功能解决什么问题,怎么操作更快捷。这部分内容与操作技巧一定要在计算机上操作、落实,在实践中理解计算机解决问题的内在方法与规律。

1. **查找与替换**　大多数人都会使用本功能,但因其功能强大,如不能深入思考,用起来未必能得心应手。通过学习要达到举一反三,能够实现变通应用。

2. **选择性粘贴**　从网上选择内容复制后,在 Word 中直接粘贴,会出现一些不想要的内容如表格、链接、格式等,用选择性粘贴可解决此类问题。

3. **公式编辑器**　利用它制作公式,易学易用。

4. **SmartArt**　用视觉和图形传递信息和观点,本图形库提供了许多的图形符号模板,利用它们可以制作出具有专业水准的插图。

5. **邮件合并**　有些工作如制作一批会议邀请函、胸卡,可使用本方法提高工作效率。

6. **论文排版**　科技论文书写与排版十分考验 Word 的综合运用能力。

第二节 │ Excel 电子表格与数据处理

一、Excel 制表基础

(一) 工作表基本管理

1. **工作表操作基础**　工作表(worksheet)是一个由行和列交叉排列的二维表格,又称电子表格,用于组织和分析数据。每个工作表的规模 Excel 2007 及以后版本为 16 384 列 ×1 048 576 行。Excel 2016 工作界面如图 4-25 所示。

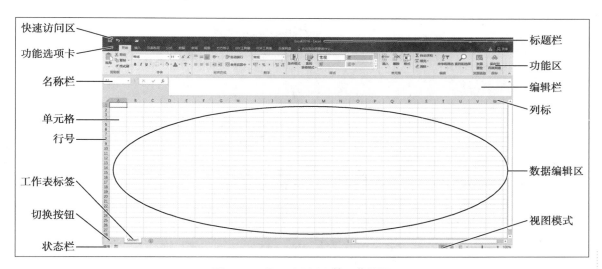

图 4-25　Excel 2016 的工作界面

(1) 单元格与单元格区域:单元格(cell)是工作表中行与列的交叉部分,是组成工作表的最小单位,可拆分或者合并。单元格区域由多个单元格组成。

(2) 填充柄:选中一个单元格或区域后,其右下角的黑色小方块称为填充柄(操作关键点)。将鼠标指向填充柄时,指针变为实心黑十字,此时可按下左键拖动,实现填充。双击填充柄可实现快速填充。

(3) 选择工作表:单击工作表标签,可改变当前工作表。右击工作表标签,可"选定全部工作表"。按住【Ctrl】键分别单击工作表标签,可同时选择多个工作表,此时可以在这些工作表中同时输入内容。

2. 拆分工作表窗口　通过"选中一个单元格→视图→窗口→拆分",可把窗口分为四部分,每个小窗口都能显示该表的内容。

(二)单元格和单元格区域的管理

1. 单元格、单元格区域、行和列的选择　将鼠标移到单元格上方单击或按下左键拖动一个区域到目标位置放开左键即可选择单元格区域。鼠标置于列名上,按下左键拖动到某列放开左键可选多列,同理可选多行。选中不连续区域可先按下【Ctrl】键。

2. 行高/列宽设置　通过"开始→单元格→格式→行高/列宽"完成。或者选中多列,鼠标置于列名之间,移动鼠标可改变列宽,选中列同宽。同理可快速调整多行同高。

(三)数据输入

Excel 支持的数据类型包括文本型、数值型、日期型、时间型、逻辑型等,货币、百分比、分数和科学记数是数值型的不同显示格式。

1. 单元格数据输入方式　选中单元格后可在单元格中输入数据。

2. 自动填充数据　通过"选定初始单元格或单元格区域→开始→编辑→选择填充方式(图 4-26)→序列(图 4-27)"完成。也可通过拖动填充柄完成。

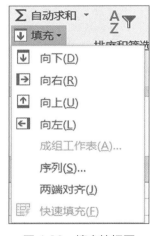

图 4-26　填充按钮图

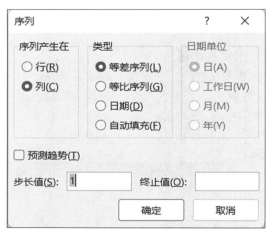

图 4-27　"序列"对话框

(四)数据编辑

1. 分列　分列功能可以将一列数据分成多个独立的列。在分列前,需要先确保在待拆分的列右侧有相应数量的空白列,否则数据会被替换。方法:"选中分列数据区域→数据→数据工具→分列",按文本分列向导步骤要求完成。

2. 删除重复项　该功能可以删除一列或多列数据重复的项。方法:"选定待操作数据区域的任一单元格→数据→数据工具→删除重复项",在"删除重复项"对话框中选择包含重复值的列,设置数据是否包含标题(图 4-28),点击"确定"。注意:重复项所在的行记录数据会全部被删除。

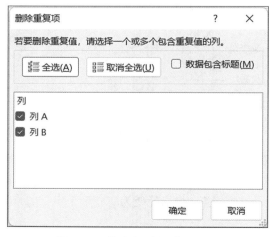

图 4-28　"删除重复项"对话框

3. 行列转置 通过"选中单元格区域→复制→选中目标单元格(转置位置)→开始→粘贴→选择性粘贴→转置"完成。

二、公式与函数

在 Excel 中,通过构造公式可以完成各种基本的和复杂的数据处理工作。在公式中通过使用函数能够实现数据处理和分析运算。

(一)运算符与运算优先级

运算符包括引用运算符、算术运算符、文本运算符和比较运算符,它们的运算优先级依次降低。表 4-1 给出了 4 类运算符的说明。

表 4-1　Excel 中的运算符

类型	运算符	含义
引用运算符	:　,　空格	区域、并集、交集
算术运算符	+　-	加、减
	*　/	乘、除
	%　^	百分比、乘方
文本运算符	&	连接文本
比较运算符	=　<>	等于、不等于
	<　>	小于、大于
	<=　>=	小于等于、大于等于

(二)单元格引用方式

通过引用,可以在公式中使用工作表不同部分的数据,也可以引用同一个工作簿的不同工作表中的单元格和其他工作簿中的数据。

1. 相对引用 如 B5 及 C3:E6。在填充复制公式时,单元格地址会随公式所在位置的变化而改变,相对引用是默认的单元格引用方式。

2. 绝对引用 如 $B$5 及 $C$3:$E$6。公式中的被引用的单元格地址不随公式位置的改变而发生改变,选中被引用的单元格区域,点击键盘中的【F4】,即可从相对引用变为绝对引用。

3. 混合引用 如 $B5 或 B$5 及 $C3:$E6,它的特点使引用更加灵活。加 $ 符的位置在填充时是不变的;未加 $ 符的位置在填充时会随着行(列)的变化而自动对应改变。

(三)公式的创建与复制填充

1. 公式的创建 公式必须以等于号 "=" 开头,然后结合使用运算符、函数完成公式的创建,如 "=B2+SUM(C2:D5)"。如果公式不能正确地计算出结果,Excel 将返回一个错误值,见表 4-2。

表 4-2　Excel 公式错误值及可能原因

错误值	说明	错误值	说明
#DIV/0!	数字被零除	#N/A	引用了当前无法使用的数值
#NUM!	数据类型不正确	#REF!	引用了无效的单元格
#NAME?	使用了不可识别的名称	#VALUE!	数据类型错误
#NULL!	指定的两个区域无交集	多个 #	单元格宽度不足

2. 公式的复制填充 可以使用拖放填充柄或双击填充柄的方法填充公式。

(四)在公式中使用函数

函数是 Excel 预定义的内置公式,可以对一个或多个值执行运算,并返回一个或多个值。函数由函数名和参数组成,函数名表示函数的功能,参数是函数的运算对象,包括常量、单元格引用和函数。多个参数之间用英文状态下的逗号分开,所有参数放在小括号内。Excel 2016 中的函数库如图 4-29 所示,"插入函数"对话框和"函数参数"对话框分别如图 4-30 和图 4-31 所示。

案例:图 4-32 为 2022 年某市各医院一周内疫苗接种数统计表,进行总数、平均数和总数排序。

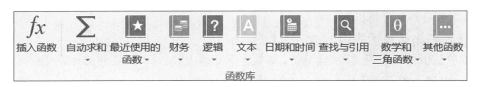

图 4-29　函数库

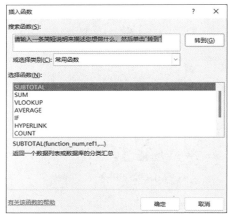

图 4-30　"插入函数"对话框

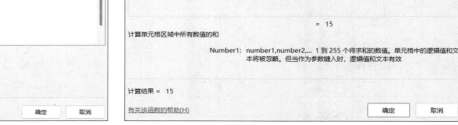

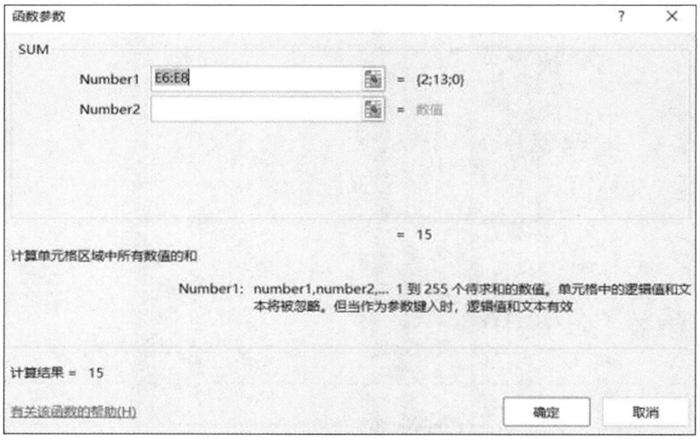

图 4-31　"函数参数"对话框

2022年某市各医院一周内疫苗接种数（抽样）　单位:例

序号	医院名称	等级	类型	周一	周二	周三	周四	周五	周六	周日	总数	平均数	总数排序
1	甲	二级乙等	民营医院	231	245	334	254	245	208	187			
2	乙	三级甲等	公立医院	243	305	312	258	287	243	220			
3	丙	二级乙等	公立医院	213	233	215	234	209	208	178			
4	丁	二级乙等	公立医院	158	143	122	132	159	130	145			
5	戊	二级甲等	公立医院	279	124	266	203	256	250	213			
6	己	二级乙等	民营医院	168	176	166	198	157	253	193			
7	庚	二级乙等	民营医院	172	153	136	128	230	182	241			
8	辛	二级甲等	民营医院	199	192	254	264	195	211	215			
9	壬	三级甲等	民营医院	222	215	265	180	179	208	296			
10	癸	三级甲等	民营医院	265	231	179	257	289	174	204			

图 4-32　2022 年某市各医院一周内疫苗接种数统计表

操作步骤:在 L3 单元格输入公式"=SUM(E3:K3)"并回车→双击 L3 单元格右下角的填充柄(或向下拖动填充柄)完成各医院的总数计算。

计算平均数的方法同总数,改换 SUM( )函数为 AVERAGE( )即可。

在 L3 单元格输入公式"=RANK(L3,\$L\$3:\$L\$12,0)",三个参数分别表示:需排序的单元格,被引用的数字列表,排序方式。需注意,这里参数第二部分单元格需转换为绝对引用,方便填充其他单元格;第三部分参数中 0 表示降序,1 表示升序;参数之间的逗号必须为英文输入法下的逗号。

三、图表与迷你图

数据图表就是将数据以图表的形式展示,使得数据更直观。

(一)迷你图

迷你图分为折线图、柱形图与盈亏图三种类型,可以直观地显示数据系列中的变化趋势,并可对极值、首尾值、负值等做出标记。迷你图不同于普通图表,它是单元格背景中的一个微型图表,并不是工作表中的对象。

插入迷你图的方法是"选择数据区域→插入→迷你图→选择迷你图类型→'创建迷你图'对话框→检查数据范围→选择放置位置→确定"。图 4-33 为"门诊人数统计表"插入迷你图。

	一月	二月	三月	四月	五月	六月	七月	八月	九月	十月	十一月	十二月	趋势
内一科	603	565	600	696	568	421	389	327	553	485	470	454	
普外科	2469	2607	2704	2887	2728	2380	2050	1950	2057	2008	2060	1828	

图 4-33　迷你图

(二) 创建图表

Excel 为用户提供了 11 大类 70 多种图表类型,其中每个大类下又包含有若干子类型。

案例:用"门诊人数统计表"中的"妇产科""儿科"和"急诊科"三列数据创建一个三维簇状柱形图。操作步骤:"选择数据区域(当选定的区域不连续时,按【Ctrl】键选定)→插入→图表→柱形图→簇状柱形图→确定"。创建后的效果如图 4-34 所示。

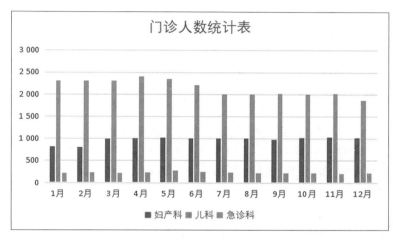

图 4-34　三维簇状柱形图

(三) 编辑图表

建立图表后,用户还可以对它进行修改,如改变图表的大小、类型或数据系列等。需注意,图表与数据源之间建立了动态链接关系,当改变源数据时,图表会随之更新;当拖动图表上的结点而改变图表时,工作表中的数据也会动态地发生变化,如图 4-35 所示。

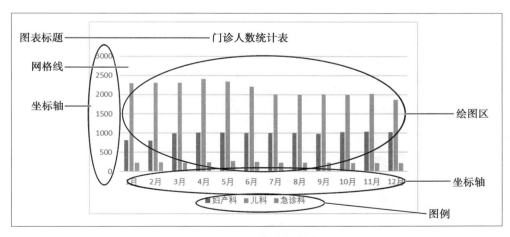

图 4-35　图表元素

1. **修改图表中的数据** 编辑数据区域的数据,嵌入图表会随之发生变化。

2. **更改图表类型** 方法是"图表工具|图表设计→类型→更改图表类型→选择图表类型→确定"。

3. **将图表建立在新工作表中** 方法是"图表工具|图表设计→位置→移动图表→新工作表→文本框中填入新工作表名→确定",如图 4-36 所示。

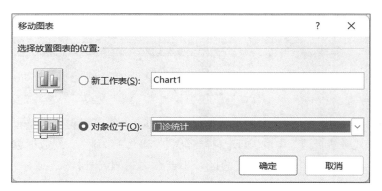

图 4-36 "移动图表"对话框

四、数据处理与分析

Excel 可以实现对数据的排序、筛选、分类汇总和数据透视等操作。其操作对象为数据清单(也称数据列表),即一个数据区域,其最上面为标题行,下面为对应数据列。

(一) 排序

排序有升序、降序和自定义排序 3 种,默认为升序。排序依据有数值、单元格颜色、字体颜色、单元格图标 4 种,默认为数值。排序方向有按列排序和按行排序 2 种方向,默认为按列排序。对字母有不区分和区分大小写排序 2 种选择,默认为不区分大小写排序。对汉字有按字母和按笔画排序 2 种选择,默认为按字母排序。

1. **单关键字排序** 单列(单字段)排序依据该列数值大小进行重新排列。方法是"选中排序列中一个单元格→数据→排序和筛选→升序/降序"。例如,选择一个数据清单,将按左边第一列排序。

2. **多关键字排序** 以下面的案例为例介绍多关键字排序。

案例:对"2022 年某市各医院一周内疫苗接种数统计表"以"总数"为主关键字降序,"医院"为次关键字按笔画升序排序。方法是"单击表中任一单元格→数据→排序和筛选→排序→'排序'对话框(图 4-37)→主要关键字选'总数',次序选降序→添加条件→次要关键字选'医院',次序选升序→选项→笔画排序",如图 4-38 所示。

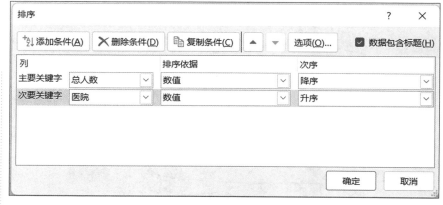

图 4-37 "排序"对话框

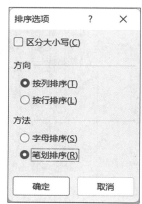

图 4-38 "排序选项"对话框

（二）筛选

筛选是指根据给定的条件，从数据清单中找出满足条件的记录，并隐藏其他记录。

1. 自动筛选　方法是“单击数据清单任一单元格→数据→排序和筛选→筛选”。各字段名右侧出现下拉按钮，根据需要进行筛选。

2. 高级筛选　自动筛选针对筛选条件简单的筛选过程，若条件比较复杂则需要进行高级筛选。方法是“数据→排序和筛选→高级→选择高级筛选的方式”，“高级筛选”对话框如图 4-39 所示。

图 4-39　“高级筛选”对话框

（三）分类汇总与分级显示

分类汇总是指按照某一字段的取值对数据清单中的数据进行分类，再对不同类型的数据进行汇总的操作。在进行分类汇总之前，要先将数据清单按分类关键字段进行排序。

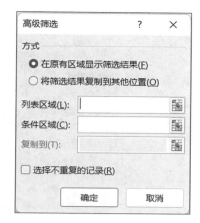

1. 分类汇总　以下面的案例为例介绍分类汇总。

对“2022 年某市各医院一周内疫苗接种数统计表”进行分类汇总，方法为“将分类字段‘等级’按照升序排序→选中包含列标题在内的单元格区域→数据→分级显示→分类汇总→分类字段选‘等级’，汇总方式选汇总，选定汇总项为总数”，“分类汇总”对话框如图 4-40 所示，汇总结果如图 4-41 所示，Excel 表格左侧出现的 1 2 3 分别对应全部隐藏、部分展开和全部展开。

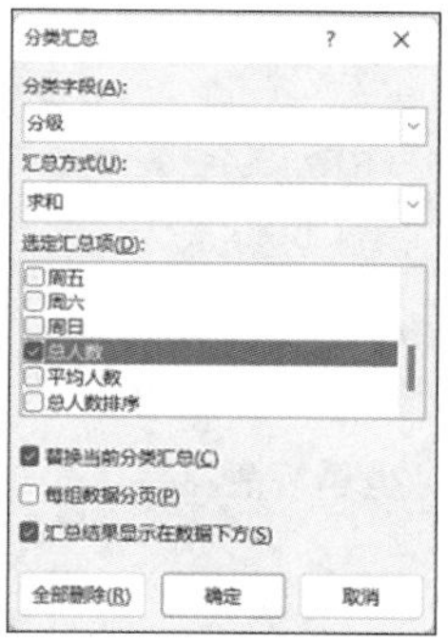

图 4-40　“分类汇总”对话框

	A	B	C	D	E	F	G	H	I	J	K	L	M
1	2022年某市各医院一周内疫苗接种数（抽样）											单位：例	
2	序号	医院名称	等级	类型	周一	周二	周三	周四	周五	周六	周日	总数	平均数
3	3	丙	二级甲等	公立医院	213	233	215	234	209	208	178	1490	213
4	5	戊	二级甲等	公立医院	279	124	266	203	256	250	213	1591	227
5	6	己	二级甲等	民营医院	168	176	166	198	157	253	193	1311	187
6	8	辛	二级甲等	民营医院	199	192	254	264	195	211	215	1530	219
7			二级甲等 汇总									5922	
8	7	庚	二级乙等	民营医院	172	153	136	128	230	182	241	1242	177
9	1	甲	二级乙等	民营医院	231	245	334	254	245	208	187	1704	243
10	4	丁	二级乙等	公立医院	158	143	122	132	159	130	145	989	141
11			二级乙等 汇总									3935	
12	2	乙	三级甲等	公立医院	243	305	312	258	287	243	220	1868	267
13	9	壬	三级甲等	民营医院	222	215	265	180	179	208	296	1565	224
14	10	癸	三级甲等	民营医院	265	231	179	257	289	174	204	1599	228
15			三级甲等 汇总									5032	
16			总计									14889	

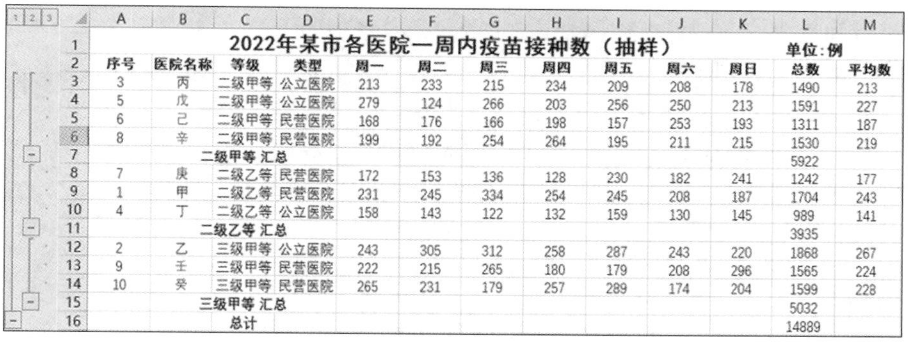

图 4-41　分类汇总输出结果

2. 分级显示　使用分级显示可以快速显示摘要行或摘要列，或者显示每组的明细数据，分类汇总的结果可以为数据清单自行创建分级显示，最多可分 8 级。

创建分级显示操作步骤：“定位数据清单→数据→分级显示→创建组→根据行或列创建组”，定位的数据清单成组后，Excel 表格左侧出现 1 2，单击 1 会隐藏创建的组，单击 2 会展开创建的组。

（四）数据透视表与数据透视图

数据透视表是一种同时具备筛选、排序和分类汇总等功能的动态数据汇总报表。在建立数据透视表之前必须将所有筛选和分类汇总的结果取消。

1. 创建数据透视表　以下面的案例为例介绍数据透视表的创建。

案例：为“2022 年某市各医院一周内疫苗接种数统计表”建立“周日”和“总数”的数据透视表，以“类型”作为筛选字段，展示不同等级的医院周日接种疫苗数的平均值及一周内接种疫苗的总数。

方法是“选定数据清单任一单元格→插入→图表→数据透视图和数据透视表→‘创建数据透视表’对话框（图 4-42）→选择表或区域及放置数据透视表的位置→确定”。

单击数据透视表的任一单元格，在“数据透视表字段”窗格（图 4-43）中将“类型”移入筛选器，将"等级"作为行标签，"周日"和"总数"作为数值字段。单击数值字段的"周日"的下拉箭头→值字段设置→"值字段设置"对话框→计算类型选平均值，设置后的数据透视表如图4-44所示。双击数据透视表中的数值，可在其他 Sheet 中展示所含各医院接种疫苗的具体情况。

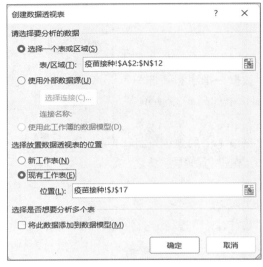

图 4-42　"创建数据透视表"对话框　　　　图 4-43　数据透视表字段

2. 使用数据透视表　"报表筛选"区域中的字段可以进行筛选操作，在数据透视表中的显示的字段右侧的下箭头对应的下拉列表中选择筛选即可。"数值"区域的字段会自动进行分类汇总，默认汇总方式为求和。

3. 数据透视图　数据透视图以图表形式呈现数据透视表中的汇总数据，可以更为形象化地对汇总数据进行比较、反映趋势。为数据透视图提供源数据的是相关联的数据透视表，在透视表中所做的更改，会立即反映在数据透视图中。

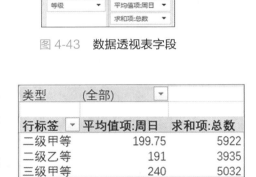

图 4-44　数据透视表

（1）由数据清单创建数据透视图

案例：为"2022年某市各医院一周内疫苗接种数统计表"建立"周日"和"总数"的数据透视图。方法为"选数据清单任一单元格→插入→图表→数据透视图→'创建数据透视图'对话框→选择表或区域及放置数据透视图的位置→确定"，在"数据透视图字段"列表中选择筛选器、图例、轴和值等字段，与创建数据透视表的步骤一致。创建出的数据透视图如图4-45所示。

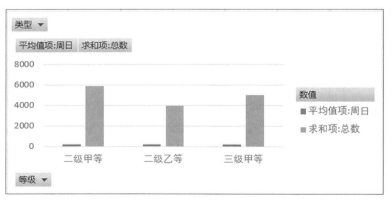

图 4-45　数据透视图

（2）由数据透视表创建数据透视图

操作步骤："选择数据透视表任一单元格→数据透视表工具→分析→工具→数据透视图→插入图表→选择图表类型→确定→数据透视图工具→分析→显示/隐藏→字段列表→在数据透视图字段列表中更改图表显示的数据→单击数据透视图→数据透视图工具分析、设计、格式对数据透视图进行修饰和设置"。

五、数据分析医学应用案例

使用 Excel 提供的"分析工具库"可以完成专业的统计分析工作。Excel 默认没有安装"分析工具库"，其安装步骤为："文件→选项→加载项→管理→Excel 加载项→转到→加载宏→可用加载宏→勾选'分析工具库'→确定"。

（一）描述统计

描述统计是通过图表或数学方法，对数据资料进行整理、分析，并对数据的分布状态、数学特征和随机变量之间的关系进行描述和估计的方法。

案例：抽取不同地域健康状况良好的和患有慢性病的 65 岁及以上老年人各 20 名组成一个随机样本，开展测量抑郁症的标准化实验，计算甲地样本检测分数的均值、方差、标准差等统计量。

操作步骤："数据→分析→数据分析→'数据分析'对话框→描述统计→确定→'描述统计'对话框→输入区域输入 \$B\$1:\$B\$21，设置'标志位于第一行'，输出区域为 \$F\$1，勾选'汇总统计'（图 4-46）→确定"。描述统计的结果如图 4-47 所示。

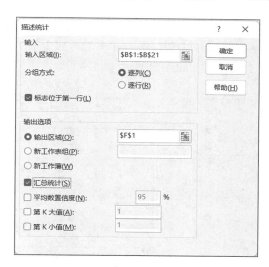

图 4-46　"描述统计"对话框

⊿	A	B	C	D	E	F	G
1		甲地	乙地	丙地		甲地	
2	健康	2	8	10			
3		7	11	7		平均	10.75
4		7	9	3		标准误差	1.345314
5		3	7	5		中位数	10
6		8	8	11		众数	8
7		8	7	8		标准差	6.016425
8		8	8	4		方差	36.19737
9		5	4	3		峰度	-1.22655
10		5	13	7		偏度	0.121139
11		2	10	8		区域	19
12	慢性病	13	14	10		最小值	2
13		12	9	12		最大值	21
14		17	15	15		求和	215
15		17	12	18		观测数	20
16		20	16	12			
17		21	24	14			
18		16	18	17			
19		14	14	8			
20		13	15	14			
21		17	17	16			

图 4-47　描述统计结果

（二）方差分析

方差分析又称"变异数分析"或"F 检验"，用于两个及两个以上样本均数差别性的显著性检验。Excel 提供的方差分析程序分为单因素方差分析、可重复双因素方差分析和无重复双因素方差分析三种。

1. 单因素方差分析　单因素方差分析是用来研究一个控制变量的不同水平是否对观测变量产生了显著影响。

案例：3 种常用抗生素注入牛体内后，测得抗生素与血浆蛋白结合百分比，问三组抗生素对应的血浆蛋白结合率有无显著差异？

分析：此为成组设计的定量资料，是单因素 3 个样本均数的比较，可用成组方差分析。操作方法为"数据→分析→数据分析→方差分析：单因素方差分析→确定→'方差分析：单因素方差分析'对话框，输入区域内输入 \$A\$1:\$C\$7，分组方式为列，勾选'标志位于第一行'，显著性水平 α 为 0.05，输出区域为 \$E\$1（图 4-48）→确定"。方差分析结果如图 4-49 所示。

方差分析：单因素方差分析
输入
输入区域(I):
$A$1:$C$7
确定
取消
分组方式:
列(C)
行(R)
帮助(H)
标志位于第一行(L)
α(A):
0.05
输出选项
输出区域(O):
$E$1
新工作表组(P):
新工作薄(W)

图 4-48　“方差分析：单因素方差分析”对话框

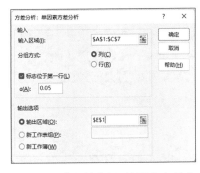

青霉素 四环素 链霉素
29.6 27.3 5.8
24.3 32.6 6.2
28.5 30.8 11.0
32.0 34.8 8.3
27.2 26.8 6.7
30.5 25.9 7.5
方差分析：单因素方差分析
SUMMARY
组 观测数 求和 平均 方差
列 1 6 172.1 28.68333 7.317667
列 2 6 178.2 29.7 12.848
列 3 6 45.5 7.583333 3.613667
方差分析
差异源 SS df MS F P-value F crit
组间 1870.781 2 935.3906 118.0088 6.65E-10 3.68232
组内 118.8967 15 7.926444
总计 1989.678 17

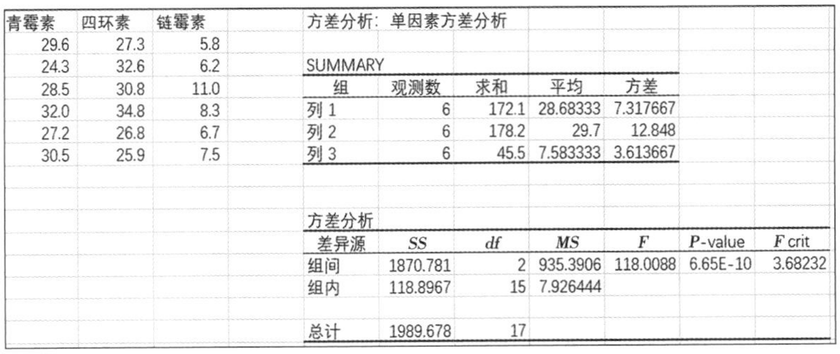

图 4-49　“方差分析”结果

其中，*SS* 表示离均差平方和，*df* 表示自由度，*MS* 表示均方差，*P*-value 即 *P* 值，*F* crit 表示临界值。由分析结果可以看出 *P* 值为 6.65E-10，小于 0.05。因此，可认为三类抗生素对应的血浆蛋白结合率总体均值有显著性差异。

2. 可重复双因素方差分析　双因素方差分析是对影响因素进行检验，分析究竟是一个因素在起作用，还是两个因素都起作用，或是两个因素的影响都不显著。

案例：抽取不同地域健康状况良好的和患有慢性病的 65 岁及以上老年人各 20 名组成一个随机样本，开展测量抑郁症的标准化实验，在 0.05 的显著性水平下，如果考虑地域和不同健康状况的相互作用，分析地域和不同健康状况对抑郁症检测分数的影响。

操作方法为“数据→分析→数据分析→‘数据分析’对话框→方差分析：可重复双因素分析→确定→‘方差分析：可重复双因素分析’对话框，输入区域输入 $A$1:$D$21，每一样本的行数为 10，显著性水平 α 为 0.05，输出区域为 $F$1（图 4-50）→确定”，分析结果如图 4-51 所示。

方差分析：可重复双因素分析
输入
输入区域(I):
$A$1:$D$21
确定
取消
每一样本的行数(R):
10
帮助(H)
α(A):
0.05
输出选项
输出区域(O):
$F$1
新工作表组(P):
新工作薄(W)

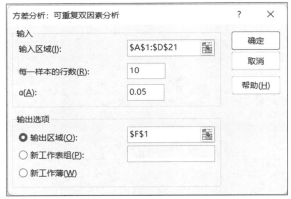

图 4-50　“方差分析：可重复双因素分析”对话框

甲地 乙地 丙地
健康 2 8 10
7 11 7
7 9 3
3 7 5
8 8 11
8 7 8
8 8 4
5 4 3
5 13 7
2 10 8
慢性病 13 14 10
12 9 12
17 15 15
17 12 18
20 16 12
21 24 14
16 18 17
14 14 8
13 15 14
17 17 16
方差分析：可重复双因素分析
SUMMARY 甲地 乙地 丙地 总计
健康
观测数 10 10 10 30
求和 55 85 66 206
平均 5.5 8.5 6.6 6.86667
方差 6.05556 6.05556 7.8222222 7.77471
慢性病
观测数 10 10 10 30
求和 160 154 136 450
平均 16 15.4 13.6 15
方差 9.11111 15.6 9.8222222 11.7931
总计
观测数 20 20 20
求和 215 239 202
平均 10.75 11.95 10.1
方差 36.1974 22.7868 21.252632
方差分析
差异源 SS df MS F P-value F crit
样本 992.267 1 992.26667 109.307 1.4E-14 4.01954
列 35.2333 2 17.616667 1.94064 0.1535 3.16825
交互 42.0333 2 21.016667 2.31518 0.10847 3.16825
内部 490.2 54 9.0777778
总计 1559.73 59

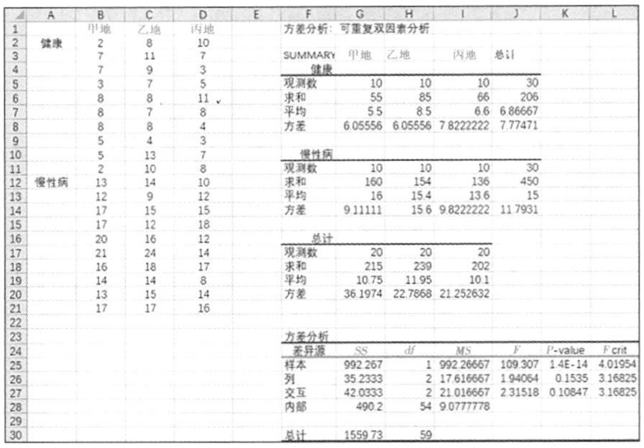

图 4-51　可重复双因素方差分析结果

计算结果中，行表示健康状况，列表示地域，健康状况的 *F* 统计量值 109.31 大于临界值 4.02，地域的 *F* 统计量值 1.94 小于临界值 3.17，交互作用的 *F* 统计量值 2.32 小于临界值 3.17。因此，地域对抑郁症检测分数的影响是不显著的，而健康状况和交互作用的影响是显著的。

3. 无重复双因素方差分析

案例：测量抑郁症的标准化实验的案例中，在 0.05 的显著性水平下，如果不考虑地域和不同健康状况的相互作用，分析地域和不同健康状况对抑郁症检测分数的影响。

操作步骤：“数据→分析→数据分析→‘数据分析’对话框→方差分析：无重复双因素分析→确定→‘方差分析：无重复双因素分析’对话框，输入区域输入 $A$1:$D$21，显著性水平 α 为 0.05，输出区域为 $F$1（图 4-52）→确定”。分析结果如图 4-53 所示。

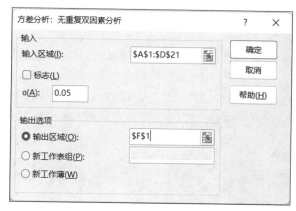

图 4-52　"方差分析:无重复双因素分析"对话框

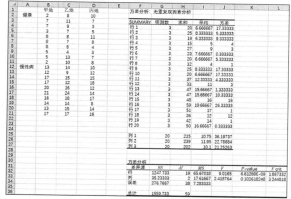

图 4-53　无重复双因素方差分析结果

计算结果中,行表示健康状况,列表示地域,健康状况的 F 统计量值 9.02 大于临界值 1.87,地域的 F 统计量值 2.42 小于临界值 3.24。因此,地域对抑郁症检测分数的影响是不显著的,而健康状况的影响是显著的。

第三节 │ 演示文稿制作系统 PowerPoint

演示文稿由一组幻灯片构成,可根据软件提供的功能自行设计、制作和放映,现已被广泛运用于各种会议、产品演示、学校教学等信息交流的场所。本节介绍 PowerPoint 的主要功能及应用。

一、幻灯片设计与编辑

PowerPoint 演示文稿是以 ".pptx" 为扩展名的文档,文稿中的每一页称为幻灯片,每张幻灯片都是由若干对象组成的。在 PowerPoint 中,可以使用多种方法创建演示文稿。

(一)创建新的演示文稿

1. 新建空白演示文稿　创建一个空白演示文稿,根据需要选择幻灯片版式,开始演示文稿的制作。版式是 PowerPoint 中预定义的页面布局格式,它为用户提供了一种快速组织和设计幻灯片内容的方式。

方法 1:启动 PowerPoint 系统,通过"开始→新建幻灯片",选择"仅标题""内容与标题"或其他版式建立新演示文稿。

方法 2:将鼠标定位于电脑桌面,单击右键,通过"新建→Microsoft PowerPoint 演示文稿",建立空白演示文稿。

2. 依据主题和模板创建　主题和模板是事先设计好外观样式的样式框架,包括母版、配色、文字格式和应用场景等设置,可以选择系统主题来创建演示文稿。

方法:"文件→新建→选择任一主题/模板",如图 4-54 所示。

3. 根据 Word 大纲创建　根据编辑好的 Word 大纲可以自动生成演示文稿。

方法:"插入→新建幻灯片→幻灯片(从大纲)→选择目标 Word 文档"。

(二)幻灯片的基本操作

1. 调整幻灯片的大小和方向

方法:"设计→自定义→幻灯片大小→自定义幻灯片大小→幻灯片大小/方向",如图 4-55 所示。

2. 删除幻灯片　在窗口左侧"幻灯片"选项卡中选中目标幻灯片,按【Delete】键即可删除。通过【Shift】、【Ctrl】键可以选中多张幻灯片。

3. **复制幻灯片**　选中要复制的幻灯片,通过"单击右键→复制→选择目标位置(两张幻灯片中间单击)→粘贴"步骤完成。或选中幻灯片,插入其副本。

4. **移动幻灯片**　在普通视图模式下,在窗口左侧选中幻灯片,按住鼠标左键拖动幻灯片到目标位置即可。

5. **添加幻灯片编号和日期时间**　点击"插入→页眉和页脚/幻灯片编号/日期和时间→应用/全部应用"。幻灯片编号可以选择"标题幻灯片中不显示",日期格式可以选择"自动更新"或"固定",如图4-56所示。

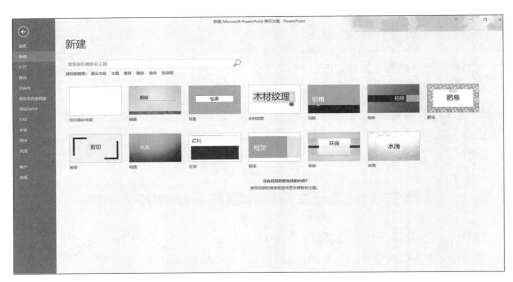

图4-54　基于主题和模板创建演示文稿

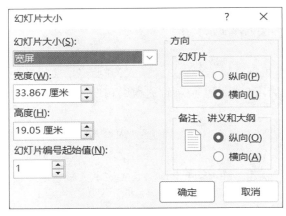

图4-55　设置幻灯片大小和方向

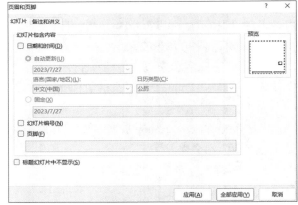

图4-56　添加幻灯片编号和日期时间

6. **演示文稿视图**

(1)常用视图简介

1)普通视图:普通视图是PowerPoint默认的视图模式,用于撰写和设计演示文稿。

2)幻灯片浏览视图:幻灯片浏览视图以缩略图形式展示幻灯片,可以快速对演示文稿进行排列编排。

3)备注页视图:备注页视图可以展示幻灯片及幻灯片下方的"备注"窗格。

4)母版视图:幻灯片母版是幻灯片层次结构中的顶层幻灯片,用于存储有关演示文稿的主题和幻灯片版本信息,包括背景、颜色、字体、效果、占位符的类型及其大小和位置。其中包含五个占位符:标题区、内容区、日期区、页脚区、数字区,如图4-57所示,修改占位符可以影响所有基于该母版的幻灯片。

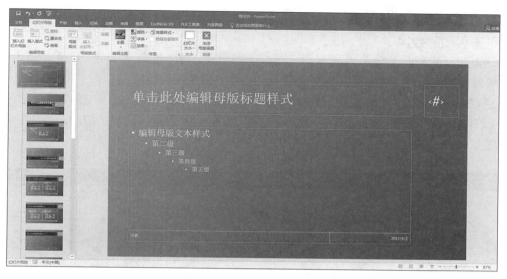

图 4-57 幻灯片母版视图

5）幻灯片放映视图:幻灯片放映视图是用于放映演示文稿的视图。

（2）切换视图方式:点击工具栏中的"视图",选择任一演示文稿视图或母版视图。按【F5】键或点击"幻灯片放映"可进入幻灯片放映视图。

（三）幻灯片的编辑

幻灯片中的占位符分为文本、图片、表格和图表等类型。

1. **编辑文本内容** 单击文本占位符,进入编辑状态即可输入、修改文本。文本框的使用方式与 Word 相同。

2. **其他占位符的编辑** 在 PowerPoint 中图形和图片、表格和图表的编辑与 Word 相同。

（四）幻灯片主题与背景的设计

1. **应用设计主题** 通过"设计→主题→选择某一主题"选择应用主题,如图 4-58 所示。

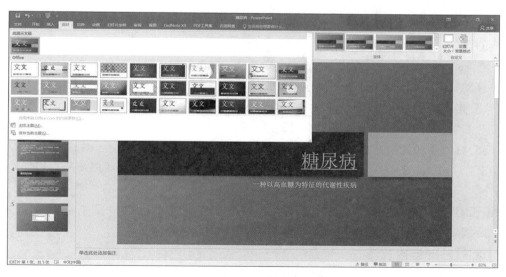

图 4-58 选择幻灯片主题

2. **变换背景** 通过"设计→自定义→设置背景格式"可以对幻灯片背景进行调整。

二、动画设计与多媒体应用

PowerPoint 可以为幻灯片的各种对象及每张幻灯片设置放映动画效果,以提高演示文稿的生动

NOTES

性和感染力。

（一）设置动画效果

1. **动画效果的类型**　PowerPoint 提供了四种不同类型的动画效果，"进入"效果、"退出"效果、"强调"效果和动作路径。动画可以单独设置，也可以多种效果组合使用。

2. **选择动画类型**　例如，在演示文稿"糖尿病"课件中选定首张幻灯片，选中某一对象，单击"动画→动画列表的其他按钮→选择任一动画效果"，如图 4-59 所示。选定已应用动画的对象，单击"添加动画"，可以与其他动画效果组合使用。

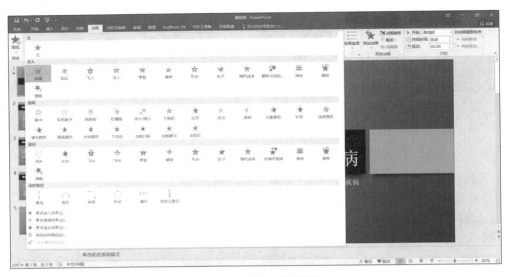

图 4-59　选择动画类型

3. 为动画设置效果选项、计时或顺序

（1）设置动画效果选项：方法是"选中已应用动画的对象→动画→效果选项→选择某一效果"，效果选项包括"序列"。

（2）为动画设置计时：方法是"选中已应用动画的对象→动画→计时→开始/持续时间/延迟"，进行相应的设置。

（3）调整动画顺序：方法是点击"动画→高级动画→动画窗格→选中右侧动画窗格的某一动画效果→上下移动其位置"，可调整不同动画效果的先后顺序。

（二）设置幻灯片切换效果

幻灯片的切换效果是指演示文稿放映时幻灯片进入和离开播放画面时的整体视觉效果。

1. **向幻灯片添加切换方式**　方法是"选中要添加效果的幻灯片→切换→切换到此幻灯片→任一切换方式"即可，如图 4-60 所示。单击"计时"组中的"全部应用"按钮可以使所有幻灯片使用同一切换方式。

2. **设置幻灯片切换属性**　幻灯片切换属性包括效果选项、换片方式、持续时间和声音效果，通过"切换"中的"效果选项"或"计时"可以对幻灯片的切换属性进行调整。

（三）幻灯片的链接跳转

幻灯片放映时通过设置超链接和动作，可以实现从本幻灯片跳转到其他幻灯片、文件、外部程序或网页上，起到演示文稿放映过程的导航作用。

1. **创建超链接**　方法是"选中要建立超链接的文本或对象→插入→链接→超链接"，打开"插入超链接"对话框，如图 4-61 所示，为相应的文件、幻灯片或电子邮件地址等创建超链接。

2. **为图片或其他对象分配动作**　方法是"选择要设置动作的对象→插入→链接→动作"，打开"操作设置"对话框，在对话框中分配动作、设置声音，点击"确定"即可，如图 4-62 所示。

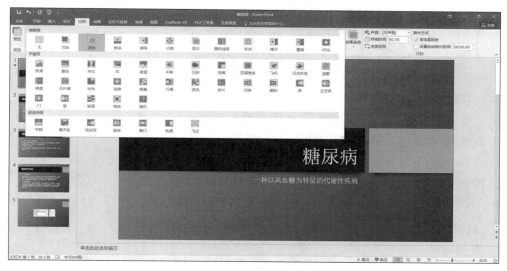

图 4-60 向幻灯片添加切换方式

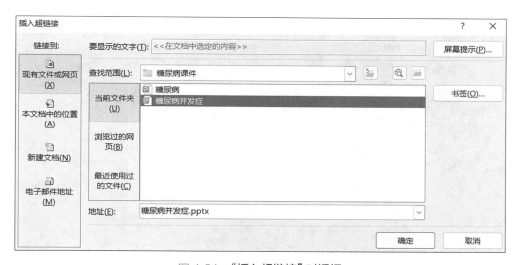

图 4-61 "插入超链接"对话框

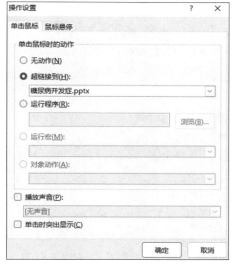

图 4-62 添加动作按钮并分配动作

(四)使用音频和视频

在幻灯片中除了可以添加文本、图形图像、表格等对象外,还可以插入声音和视频,使得演示文稿的表现更加丰富。

1. 添加音频/视频片段 方法为"插入→媒体→音频/视频",从中选择音频/视频来源。插入的音频以图标🔊的形式显示,拖动该图标可以移动其位置。单击图标或视频下方的"播放/暂停"按钮可以在幻灯片上预览。

2. 设置播放方式 方法是"点击音频图标/视频→音频/视频工具|播放→音频/视频选项→开始→选择播放的开始方式"。单击"循环播放,直到停止"复选框,音频或视频播放后可以通过手动停止或跳转到下一张幻灯片时停止。视频可以在"编辑"中进行剪裁,并设置淡入及淡出时间。

三、幻灯片放映

(一) 放映演示文稿

进入幻灯片放映视图的方法如下。

方法 1：按【 F5 】键。

方法 2：单击"视图按钮"区的"幻灯片放映"图标。

方法 3："幻灯片放映→开始放映幻灯片→从头开始/从当前幻灯片开始"。

按【 Esc 】键可以退出幻灯片放映视图。

(二) 隐藏幻灯片

选择需要隐藏的幻灯片，通过"幻灯片放映→设置→隐藏幻灯片"完成设置，此时该幻灯片在全屏放映将不会被显示。

(三) 设置放映方式

方法："幻灯片放映→设置→设置幻灯片放映"，打开"设置放映方式"对话框，如图 4-63 所示，在"放映类型""放映选项""放映幻灯片"和"换片方式"等选项组中选择适当的放映方式。

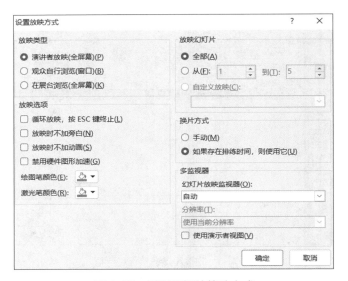

图 4-63　设置幻灯片放映方式

(四) 排练计时

方法："幻灯片放映→设置→排练计时"，打开"排练计时"对话框，分别为每张幻灯片录制旁白，并选择放映方式为排练计时，可以实现幻灯片自动播放，如用于展览会，自动介绍、播放展示内容。

第四节 ｜ 其他应用软件

本节将介绍两个工具：OneNote 和 Office 365 Copilot。这两个工具都是 Microsoft Office 365 套件中的成员，旨在提供更高效和智能化的办公体验。

一、数字笔记本 OneNote

(一) OneNote 概述

OneNote 是一款跨平台的数字笔记应用程序。它可以帮助用户收集、组织和共享各种类型的信息，包括文本、图像、手写笔记等。相对于其他的电子笔记，它的优势和用途在于以下几方面。

1. OneNote 提供了强大的组织和管理功能,可以创建多个笔记本、节和页面,方便用户将信息按照自己的需求进行分类和整理。

2. OneNote 支持插入文字、图片、音频、视频等多媒体内容,用户可以通过拍照、录音等方式将信息直接添加到笔记中,丰富和完善笔记的内容。

3. OneNote 支持手写和绘图功能,用户可以使用触摸笔或手指在笔记中进行书写和绘图,方便用户进行创意和思维的表达。

4. OneNote 提供了强大的搜索和查找功能,用户可以通过关键词快速定位到自己需要的笔记内容,提高工作和学习的效率。

5. OneNote 可以与他人进行协作和共享,用户可以将自己的笔记本分享给他人,实现多人实时编辑和评论,方便团队协作和知识共享。

(二) 笔记本、分区和页

OneNote 的操作界面就是带有标签的三环活页夹的电子版本,架构为"笔记本""分区""页面"三部分。

1. 创建笔记本　笔记本是 OneNote 中最高层次的组织单位。它类似于传统纸质笔记本,可以用于存储和组织各种类型的笔记、信息和资料。

(1)启动 OneNote 2016,在左侧导航栏,可以看到"我的笔记本"或已有的笔记本列表,如图 4-64 所示。

(2)点击"我的笔记本",或点击左上角的"文件"选项,然后选择"新建",输入笔记本名称,创建一个新的笔记本,如图 4-65 所示。

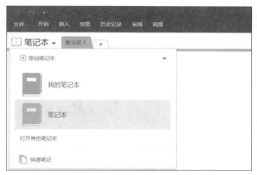

图 4-64　笔记本列表

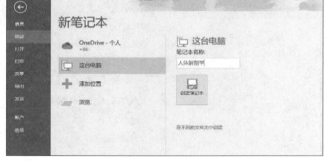

图 4-65　新建笔记本

2. 创建分区　分区是笔记本中的次级组织单位,相当于纸质笔记本中的分隔板。在每个笔记本中,可以创建多个分区,每个分区代表笔记本中的一个大类别或主题。

(1)在创建了笔记本后,展开该笔记本,可以看到一个默认的分区,通常是"新分区1"。

(2)点击分区选项卡上的"+"选项,或右键点击该默认分区,选择"新建分区",输入分区名称,创建一个新的分区,如图 4-66 所示。

3. 创建页　页是笔记本中的最小单位,它相当于一张纸或一个电子文档。在每个分区中,可以创建多个页,用于存储具体的笔记内容。

(1)选择一个分区后,在右窗格顶部选择"添加页",或右键点击页标题,选择"新建页面",创建一个新的笔记页,如图 4-67 所示。

(2)在新建的页面上,可以添加文字、图片、表格等内容编辑笔记。

4. 保存笔记

(1)OneNote 2016 在创建笔记时会自动保存,无须手动保存。它会定期自动将更改保存到云端,保障笔记的安全性和可恢复性。

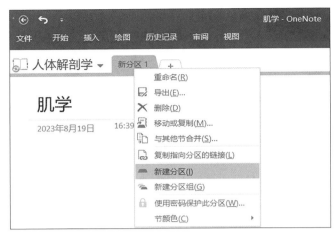

图 4-66　新建分区

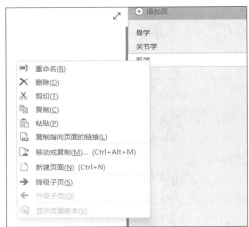

图 4-67　新建页

（2）为确保立即保存笔记,可以在编辑完笔记内容后,按下快捷键【Ctrl】+【S】(在 Windows 平台)或【Command】+【S】(在 Mac OS 平台),手动保存笔记。

（三）OneNote 高级应用

1. **为笔记设置密码保护**　为笔记设置密码保护可以确保笔记内容不被未经授权的人访问。方法是"打开要设置密码的笔记本→右键点击要设置密码的分区或分页→使用密码保护此分区(图 4-68)→输入密码并确认(图 4-69)"。

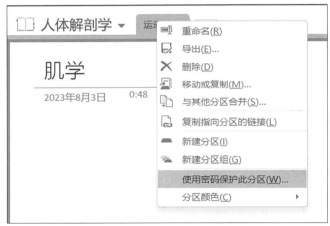

图 4-68　使用密码保护此分区

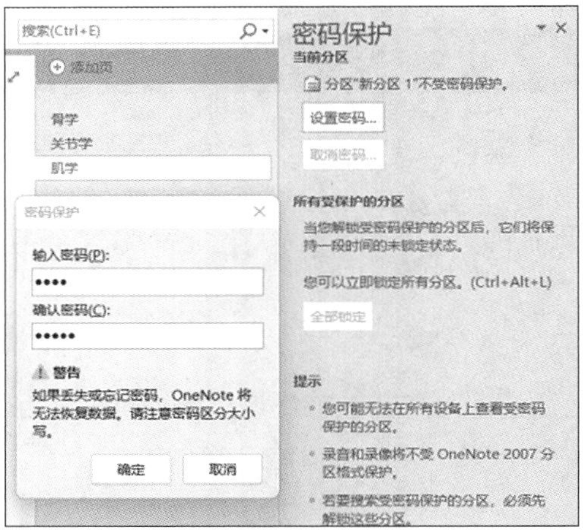

图 4-69　设置密码

2. **识别图片中的文字**　识别图片中的文字,是 OneNote 最高级、最实用、最受欢迎的功能之一。操作方法是"插入→图像→图片→选中图片后单击右键→可选文字(图 4-70)→'图片可选文字'对话框→选择需要的文本",即可将图片中的文字提取到笔记中,如图 4-71 所示。

二、Office 365 Copilot

（一）Office 365 Copilot 概述

Office 365 Copilot 是一款基于大模型技术的 AI 聊天工具,可在 Word 等应用程序中提供智能化的建议和指导,包含文本建议、格式和样式建议、语法和拼写检查等功能,使用户能够以更专业和准确的方式表达自己。

（二）Office 365 Copilot 功能指南

Office 365 Copilot 作为一个全面的办公伙伴工具,旨在提高用户在使用 Office 365 套件过程中的

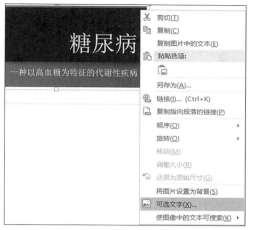
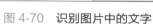

图 4-70　识别图片中的文字

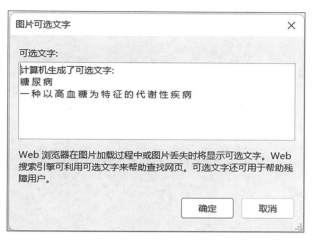

图 4-71　"图片可选文字"对话框

工作效率和体验，可以在 Word、PowerPoint、Excel 等应用程序中使用。

1. Word Copilot：提高文档编辑和格式化效率　在 Word 中，Copilot 可以根据指定话题自动生成文本内容，也可以根据已有文本生成大纲、摘要、问答等总结性内容。文本内容支持二次编辑，根据用户的展示需求，Copilot 可以对已有文本进行语言风格、文本类型改写，适应不同的业务场景，如图 4-72 所示。例如，用户在 Word 中向 Copilot 输入"学习日报"，Copilot 会根据历史数据和文档生成报告初稿，包括标题、摘要、图表等。

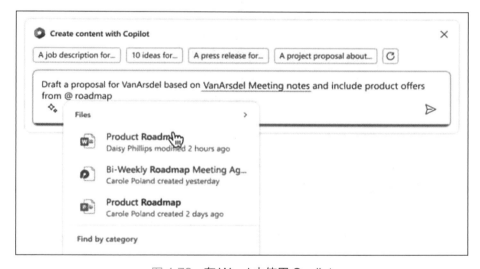

图 4-72　在 Word 中使用 Copilot

2. Excel Copilot：优化数据分析和处理　在 Excel 中，Copilot 主要提供自动数据分析、基于自然语言的深度加工、预测、图表可视化等功能。Copilot 可以对数据进行自动化分析、关键信息总结及数据预测，如图 4-73 所示。根据用户的深入分析需求，Copilot 能够新建总结的 Sheet 和图表，自动生成符合用户期待的可视化图像。例如，用户在学生成绩表格的要求 Copilot "分析数据并找到成绩低于平均值的学生"，Copilot 会根据用户的要求，用不同颜色标注出成绩低于平均值的数据。

3. PowerPoint Copilot：创作出色的演示文稿　在 PowerPoint 中，Copilot 主要提供演示文稿自动生成、设计美化、note 生成等功能。Copilot 可以通过已有文稿自动生成演示文稿初稿，如图 4-74 所示，用户通过自然语言命令来增减页数、调整布局、制作动画等；此外，Copilot 还可以自动生成演

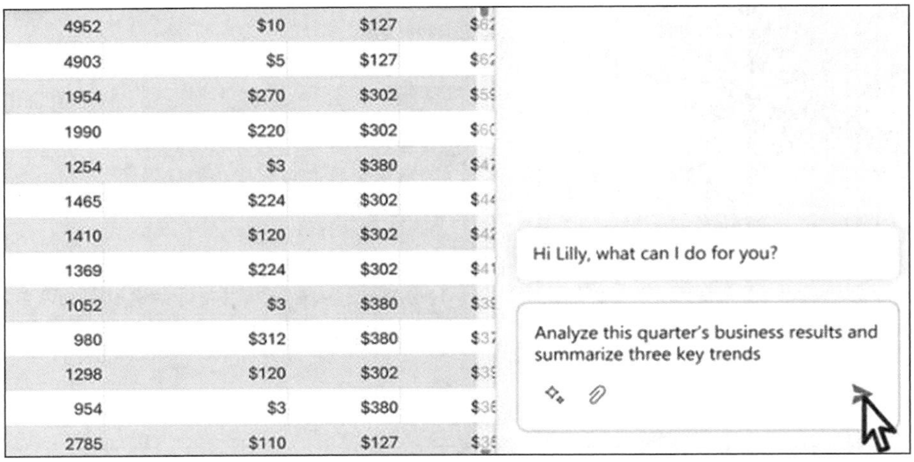

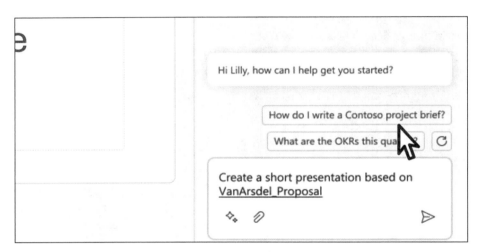

图 4-73　在 Excel 中使用 Copilot

图 4-74　在 PowerPoint 中使用 Copilot

示文稿的备注内容,方便用户进行演示文稿演示。例如,用户可以在 PowerPoint 中向 Copilot 输入"关于计算机发展史的演示文稿",Copilot 会根据文档内容生成演示文稿的初稿,包括主题、布局、图片等。

本章小结

　　本章介绍了微软办公软件中的 Word、Excel、PowerPoint、OneNote 以及 Office 365 Copilot。通过学习可以知道,Word 具有强大的编辑和排版功能,利用 Word 可以快速制作图文表并茂的文档;Excel 众多的函数、公式应用、数据统计分析功能和图表展示技术,使之成为人们日常工作的好帮手;PowerPoint 集多媒体一体化的丰富编辑功能,为人们制作演讲文稿带来了便利。此外,OneNote 的基本功能以及办公软件与人工智能的结合 Office 365 Copilot 都各有自己的特点与用途。

　　在信息技术时代,大学生学好、用好办公软件,是时代的要求,这些技术必将给大家的学习和工作提供无形的帮助。

(梁　俊　王晓华)

思考题

1. Word 有哪些视图方式？各有什么特点？

2. Word 有哪些快速排版的功能？具体如何操作？

3. 请简述 Word 自动生成目录的关键步骤。

4. 在 Excel 中冻结窗格和拆分窗口在什么情况下使用以及如何操作？

5. Excel 的填充功能十分有用，你掌握哪几种变化？

6. 在 Excel 中如何灵活使用 SUM、SUMIF、COUNT、COUNTIF、VLOOKUP 这几个函数？

7. 在 Excel 中如何对数据清单进行排序、筛选、分类汇总和完成数据透视表？

8. 在 PowerPoint 中，自定义放映、排练计时有什么作用？如何设置？

9. 请简述 OneNote 的功能。

10. 如何在 Word、PowerPoint、Excel 中使用 Office 365 Copilot？

第五章 | 医学数据管理与分析

云计算、大数据、人工智能等新技术的出现,推动了医学研究模式的变革。在数据驱动医学的新时代,科学管理与使用数据服务医学大健康领域,已成为医学生必备的技能。本章将结合数据库发展新技术,融入医学案例,介绍医学数据管理、分析与应用基本技术与方法,培养医学生的数据思维。

第一节 | 医学数据与数据科学

一、医学数据与大数据

(一)医学数据与大数据的概念

科学研究中,数据通常指人们通过观察、实验或计算得出的结果。医学数据(medical data)是在医学研究领域,通过观察、实验室检查、医疗器械等感知设备获取的有关受试者(人或动物)的疾病与体征数据。

随着医学信息技术的发展,医学数据快速增长,近年来出现的医学大数据(medical big data)则是指个人从出生到死亡的全生命周期过程中,在体检、门诊、住院等医疗活动所产生的数据。根据医学大数据产生的物理位置,通常可分为院内数据和院外数据,如图5-1所示。

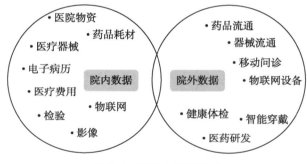

图 5-1 医学大数据构成

1. **院内数据** 指医院内部产生的数据。主要包括电子病历系统 EMR、影像存储与传输系统 PACS、实验室检查信息系统 LIS 等医院信息系统、医疗器械和设备所记录下来的疾病、体征数据及医院物资管理、运营系统所产生的数据。

2. **院外数据** 指医院外部产生的数据。主要包括各种医药研究机构、体检机构、智能穿戴设备、APP 及互联网医疗服务过程中产生的数据。如通过智能穿戴设备采集到的血压、血糖等个人健康监测数据。

(二)医学数据的特点

由于医疗领域的特殊性,医学数据与通常使用的数据相比,在数据规模、数据结构及隐私等方面,具有特殊性。主要表现在以下几个方面。

1. **真实性** 医疗数据在微观上,包含个体生物信息(如年龄、身高等)、患者健康指征(如血压、骨密度等)、既往病史及医疗就诊情况等数据;宏观上,以重大突发传染病为例,包含疾病传播、区域人口健康状况等数据,事关国家及公民生命安全,具有真实性。

2. **隐私性** 医学数据涉及个人隐私及医学伦理,具有高度的灵敏度。如果存储、管理与使用不当,极易导致信息泄露,侵犯公民隐私权,甚至引发严重的安全风险。《中华人民共和国基本医疗卫生与健康促进法》《中华人民共和国医师法》等多部法规,都涉及医疗健康信息隐私保护。

3. **不完整性** 由于医疗数据来源广泛,许多数据来自人工观察和记录,且患者产生的大量数据也会因医务人员或者仪器、检查设备不同等原因,导致偏差。互联网产生健康数据的规范性等问题,更加剧了医学数据的不完整性及可靠性的缺乏。

4. 规律性 医学数据因研究对象个体不同,具有变异性。但对大样本数据统计分析,常会发现其具有规律性,这也正是医学研究与数据分析的主要目的。尤其是随着医学大数据的出现,利用机器学习方法对医学大数据进行深度挖掘,正成为现代医学研究热点。

5. 价值性 医学数据是涉及人类生命、健康的数据,其重要性不言而喻。医学大数据在推动医疗变革、促进医学诊疗水平提升、普惠医疗中发挥着重要的作用。基于医学大数据的精准医学、循证医学等新医学,更是未来医学的发展方向。

6. 复杂性 相对于其他行业,医疗行业的数据类型和结构具有多样性。除了结构化数据,如检验科产生的各种生理、生化指标,还包括大量非结构化数据,如影像科的 B 超、CT、MR、X 射线图像数据以及半结构化数据,如病案、诊断书。这些数据存储复杂,并且对传统的处理方法和技术带来巨大挑战。

7. 大量性 随着互联网及医学检测技术的发展,医学数据急剧增长。据统计,2018 年全国医院数量达 3.2 万,而一个社区医院的数据量约在数 TB 到 PB 之间,由此推算,仅全国医院产生的临床数据规模就已经非常惊人。此外,流行病学调查数据、基因测序数据及健康体检数据等,也促使医学大数据规模爆炸式增长。

那么,这些形态各不相同的医学数据是如何存储及发挥作用的呢? 这就需要用到数据库存储及数据分析技术。

二、数据科学与医学

大数据需要数据科学,数据科学要做到的不仅是存储和管理,更重要的是数据分析与预测。下面介绍数据科学相关概念、方法及在医学领域的应用。

(一) 数据科学的概念

1974 年,计算机科学家、图灵奖获得者 Peter Naur 在其著作 *Concise Survey of Computer Methods* 中首次提出了数据科学(data science)的概念。他指出"数据科学是一门基于数据处理的科学"。

随着对数据科学研究的不断深入,其内涵不断发展。现代科学家从研究对象、方法论、科学任务与科学目标三个维度将数据科学的内涵解释为"运用建模、分析、计算和学习杂糅的方法研究从数据到信息、从信息到知识、从知识到决策的转换,并实现对现实世界的认知与操控"。

(二) 数据科学的任务

以"糖尿病风险预测"医学案例的数据科学分析为例,数据科学任务主要包括以下几个方面。

1. 提出问题 在糖尿病风险预测中,哪些因素影响糖尿病的风险? 我们可以构建一个什么样的模型来预测糖尿病的风险?

2. 数据采集和清洗 从不同的来源获取回答上述问题所需的数据。在糖尿病风险预测中,可以从医疗记录、患者问卷、生物样本检测等来源获取数据。这些数据可能存在缺失值或异常值,需要进行清洗和预处理。如,使用插值填充缺失值。

3. 数据存储和管理 将收集到的数据存储在适当的数据库或数据仓库中,并设计有效的数据管理策略,例如使用分布式存储技术实现数据的分布式存储和备份。

4. 数据探索与可视化 使用数据探索和可视化工具,对数据进行探索和分析,了解数据的结构和特征。在糖尿病风险预测中,我们可以利用 Python、R 等语言的绘图库,展示年龄、体重、血压等变量与糖尿病风险之间的关系。

5. 数据分析与建模 使用数据建模方法和技术,例如机器学习、深度学习等,构建预测模型。在糖尿病风险预测中,我们可以使用支持向量机、决策树等机器学习算法或者卷积神经网络等深度学习算法来构建模型。

6. **模型评估**　使用适当的评估指标和工具,例如交叉验证、ROC 曲线等,评估模型的性能和效果。在糖尿病风险预测中,我们可以计算模型的准确率、精度、召回率等指标,评估模型的性能。

7. **可视化**　将分析结果转化为易于理解和传达的形式,如图表、报告等。如在糖尿病风险预测中,可以将分析结果绘制成动态列线图,以便医生和患者更好地理解糖尿病的风险和预测结果。

通过以上过程,可以应用数据科学技术预测糖尿病风险,为医生和患者提供更好的决策支持和治疗方案。

(三) 数据科学中的机器学习

数据科学的基本任务是预测分析和数据挖掘,而近年来流行的机器学习算法正成为数据科学重要的技术手段。在医学领域,机器学习根据任务可分为分类、回归、聚类等任务类型,以下是这些任务类型的简要描述和代表算法。

1. **分类**　分类任务是指根据已知类别标签的数据集,训练一个模型,用于将新数据划分到预定义某个类别。医学上常见的分类任务包括疾病诊断、预测患者预后、识别医学图像中的目标等。代表算法有逻辑回归、支持向量机、决策树、随机森林、神经网络等。

2. **回归**　回归任务是通过研究因变量和自变量间的关系,探讨自变量对因变量值的影响因素,进而构建预测模型的预测建模技术。医学上常见的回归任务包括预测患者的生存时间、疾病持续时间等。代表算法有线性回归、岭回归、Lasso 回归、支持向量回归等。

3. **聚类**　聚类任务是指根据相似的特征将数据集分成不同的组,使得同一组内的数据尽可能相似,不同组的数据尽可能不同。医学上常见的聚类任务是根据患者特征对疾病亚型分类等。代表算法包括 K 均值聚类、层次聚类、DBSCAN、谱聚类等。

4. **关联**　也称关联挖掘,是通过发掘事务数据集内每项数据组合出现的概率,用以发现数据间的关联度的一种分析技术。如疾病诊断中的病症关系研究、中医药配伍中的经典药方与相应的疾病的关联分析等。常用关联分析技术包括:相关性分析、回归分析等。

不同的任务类型适用于不同的应用场景和问题,选择合适的算法可以提高模型的准确性和效率。图 5-2 所示为根据 KDnuggets 调查结果,列出的数据科学领域常用的十大机器学习算法。

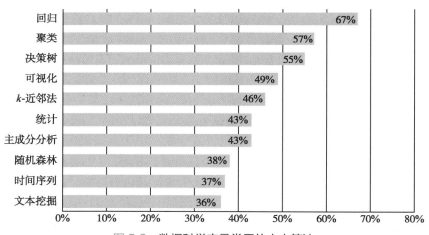

图 5-2　数据科学家最常用的十大算法

(四) 医学领域的数据科学

随着数据科学在医学领域应用的深入,催生了一门新兴的学科——健康数据科学,旨在通过挖掘健康医疗数据的价值,赋能健康医疗发展。目前,健康数据科学已广泛应用于医学各领域。

1. **疾病预测**　随着电子病历的不断完善,基于数据,科学监测患者健康档案,在疾病预测与防治中正在发挥重要作用。如美国的研究机构 OptumLabs,基于患者电子病历数据,创建了电子病历预测分析工具数据库及健康计划设置平台,帮助医生在较短时间内即可对患者可能出现的状况进行评估,极大地提升了医疗诊治水平。

2. **临床决策支持系统**　临床决策支持系统,即 CDSS(clinical decision support system),是基于人工智能深度学习算法的方式,对临床医疗决策提供辅助支持的计算机系统,如图 5-3 所示。目前,CDSS 已广泛应用于临床,为个性化、精准化的手术治疗方案提供辅助决策。如美国匹兹堡大学开发的 QMR、Elsevier 公司的 MD Consult 等;国内清华大学附属北京清华长庚医院融合"智能影像分析+全定量混合现实技术"开发的患者数字化三维模型系统等。

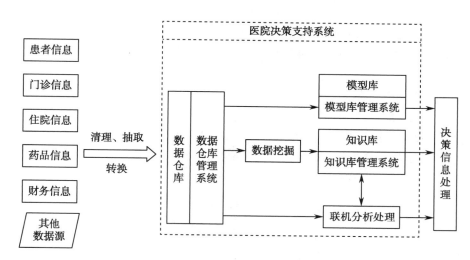

图 5-3　临床决策支持系统基本结构

3. **新药研发**　医疗系统的数据科学分析能够在新药发明及前瞻性疗法的开发中发挥重要作用。药物研发涉及大量的临床测试,周期较长。基于数据科学,研究人员结合历史药物信息以及病患的电子病历,能够实时观测以及预测指标,以便快速确定医疗实验过程中的效果及问题,缩短新药研发周期。

4. **基因组学研究**　基因组学是对基因组测序和分析的研究。传统研究需要花费大量时间和费用,是一项庞大而复杂的工程。借助于数据科学工具,如 MapReduce、SQL、Galaxy、Bioconductor 等,可以在更短的时间内以更低的成本处理与分析基因数据,极大地推进人类对基因组学数据的研究。

5. **公共卫生健康服务**　公共卫生部门通过覆盖全国的患者电子病历数据库,应用数据科学技术,通过疫情监测,可以快速检测出新的传染病和疫情,从而为公众提供准确和及时的健康咨询,有效地降低传染病感染风险和发病率,帮助人们创造更好的生活。例如,在新型冠状病毒感染疫情防控中,通过手机移动大数据与疾病数据进行关联,可以准确预测整体人口流动情况与社区传播风险,从而为疫情防控政策制定提供数据支撑,最大限度减少疾病的传播,保障大众的健康。

第二节 │ 数据管理与数据库

随着医学大数据的出现,采用数据库技术科学合理地组织、存储和使用数据,就成为数据科学的一项重要任务。本节重点介绍数据库的基本概念、组成及在医学数据处理中的应用。

一、数据管理技术发展

科学有效地管理数据,是数据处理的首要任务。截至目前,数据管理技术的发展主要经历了以下几个阶段。

(一) 人工管理阶段

20 世纪 50 年代中期之前,受计算机软硬件技术的限制,管理数据的特点是:数据不保存,系统没有专用的软件对数据进行管理,每个应用程序都要包括数据的存储结构、存取方法和输入方法等,数据与程序缺乏独立性,如图 5-4 所示。数据完全由程序员管理,这一阶段也称为"人工管理阶段"。

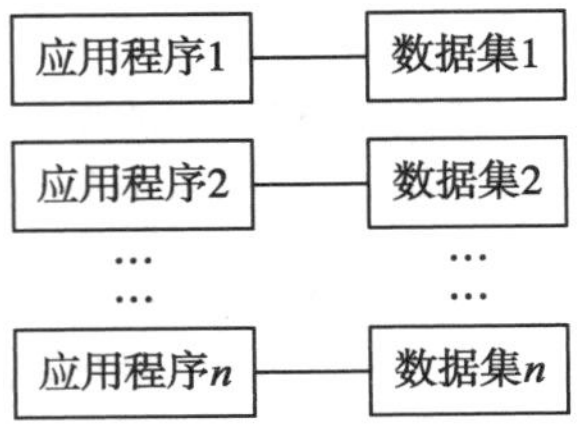

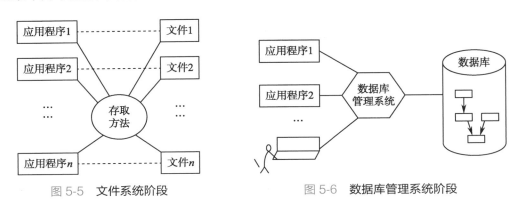

图 5-4 计算机数据人工管理阶段

(二)文件系统阶段

20 世纪 50 年代后期到 60 年代中期,随着计算机硬件和软件的发展,数据以文件形式实现了长期存储,数据的管理由人工管理进入文件系统管理阶段。文件系统管理可以对数据进行反复处理,实现了记录内的结构化,但从文件的整体上看,却是无结构的。数据面向特定的应用程序,数据共享性、独立性差,且冗余度大。其特点如图 5-5 所示。

(三)数据库管理系统阶段

20 世纪 60 年代后期,随着数据库管理系统的出现,数据的管理由操作系统转变为数据库管理系统,用面向全局的结构化查询语言 SQL 来描述各个用户共享的数据以及语言程序与数据的接口。数据库管理系统实现了数据整体上的结构化,具有数据冗余小、共享性高、独立性强、数据安全性好、数据处理效率高等优点。其特点如图 5-6 所示。

图 5-5 文件系统阶段 图 5-6 数据库管理系统阶段

目前,数据库管理系统正在向应用、分布、智能等多个方向发展,以满足高效、安全的数据存储和管理的需求。

二、数据库系统概述

数据库系统(database system,DBS)是在计算机系统中引入了数据库后的系统,包括数据库、数据库管理系统、数据库应用程序、数据库管理员和用户。其逻辑关系如图 5-7 所示。

(一)数据库

1. 数据库概念 数据库(database,DB)作为数据管理的新技术和方法,是指长期存放在计算机

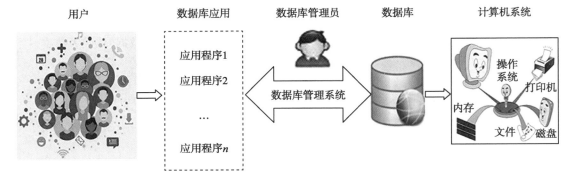

图 5-7 数据库系统组成

内的有组织、可共享的、统一管理的数据集合。根据数据对象的组织方式不同,数据库可分为结构化数据库和非结构化数据库。结构化数据库如 Access、MySQL、PostgreSQL 等,用于存储具有结构化的数据,如医学体检及实验室数据。非结构化数据库则是近年来随着大数据的出现而迅速发展起来的一种新型数据库,如 Redis、MongoDB、HBase 等,用于存储大量数据结构不规则或不完整的数据,如医学影像数据、病案、诊断书等。

2. **医学数据库**　医学数据库是用于存储和管理医学数据的数据库,常用于医疗信息化、医学研究、医疗决策支持等领域。如在线人类孟德尔遗传数据库(OMIM)、人类基因突变数据库(HGMD)、临床突变数据库(ClinVar)、基因组聚合数据库(gnomAD)、疾病数据库(GeneReviews)、药物基因组数据库(PharmGKB)、癌症突变数据库(COSMIC)等。这些数据库为医学研究、医疗决策支持等领域提供了重要的数据支持。

(二)数据库管理系统

1. **数据库管理系统**(database management system,DBMS)　DBMS 是数据库系统的核心,是管理数据库的一种系统软件,主要负责数据库中数据的组织、保护与数据库中数据的各种操作,如存储、查询、更新等。

2. **典型的数据库管理系统**　DBMS 依据使用的数据模型,分为关系型和非关系型 DBMS。其中,关系型 DBMS 应用最为广泛,以下是几种典型的关系型 DBMS。

(1)Oracle:又名 Oracle RDBMS,是一款关系型 DBMS,也是目前最流行、功能最强大的大型 DBMS 之一。可在 Unix、Linux、DOS、Windows 等操作系统上运行,适用于各类大、中、小、微机环境,高效、可靠。

(2)Microsoft SQL Server:大、中型关系型 DBMS,适用于大、中、小、微机环境,但只能在 Windows 环境下运行。由于其卓越的性能,被广泛应用于 Web 及医疗数据挖掘、电子商务等领域。

(3)MySQL:是目前应用最广泛、流行度最高的开源 DBMS 之一,由于体积小、速度快,语言简洁,易学易用且支持多平台,成为最受欢迎的小型关系型 DBMS。

(4)PostgreSQL:对象关系型 DBMS,也是当前最受欢迎的开源 DBMS 之一。除登记注册的全球志愿者团队负责维护、开发外,还拥有一支遍布全球的非常活跃的开发队伍。PostgreSQL 是一个可以支持多平台环境运行的性能卓越的大型 DBMS。

(5)Access:桌面型数据库管理软件,可以与 Office 实现无缝连接。具有强大的数据组织与处理功能,可以方便地生成各种数据对象,能够利用 Web 检索和发布数据,实现与 Internet 的连接。Access 主要适用于中、小型应用系统,或作为客户机/服务器系统中的客户端数据库。

(三)数据库应用系统

1. **数据库应用程序**　它是使用 DBMS 的语法和功能,利用与数据库接口的高级语言开发出的应用程序。用户通过这些应用程序,利用 DBMS 实现数据的存储与管理。

2. **医学领域常见数据库应用系统**　医学领域的数据库应用程序是指应用于医学领域的、以数据库为基础的应用程序,在医学领域中发挥着重要作用。常见的数据库应用系统包括以下几种。

(1)医院信息系统(hospital information system,HIS):医院信息系统作为医院现代化建设的重要基础,是以数据库为核心,利用计算机软硬件技术及网络通信技术等,对患者医疗活动中产生的数据进行采集、存储、处理、传输,对医院及其所属的各部门的人流、物流、财流等进行综合管理,从而为医院的整体运行提供全面的自动化管理与服务,实现对医护人员临床决策支持与管理决策支持,完成管理部门的数据采集、分析、归档和报表的综合系统。

(2)临床信息系统(clinical information system,CIS):是支持医院医护人员的临床活动,收集和处理患者的临床医疗信息,丰富和积累临床医学知识,并提供临床咨询、辅助诊疗、辅助临床决策,提高医护人员的工作效率,为患者提供更多、更快、更好的服务的数据库应用系统。如医嘱处理系统、患者床边系统、医生工作站系统、实验室系统、药物咨询系统等均属于 CIS 范围。

（3）影像存储与传输系统（picture archiving and communication system，PACS）：是集数字化医学影像信息的采集、存储、传输、管理、查询、处理、输出于一体的医学信息系统。作为 CIS 中的一种特殊系统，PACS 通过与 HIS 的电子病历系统及医院管理信息系统集成，可达到数据共享、方便操作的目的。

（4）放射信息系统（radiology information system，RIS）：是医院重要的医学影像学信息系统之一，它与 PACS 共同构成医学影像学的信息化环境。放射信息系统是基于医院影像科室工作流程的任务执行过程管理的计算机信息系统，主要实现医学影像学检验工作流程的计算机网络化控制、管理和医学图文信息的共享，并在此基础上实现远程医疗。

（5）电子病历系统（electronic medical record system，EMR）：是一种利用数据库技术记录、存储、管理和共享患者基本信息、病史、诊断结果、治疗方案等医疗信息的系统。利用 EMR 提供的大量医学真实数据，可帮助医生进行临床决策和科研工作，提高医疗质量和安全性。

（四）数据库、数据库管理系统、数据库应用系统的关系

在整个数据库系统中，数据库、数据库管理系统、数据库应用系统三者之间的关系如图 5-8 所示。数据库是数据库管理系统管理的对象，数据库应用系统则是为更好地利用数据库管理系统存储的数据而设计的程序。数据库管理系统则是数据库应用程序与数据库的桥梁，为用户使用数据提供方便。

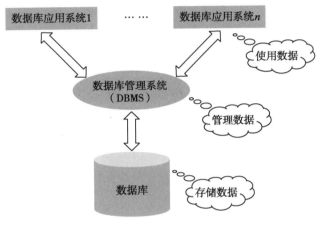

图 5-8 数据库系统

第三节 | 结构化数据库的基础——关系模型

关系模型作为关系数据库的数据模型，主要用来描述关系数据库的数据结构、数据操作与数据约束。作为一种流行的结构化数据模型，被广泛用于各大数据库管理系统。

一、关系模型的数据结构

数据结构是数据模型最重要的组成部分，其结构设计是否合理，将直接影响数据的使用效率。关系模型的数据结构从形式上看，是一个由行和列构成的二维表。如表 5-1 所示，患者基本体征数据构成了一张二维表。

表 5-1 患者基本体征

住院号	姓名	性别	年龄	身高	体重	血压
0001	张天	女	35	160	55	120/65
0002	常军	男	40	176	77	130/80
0003	杨小明	男	21	181	73	110/72

（一）关系模型的基本术语

1. **关系**（relation）　也称表（table），由表名、列名及若干行数据组成。如表 5-1 所示，将患者的记录及属性存储在一个二维表中，就形成了一个表，即关系。

2. **关系模式**（relational schema）　关系的结构称为关系模式。如表 5-1 的关系模式为：患者基本体征表项目（住院号、姓名、性别、年龄、身高、体重、血压）。

3. **字段**（field）　也称属性（attribute），对应二维表中的列名，用于描述组成二维表的各个记录的基本特征。

4. **记录**（record）　也称元组（tuple），对应二维表中的行。一行即是一个元组或记录，代表一个实体（entity）。

5. **域**（domain）　关系的属性取值范围称为域。如表 5-1 中的字段性别的域为"男"或"女"。

6. **码/键**（key）　关系中能够唯一区分不同元组的某个属性或属性组，称为码。如果一个关系中，有多个码，则可以选择其中的一个作为主码，而其余的码则作为候选码。如表 5-1 中的住院号、姓名均可为码，选择住院号做为主码时，姓名就成为候选码。

7. **外码/外键**（foreign key）　如果关系中某个属性或属性组，不是当前关系的主码，但却是另外一个关系的主码，则称其为外码。通过外码，可以建立起两个表间的联系。如图 5-9 所示，有两个关系 R 和 S。在关系 R 中，dcode 不是主码，但在关系 S 中是主码，我们就把 dcode 称为关系 R 的外码。

医生关系R：

dno	dname	dage	dcode
张妍	女	30	01
李楠	男	32	01
刘旭	男	41	02
高珊	女	59	01

科室关系S：

dcode	depart
01	消化科
02	呼吸科
03	神经内科
04	妇产科

图 5-9　关系 R 与 S

（二）关系的基本性质

关系模型看起来简单，但并不是所有表都表示一个关系，关系模型应具有以下性质。

1. **唯一性**　同一个数据库中，关系名必须唯一。同一个表中，列名必须唯一，但在不同的表中可以相同。此外，同一个表中，不允许出现两个相同的记录。

2. **交换性**　在一个关系中，行与行、列与列的次序可以任意交换，交换不改变关系的实际意义。

3. **同质性**　在一个表中，每一列中的各个数据项具有相同的属性，不允许有两个不同属性的数据项具有相同的属性名。

4. **原子性**　关系模型要求表中的每个属性必须是最小的、不可分割的数据项，也称为原子性。满足这个条件的关系称为规范化关系，如表 5-2 中"体检项目"属性可分为身高、体重、血压三个属性，就不是一个规范化的关系，不能在数据库中存储。

表 5-2　患者体检项目表

姓名	患者编号	性别	年龄	体检项目		
				身高	体重	血压
张天	0001	女	35	160	55	120/65
常军	0002	男	40	176	77	130/80
李艳	0003	女	28	168	52	110/75

5. 实体完整性 关系的主键不能为空或部分为空,这称为实体的完整性。如表 5-1 中,住院号是主键,那么在该表中,所有记录在该属性的取值均不能出现空值。

6. 参照完整性 关系 R 的外码只能取空值或者作为主码的关系 S 中在该属性上的某一个取值,这称为关系的参照完整性。如图 5-9 所示,关系 R 的外码为 dcode,其含义是科室编码。它在关系 S 中是主码。那么,dcode 在关系 R 中取值只能为空,或者是关系 S 中主码 dcode 中的某一个值。

二、关系操作——关系代数

关系操作是应用结构化查询语言 SQL 或可视化工具如 MySQL 的 Workbench、PostgreSQL 中的 pgAdmin 等,对关系进行运算,以实现对数据的增、删、改、查等操作。操作过程从本质上讲,即是对关系代数的运算,用于实现对数据库的管理和查询等。关系数据库中,关系代数运算主要分两类。

(一)传统的集合运算

传统的集合运算将关系看成元组的集合,以元组作为集合中的元素来进行运算,运算是从行的角度进行的。进行传统的并、交、叉集合运算之前,关系需要满足前提条件,即关系 R 和关系 S 具有相同的目,即列数相同,且两个关系对应的属性必须是同一类型的数据,称为并相容性。

1. 并运算 关系 R 和关系 S 的并运算就是把 R 中的元组和 S 中的元组并在一起形成一个新的集合,记为 R∪S。数学定义为:

$$R \cup S = \{x \mid x \in R \lor x \in S\}$$

例如,在研究某地区疾病的患者人群信息时,就需要利用并运算,将该地区不同医院患有该疾病的人群进行合并。

2. 交运算 是指既属于关系 R 又属于关系 S 的元组构成的集合。记为 R∩S。数学定义为:

$$R \cap S = \{x \mid x \in R \land x \in S\}$$

例如,在研究某种疾病的遗传因素时,可能需要找出同时具有某种疾病和某种特定基因变异的患者。这种情况下,可以使用交运算来获取两个集合的公共元素。

3. 差运算 属于关系 R 但是不属于关系 S 的元组所构成的集合,记为 R−S。数学定义为:

$$R - S = \{x \mid x \in R \land x \notin S\}$$

例如,在研究某种疾病的病因时,可能需要找出只患有该疾病的患者与正常人群之间的差异因素。这种情况下,可以使用差运算来获取第一个集合中不包含第二个集合的元素。

4. 笛卡尔积 广义笛卡尔积是将关系 R 和关系 S 拼接起来的一种操作,它由一个关系 R 的每个元组和另外一个关系 S 的每一个元组分别组合,构成一个新的元组,记为 R×S。数学公式如下:

$$R \times S = \{(x, y) \mid x \in R \land y \in S\}$$

注:∈,属于;∉,不属于。

例如,在研究疾病与基因之间的关系时,可能需要找出所有可能的疾病-基因组合。这种情况下,可以使用笛卡尔积运算来获取两个集合的所有元素组合。

(二)专门的关系运算

1. 选择(selection) 选择运算是从某个关系 R 中,筛选出满足条件 F 的元组,构成新的关系的一种运算,可记为 $\sigma_F(R)$。数学定义为:

$$\sigma_F(R) = \{x \mid x \in R \land F(x) = \text{"真"}\}$$

其中,F 是一个条件表达式,由运算符连接常量、变量、表达式构成,取值为"真"或"假"。

例如,在研究患者电子病历时,可能需要找出年龄大于 50 岁的糖尿病患者。这种情况下,可以使用选择操作,从患者电子病历关系 Patients 中选取年龄大于 50 岁的元组,操作表达式如下:

$$\sigma_{age>50}(\text{Patients})$$

2. 投影(projection) 投影运算是从给定的关系 R 中,保留指定的某些属性而删除其余属性所进行的运算,可记为 $\pi_{\text{属性名}1,\cdots,\text{属性名}n}(R)$。属性名 $1,\cdots$,属性名 n 为保留的属性。数学定义为:

$$\pi_A(R)=\{x[A]|x\in R\}, A \text{ 为 R 中取出的属性集合。}$$

例如,在管理患者信息时,需要提取患者的姓名和性别。这时,就需要使用投影操作,从患者关系 Patients 中,选取患者姓名 name 和性别 gender,构成一个新的关系。其操作表达式如下:

$$\pi_{name,gender}(\text{Patients})$$

3. 连接(join) 将两个关系按照某个或多个属性进行匹配,并返回满足条件的元组。在数据库中,一般常用的是自然连接,即在要求两个关系的同名属性值相等的情况下,才能将两个关系的元组拼接成一个新元组,同时在新元组中去除掉一组重复属性,记为 R⋈S。

例如,在研究患者和诊断结果之间的关系时,可能需要找出每个患者对应的诊断结果。这种情况下,可以使用自然连接操作来匹配患者和诊断结果关系,其操作表达式如下:

$$\pi_{patient\_id,\,diagnosis}(\text{Patients}\bowtie\text{Diagnosis})$$

其中,Patients 和 Diagnosis 分别表示患者和诊断结果关系,Patient_id 是患者关系中的患者 ID 属性,diagnosis 是诊断结果关系中的诊断结果属性。

三、关系模式的规范化

规范化的关系模式是保障数据库冗余度小、正常运行的前提。在关系模式设计过程中,需要遵守一定的准则,即范式(normal form,NF)。下面,介绍范式的相关概念及应用方法。

(一)函数依赖

1. 函数依赖(functional dependency,FD) 设 $R(U)$ 是属性集 U 上的关系模式,X、Y 是 U 上的子集。若对于 $R(U)$ 的任意一个可能的关系 r,r 中不可能存在两个元组在 X 上的属性值相等,而在 Y 上的属性值不相等,则称 X 函数确定 Y 或 Y 函数依赖于 X,记作 $X\to Y$。这里 X 称为这个函数依赖的决定属性组,也称为决定因素。当 Y 不函数依赖于 X 时,记作 $X\nrightarrow Y$,当 $X\to Y$ 且 $Y\to X$ 时,则记作 $X\leftrightarrow Y$。

如果 X 函数确定 $Y(X\to Y)$,而 Y 不属于 X,则称 X 函数确定 $Y(X\to Y)$ 是非平凡的函数依赖。如果 X 函数确定 $Y(X\to Y)$,但 Y 属于 X,则称 X 函数确定 $Y(X\to Y)$ 是平凡的函数依赖。

2. 完全函数依赖 在 $R(U)$ 中,如果 X 函数确定 $Y(X\to Y)$,并且对于 X 的任何一个真子集 X',都有 X' 不能函数确定 Y,则称 Y 对 X 完全函数依赖。记作 $X\xrightarrow{F}Y$。

3. 部分函数依赖 如果 X 函数确定 $Y(X\to Y)$,但 Y 不完全函数依赖于 X,则称 Y 对 X 部分函数依赖,记作 $X\xrightarrow{P}Y$。

4. 传递函数依赖 如果 X 函数确定 Y 是非平凡的函数依赖,这里 Y 不能函数确定 X,并且 Y 函数确定 Z 是非平凡的函数依赖,则称 Z 对 X 传递函数依赖,记作 $X\xrightarrow{传递}Y$。

(二)范式

范式是符合某一种级别的关系模式的集合。根据对关系模式规范程度的不同,可分为不同级别,各范式间的关系如图 5-10

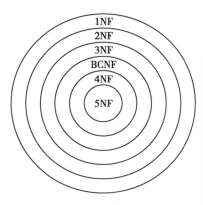

图 5-10 **范式的类型**

所示。范式级别越高,对数据库的规范要求越严格。一般情况下,数据库关系模式规范到第三范式时,即可满足应用需求。

1. 第一范式(1NF)　第一范式是指数据库表的每一列都是不可分割的基本数据项,这也是关系模式的最基本要求。如表5-2中,由于"体检项目"属性可拆分为身高、体重、血压三个属性,故不符合1NF要求,可将其规范化为表5-3。

表5-3　患者一般项目检查表

姓名	住院号	性别	年龄	身高	体重	血压
张天	0001	女	35	160	55	120/65
常军	0002	男	40	176	77	130/80
李艳	0003	女	28	168	52	110/75

2. 第二范式(2NF)　在第一范式的基础上,要求所有实体的属性必须完全依赖于主关键字。如表5-4患者检查项目关系模式,由于姓名、年龄、性别这几个属性对关键字(住院号、检查项目)存在部分依赖,故该关系模式不满足2NF要求,需要采用模式分解法进一步进行规范。

表5-4　患者检查项目

姓名	住院号	年龄	性别	检查项目	体检结果
张天	0001	35	女	腹部超声	形态正常
常军	0002	40	男	甲状腺功能	未见异常
李艳	0003	28	女	心脏彩超	未见异常

3. 第三范式(3NF)　在2NF的基础上,要求任何非主属性不传递依赖于码。如,医生关系(医生工号、姓名、性别、职称、科室编号、科室电话),存在非主属性"科室电话"对码"医生编号"的传递依赖。故该关系模式不满足第三范式。

(三) 医学关系模式的规范化设计案例

1. 问题的提出　健康管理作为国家战略大健康的一个重要内容,旨在通过健康体检,帮助人民及时掌握身体健康状态,做到及早发现与干预疾病。某同学利用所学知识,帮助医院管理人员设计了健康体检关系数据库结构(图5-11),对体检产生的数据进行管理。

保健号	个人基本情况					检查		
	姓名	性别	年龄	单位	联系电话	检查项目	结果	项目类型
000001	张小天	男	21	山东大学	0631-5688***	身高	176	一般体格检查
000001	张小天	男	21	山东大学	0631-5688***	体重	73	一般体格检查
000001	张小天	男	21	山东大学	0631-5688***	心率	65	一般体格检查
000001	张小天	男	21	山东大学	0631-5688***	血压	120/70	一般体格检查
000001	张小天	男	21	山东大学	0631-5688***	红细胞	正常	血常规检查
000001	张小天	男	21	山东大学	0631-5688***	白细胞	升高	血常规检查
000001	张小天	男	21	山东大学	0631-5688***	血小板	正常	血常规检查
000001	张小天	男	21	山东大学	0631-5688***	血红蛋白	正常	血常规检查
000001	张小天	男	21	山东大学	0631-5688***	电解质检查	正常	生化检查
000002	王雨	女	20	山西大学	0351-4136***	身高	161	一般体格检查
000002	王雨	女	20	山西大学	0351-4136***	体重	54	一般体格检查
000002	王雨	女	20	山西大学	0351-4136***	心率	70	一般体格检查
000002	王雨	女	20	山西大学	0351-4136***	血压	110/65	一般体格检查

图5-11　健康体检关系数据库

请利用范式理论分析该关系模式的合理性,并给出建议。

2. 问题分析　应用范式三大理论,对图5-11所示关系模式进行分析,过程如下:

(1)第一范式:根据1NF要求,关系中的每个属性都必须满足原子性,即属性的不可拆分性。在该同学设计的关系模式中,个人基本情况和检查两个属性均不满足原子性,故该设计不符合 1NF 要求,会导致存储问题。可通过图 5-12 所示方法,对其进行规范,形成图 5-13 所示关系模式。

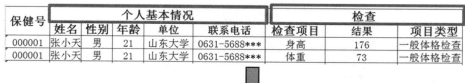

保健号	个人基本情况					检查		
	姓名	性别	年龄	单位	联系电话	检查项目	结果	项目类型
000001	张小天	男	21	山东大学	0631-5688***	身高	176	一般体格检查
000001	张小天	男	21	山东大学	0631-5688***	体重	73	一般体格检查

保健号	姓名	性别	年龄	单位	联系电话	检查项目	结果	项目类型
000001	张小天	男	21	山东大学	0631-5688***	身高	176	一般体格检查
000001	张小天	男	21	山东大学	0631-5688***	体重	73	一般体格检查

图 5-12 利用 1NF 对数据库进行规范

保健号	姓名	性别	年龄	单位	联系电话	检查项目	结果	项目类型
000001	张小天	男	21	山东大学	0631-5688***	身高	176	一般体格检查
000001	张小天	男	21	山东大学	0631-5688***	体重	73	一般体格检查
000001	张小天	男	21	山东大学	0631-5688***	心率	65	一般体格检查
000001	张小天	男	21	山东大学	0631-5688***	血压	120/70	一般体格检查
000001	张小天	男	21	山东大学	0631-5688***	红细胞	正常	血常规检查
000001	张小天	男	21	山东大学	0631-5688***	白细胞	升高	血常规检查
000001	张小天	男	21	山东大学	0631-5688***	血小板	正常	血常规检查
000001	张小天	男	21	山东大学	0631-5688***	血红蛋白	正常	血常规检查
000001	张小天	男	21	山东大学	0631-5688***	电解质检查	正常	生化检查
000002	王雨	女	20	山西大学	0351-4136***	身高	161	一般体格检查
000002	王雨	女	20	山西大学	0351-4136***	体重	54	一般体格检查
000002	王雨	女	20	山西大学	0351-4136***	心率	70	一般体格检查
000002	王雨	女	20	山西大学	0351-4136***	血压	110/65	一般体格检查

图 5-13 1NF 规范后的数据库关系模式与数据库应用系统关系

(2)第二范式:根据 2NF 要求,对规范后的图 5-13 所示关系模式进行分析,过程如图 5-14 所示。经分析发现,存在部分依赖关系,不能满足 2NF 要求,数据表在使用中存在插入大量冗余数据与操作异常。如,在表中需要新增加一名拟参加体检人员的名单时,由于其检查项目暂时缺失,会导致无法录入该体检人员基本信息。因此,该关系模式仍然缺乏规范性。

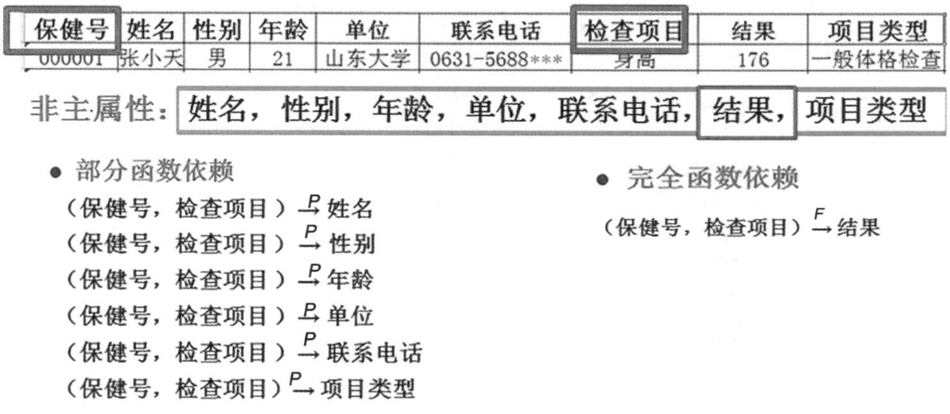

保健号	姓名	性别	年龄	单位	联系电话	检查项目	结果	项目类型
000001	张小天	男	21	山东大学	0631-5688***	身高	176	一般体格检查

非主属性: 姓名,性别,年龄,单位,联系电话,结果,项目类型

● 部分函数依赖

(保健号,检查项目)$\xrightarrow{P}$姓名

(保健号,检查项目)$\xrightarrow{P}$性别

(保健号,检查项目)$\xrightarrow{P}$年龄

(保健号,检查项目)$\xrightarrow{P}$单位

(保健号,检查项目)$\xrightarrow{P}$联系电话

(保健号,检查项目)$\xrightarrow{P}$项目类型

● 完全函数依赖

(保健号,检查项目)$\xrightarrow{F}$结果

图 5-14 利用 2NF 对数据库关系模式的分析

依据 2NF 理论,可将其分解为图 5-15 所示 3 个关系模式。

(3)第三范式:对经 2NF 规范后的图 5-15 三个关系模式进行函数传递依赖关系分析,结果如图 5-16 所示。在图 5-15A 所示关系模式中,存在传递依赖关系,容易引发数据冗余、数据更新效率低等问题。

保健号	姓名	性别	年龄	单位	联系电话
000001	张小天	男	21	山东大学	0631-5688***
000002	王雨	女	20	山西大学	0351-4136***
000003	李明亮	男	20	山东大学	0631-5688***
000004	侯帅	男	22	山东大学	0631-5688***
000005	张飞	女	20	山西大学	0351-4136***
000006	刘翔	女	20	山西大学	0351-4136***

A

保健号	检查项目	结果
000001	身高	176
000001	体重	73
000001	心率	65
000001	血压	120/70
000001	红细胞	正常
000001	白细胞	升高
000001	血小板	正常
000001	血红蛋白	正常
000001	电解质检查	正常
000002	身高	161
000002	体重	54

B

检查项目	项目类型
身高	一般体格检查
体重	一般体格检查
心率	一般体格检查
血压	一般体格检查
红细胞	血常规检查
白细胞	血常规检查
血小板	血常规检查
血红蛋白	血常规检查
肝功能	生化检查
肾功能	生化检查
血糖	生化检查
血脂	生化检查
电解质检查	生化检查

C

图 5-15 2NF 规范后的数据库关系模式

保健号	姓名	性别	年龄	单位	联系电话
000001	张小天	男	21	山东大学	0631-5688***
000002	王雨	女	20	山西大学	0351-4136***
000003	李明亮	男	20	山东大学	0631-5688***
000004	侯帅	男	22	山东大学	0631-5688***
000005	张飞	女	20	山西大学	0351-4136***
000006	刘翔	女	20	山西大学	0351-4136***

图 5-16 传递依赖关系分析

应用 3NF 对图 5-15A 进行规范后,形成图 5-17 所示关系模式。

经过上述从 1NF 到 3NF 的规范,最终图 5-11 所示体检库数据关系模式规范为图 5-18 所示 4 个关系模式,解决了数据库在操作中存在的异常,降低了数据冗余度。

保健号	姓名	性别	年龄	单位	联系电话
000001	张小天	男	21	山东大学	0631-5688***
000002	王雨	女	20	山西大学	0351-4136***
000003	李明亮	男	20	山东大学	0631-5688***
000004	侯帅	男	22	山东大学	0631-5688***
000005	张飞	女	20	山西大学	0351-4136***
000006	刘翔	女	20	山西大学	0351-4136***

保健号	姓名	性别	年龄	单位
000001	张小天	男	21	山东大学
000002	王雨	女	20	山西大学
000003	李明亮	男	20	山东大学
000004	侯帅	男	22	山东大学
000005	张飞	女	20	山西大学
000006	刘翔	女	20	山西大学

单位	联系电话
山东大学	0631-5688***
山西大学	0351-4136***

图 5-17 3NF 规范过程

体检人员基本信息

保健号	姓名	性别	年龄	单位
000001	张小天	男	21	山东大学
000002	王雨	女	20	山西大学
000003	李明亮	男	20	山东大学
000004	侯帅	男	22	山东大学
000005	张飞	女	20	山西大学
000006	刘翔	女	20	山西大学

体检人员单位信息

单位	联系电话
山东大学	0631-5688***
山西大学	0351-4136***

体检信息

保健号	检查项目	结果
000001	身高	176
000001	体重	73
000001	心率	65
000001	血压	120/70
000001	红细胞	正常
000001	白细胞	升高
000001	血小板	正常
000001	血红蛋白	正常
000001	电解质检查	正常
000002	身高	161
000002	体重	54

体检项目表

检查项目	项目类型
身高	一般体格检查
体重	一般体格检查
心率	一般体格检查
血压	一般体格检查
红细胞	血常规检查
白细胞	血常规检查
血小板	血常规检查
血红蛋白	血常规检查
肝功能	生化检查
肾功能	生化检查
血糖	生化检查
血脂	生化检查
电解质检查	生化检查

图 5-18 规范后的体检数据库关系模式

第四节 ｜ 结构化数据库语言 SQL 及医学应用

随着医学大数据的产生,从海量医疗数据中实现快速检索、进行数据挖掘已成为现代医学研究与管理的重要特征。本节将以医院体检数据库为例,介绍如何应用 SQL 技术,对医学数据库进行快速检索与重构。

一、结构化数据库语言 SQL 概述

结构化查询语言(structured query language,SQL)于 1974 年由 Donald D.Chamberlin 和 Raymond F.Boyce 提出,并在 IBM 的关系 DBMS 中得以实现。随着新技术的出现,SQL 也在不断发展。并从最初的 DBMS 领域拓展到了人工智能等新的技术领域。

(一) SQL 功能及组成

作为数据库的标准语言,SQL 功能从数据库对象的创建,到数据库数据的存取、查询以及安全管理,涉及了数据库生命周期中的全部活动,如表 5-5 所示。

表 5-5　SQL 语句主要功能

功能分类		命令动词	作用
数据定义 DDL		CREATE	创建对象
		ALTER	修改对象
		DROP	删除对象
数据操作 DML	数据更新	INSERT	插入数据
		DELETE	删除数据
		UPDATE	更新数据
	数据查询	SELECT	数据查询
数据控制 DCL		GRANT	定义访问权限
		REVOKE	回收访问权限

1. **数据定义语言**(data define language,DDL)　用于定义关系数据库、表等对象。涉及的语句主要有 CREATE、ALTER、DROP 等。初学者可以利用 DBMS 自带的可视化工具,以图形化界面的方式完成这部分工作。

2. **数据操纵语言**(data manipulation language,DML)　包括数据查询和数据更新两类。涉及的语句主要有 SELECT、INSERT、DELETE、UPDATE。

3. **数据控制语言**(data control language,DCL)　用于创建和用户访问相关的对象、控制用户权限的分配等。例如 GRANT、REVOKE 语句,功能为授予或者删除某个安全权限。

(二) SQL 运行方式

1. **交互方式运行**　SQL 作为数据库标准语言,可在各类数据库管理系统以联机交互方式运行。以 Access 操作环境为例,SQL 交互运行方法如图 5-19 所示:

(1)在 Access 窗口中,单击"创建→查询设计",如图 5-19 所示。

(2)在图 5-20 中,点击"关闭→选中'SQL 视图'",进入 SQL 视图。

(3)在图 5-21 中,输入 SQL 语句,选中"运行"执行。

2. **嵌入式运行**　SQL 不仅能应用到各种数据库产品中,同时还能够嵌入高级语言或宿主语言如 C、C++、Java、Python 以及第四代软件开发工具中使用。

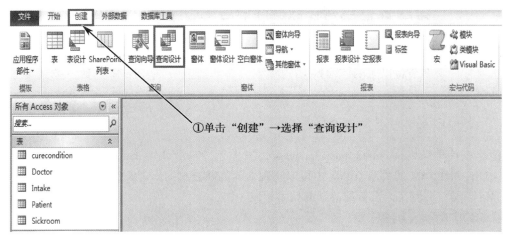

图 5-19　查询设计窗口

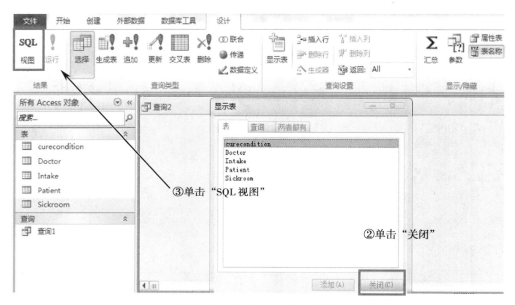

图 5-20　打开 SQL 视图模式

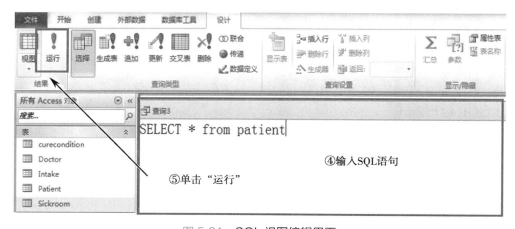

图 5-21　SQL 视图编辑界面

二、医学数据库及表的创建

（一）医学数据的选型

医学数据不仅数据量大，且形式呈现多样化。需要事先了解所用数据库管理系统支持的数据类型，以便为不同类型的医学数据选择恰当的存储类型。以 Access 为例，主要支持的数据类型及含义如表 5-6 所示。

表 5-6 Access 支持的数据类型

数据类型	用法	大小
短文本	字母数字数据（名称、标题等）	最多 255 个字符
长文本	大量字母数字数据：句子和段落	多约 1GB
数字	数字数据	1、2、4、8 或 16 个字节
大数	数字数据	8 个字节
日期/时间	日期和时间	8 个字节
货币	货币数据，使用 4 位小数的精度存储	8 个字节
自动编号	Access 为每条新记录生成的唯一值	4 个字节
是/否	布尔（真/假）数据	1 个字节
OLE 对象	图片、图形或其他 ActiveX 对象	最大约 2GB
超链接	本地计算机上的文档或文件链接地址	最多 8 192 个字符
附件	可附加图片、文档等文件	最大约 2GB
计算	创建数据的表达式	取决于"结果类型"的数据
查阅向导	定义简单或者复杂查阅	取决于设置查阅的字段类型

（二）医学案例素材

本节所用案例素材选自医院住院数据库 HMDB 中 5 个常用的表，表结构及字段含义分别如表 5-7～表 5-11 所示。

1. 医生信息表（doctor）

表 5-7 doctor

列名	数据类型	宽度	允许空值	说明	列名含义
Did	char	10	否	主键	工号
Dname	char	16	否		姓名
Dsex	char	1	是		性别
Dbirth	datetime		是		出生日期
Title	char	10	是		职称
Office	char	10	是		科室

2. 患者信息表（patient）

表 5-8 patient

列名	数据类型	宽度	允许空值	说明	列名含义
Pid	char	8	否	主键	住院号
Pname	char	16	否		姓名

续表

列名	数据类型	宽度	允许空值	说明	列名含义
Psex	char	1	是		性别
Pbirth	datetime		是		出生日期
Pmon	text		是		缴费情况
Pmoney	float		是		缴费金额
Illness	text		是		病症

3. 病房信息表（sickroom）

表 5-9 sickroom

列名	数据类型	宽度	允许空值	说明	列名含义
Sid	char	10	否	主键	病房号
Sroomid	int		否	主键	床位号
Snum	char	10	是		床位数

4. 治疗情况信息表（curecondition）

表 5-10 curecondition

表列名	数据类型	宽度	允许空值	说明	列名含义
Did	char	10	否	主键、外键	医生编号
Pid	char	10	否	主键、外键	住院号
Pcondition	text		是		病情
Ordertype	text		是		医嘱类型
Mcontent	text		是		医嘱内容
Curetime	datetime		是		治疗时间

5. 患者入住信息表（intake）

表 5-11 intake

列名	数据类型	宽度	允许空值	说明	列名含义
Pid	char	10	否	主键、外键	患者编号
Sid	char	10	否	主键、外键	病房号
Sroomid	int		否	主键、外键	床位号
intaketime	datetime		是		入住时间
Outtime	datetime		是		出院时间

本节内容将以 Access 为操作环境，基于案例素材，应用 SQL 完成数据库及数据表的创建。

（三）数据库的创建

在关系数据库的实现过程中，首要任务就是创建数据库，将相关表、关系及视图等存储在数据库中。SQL 创建数据库的语句如下：

CREATE DATABASE 数据库名

其中,CREATE DATABASE 是定义数据库的语句关键字。数据库名由定义者命名。该语句的功能是创建一个用户命名的数据库。如,创建一个名为 HMDB 的住院数据库,可使用以下 SQL 语句:

CREATE DATABASE HMDB

注意:Access 中创建数据库不支持上述语句,请参照例 5-1 方法。

例 5-1 在 Access 中,创建医院住院数据库 HMDB,以实现对表的存储。

如图 5-22 所示,打开 Access 数据库管理系统,点击"文件→新建→空数据库",输入需创建的数据库文件名"HMDB"及文件存储路径,即可创建一个扩展名为".accdb"的数据库文件,命名为"HMDB.accdb"。

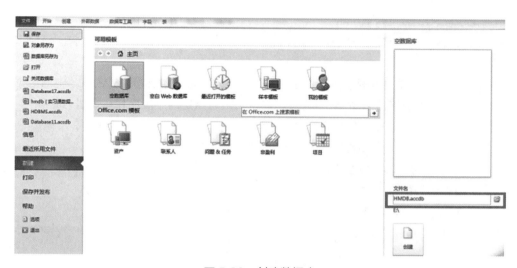

图 5-22 创建数据库

这样就完成了一个数据库的创建工作。

(四)数据库表的创建

数据库表是数据库中重要的存储对象,主要用来存储用户的各种数据。其内容包括数据表结构与记录。以患者基本信息表(patient)的创建为例,分别介绍。

1. 数据表结构的创建 语法格式:CREATE TABLE 表名(列名 1 类型 [表定义选项], [,<列名 n> <类型 n>]);

其中, [ ]中的内容为可选项。表定义选项为可能的空值、关键字等说明。

功能:创建一个指定的数据库表结构。

例 5-2 在医院住院数据库 HMDB 中,应用 SQL 语句创建患者基本信息表(patient)。

以 Access 为例,使用的 SQL 代码如下所示:

CREATE TABLE   Patient

(Pid char (8) not null primary key,

Pname char (16) not null,

Psex char (1),

Pbirth date,

Pmon text,

Pmoney float,

Illness text);

此外,对于建好的数据表结构,后期如果需要修改,例如增加或删除列、更改数据类型、更改列名、更改索引等,可使用 ALTER 语句进行修改。其语法格式为:

ALTER TABLE 表名

例 5-3 在患者基本信息表（patient）中增加电话号码（phone），数据类型为字符型，长度为 11。所用 SQL 语句如下：

ALTER TABLE　Patient

ADD Phone char（11）

例 5-4 删除患者基本信息表（patient）中增加的电话号码（phone）列。SQL 语句如下：

ALTER TABLE　Patient

DROP COLUMN　Phone

2. 数据表记录的追加　利用 CREATE 语句创建好的数据表通常只有结构，需要使用 SQL 语句向表中添加记录。SQL 语句如下所示。

（1）插入语句格式：INSERT INTO ＜表名＞[（＜字段名 1＞[，＜字段名 2＞…]）] VALUES（列名 1 值，… 列名 n 的值）；

功能：INSERT INTO 是向表中追加记录的关键字。该语句的功能是将 VALUES 中的数据存储到指定表对应的段中。如果字段名省略，则将数据按定义表时给定的字段顺序依次进行存储。

（2）更新记录语句格式：UPDATE 表名 SET 列名 1= 表达式 1[，列名 2= 表达式 2[，…]][WHERE 条件]；

功能：UPDATE 更新"表"中记录的关键字。该语句的功能是将满足 WHERE 指定条件的记录用表达式的值替换相应列的值。

（3）删除语句格式：DELETE　FROM 表名[WHERE 条件]；

功能：DELETE 是删除"表"记录的引导词。该语句的功能是将满足 WHERE 指定条件的记录删除。

例 5-5 将住院号为"10010008、姓名为张三、性别为男、出生日期为 1985/12/09"的患者信息添加到患者信息表（Patient）。

在 Access 中，使用的 SQL 代码如下所示：

INAERT INTO Patient（ pid，pname，psex，pbirth）

VALUES（"10010001"，"张三"，"男 "，#1985/12/09#）；

按照同样的方法，可在 HMDB 数据库中，完成数据库医生表（Doctor）、治疗表（Curecondition）、入住表（Intake）和病房表（Sickroom）的创建。

（五）实体间参照完整性约束的创建

实体间的参照完整性指在主表与引用表之间通过使用外键建立联系，从而确保主表与引用表间数据的一致性。由于医学数据存在数据完整性和一致性不足问题，因此在医学数据库创建时，通常需要使用 SQL 语句设置数据库表间的参照完整性。

参照完整性语句 1：FOREIGN KEY（外键字段）REFRENCES 主表名（主键字段名）

功能：为两个表中设置参照完整性约束。

例 5-6 在医院住院数据库 HDBM 中，创建医生表（Doctor）和治疗表（Curecondition），并建立实体完整性约束，以确保数据输入的一致性。

所用 SQL 语句如下：

CREATE TABLE Doctor

（

did char（8）not null primary key，

dname char（16）not null，

dsex char（1），

CREATE TABLE Curecondition（

did char（10）not null，

pid char（10）not null，

pcondition text，

Ordertype text，

<table>
<tr><td>Pbirth date,</td><td>Mcontent text,</td></tr>
<tr><td>title char(10),</td><td>Curetime datetime,</td></tr>
<tr><td>Office cahr(10)</td><td>primary key(did,pid),</td></tr>
<tr><td>);</td><td>FOREIGN KEY(did)REFERENCES Doctor(did));</td></tr>
</table>

运行上述语句后,点击"数据库工具"→选择"关系",结果如图 5-23 所示。

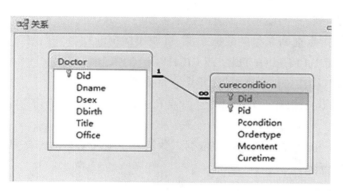

图 5-23　医生表与治疗表间参照完整性

如要为已创建的表增加参照完整性约束,可使用以下语句。

参照完整性语句 2:CONSTRAINT〈约束名〉FOREIGN KEY(外键)REFERENCES 主表名(主键字段名)

例 5-7　在 HMDB 中,为 Patient 和 Curecondition 参照完整性约束。

所用 SQL 语句如下:

ALTER TABLE Curecondition

ADD CONSTRAINT　cp FOREIGN KEY(pid)REFERENCES Patient(pid);

按照同样的方法,建立医院住院管理数据库 HDBM 各实体联系,结果如图 5-24。

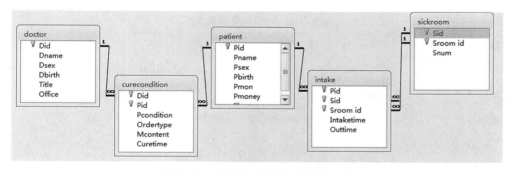

图 5-24　HMDB 数据库中表间关系

三、医学数据库的查询

从海量医学数据库中,利用 SQL 语句强大的数据检索能力,快速检索并获取所需要的医学数据,不仅是数据挖掘前重要的准备工作,也是日常对数据库最常用的操作。

(一)SELECT 查询语句

SELECT　[ALL|DISTINCT]列名 1,[,列名 2]…

FROM 表名 1[表名 1][,表名 2]

[WHERE〈条件表达式〉]

[GROUP BY〈列名〉[HAVING〈条件表达式〉]]

[ORDER BY〈列名〉[ASC|DESC]]

功能:该语句的功能是根据 where 语句指定的条件,从 from 指定的表中筛选出指定的列,从而形成新的数据表。

(1)SELECT 子句:指定要查询的列名或表达式。如果要选择所有的列,可以使用通配符 * 代替列名。句中的 ALL、DISTINCT 是对查询输出结果的限制。默认为 ALL,表示输出全部符合查询条件的记录。DISTINCT 表示将查询结果中重复的记录去除。

(2)FROM 子句:指定查询对象的数据来源,可使用指定的别名。当通过多表操作时,需指定表间的连接方式,如 INNER、LEFT[OUTER]或 RIGHT[OUTER]。

(3)WHERE 子句:构建条件表达,用于指定查询条件。

(4)GROUP BY 子句:指定分组查询的字段或表达式。HAVING 子句指定分组查询输出的限定条件。

(5)ORDER BY 子句:指定查询的排序依据。默认升序用 ASC 表示,降序用 DESC 表示。

(二)SQL 基本查询

基本查询是指数据来源是一个表或一个视图的查询操作,如查询表中的某些行或者列等。

1. 查询指定表中的行和列

例 5-8 查询 HMDB 中,患者信息表(Patient)中所有患者的信息。SQL 语句如下:

SELECT * FROM Patients

说明:"*"代表返回查询表所有列。如需查询部分列,则需要列出各列(字段名),字段间用半角逗号隔开,各部分间用空格分开。

例 5-9 查询患者表(Patient)中患者的住院号 Pid、姓名 Pname、疾病症状 Illness。SQL 语句如下:

SELECT Pid, Pname, Illness FROM Patient

2. 查询指定条件的记录 当需要指定查询条件时,可以利用 WHERE 子句构造表达式。表达式中常用运算符如表 5-12 所示。

表 5-12 常用运算符及含义

运算符类型	运算符	说明
关系运算符	>、>=、<、<=、=、<>	不同变量间比较
逻辑运算符	AND、OR、NOT	对表达式进行与、或、非运算
范围运算符	BETWEEN、NOT BETWEEN	指定范围
列表运算符	IN、NOT IN	是否属于列表值之一
模糊匹配符	LIKE、NOT LIKE	对字符串进行模糊匹配
空值运算符	IS NULL、NOT IS NULL	查询值是否为空

例 5-10 查找 Patient 中 1990 年后出生的患者住院号、姓名及出生日期。SQL 语句如下:

SELECT Pid, Pname, Pbirth FROM Patient WHERE Pbirth>=#1990-01-01#

3. 查询结果的排序

例 5-11 按年龄从小到大,输出 Patient 中患者的信息。

SELECT * FROM Patient ORDER BY Pbirth DESC

4. 分组查询 在 SELECT 语句中可以利用统计函数对数值列进行统计分析,也可以和 GROUP BY 子句联合使用,实现数据的分类汇总。常用统计函数如表 5-13 所示。

NOTES

表 5-13 分类汇总中常用的统计函数

函数	功能
SUM	返回一个数字列的总和
AVG	返回一个数字列的平均值
COUNT（＊）	返回记录个数
MIN	返回一个数字列中的最小值
MAX	返回一个数字列中的最大值

例 5-12 将医生表（doctor）中，统计不同职称人数，并按升序输出结果。SQL 语句如下：

SELECT title，count（＊）as total

FROM Doctor

GROUP BY Title

ORDER BY count（＊）

（三）SQL 多表综合查询

SQL 多表综合查询是指在一个 SQL 语句中使用两个或多个表进行数据查询和操作，旨在获取更完整的数据信息。由于医学数据来源和归属部门不同，这些数据常分散在不同的数据表。在医学数据处理与分析时，常需要获取存储在这些不同数据表中的数据。例如，通过对患者信息（例如症状、诊断、治疗等）与医疗记录（例如医生、医院、预约查询等）的关联查询，可以为医疗研究或者决策提供更全面的数据支持。

SQL 多表综合查询根据连接条件，分为内连接（INNER JOIN）和外连接（OUTER JOIN）。

1. **内连接** 内连接是最常用的连接方式，根据指定条件，对给定两个表中的目标列进行逐行匹配，最终筛选出满足条件的行，形成一个新的关系。

语法格式如下：

SELECT ＜目标列＞ FROM ＜表 1＞［INNER］JOIN ＜表 2＞ ON ＜表 1＞.＜字段名 1＞=＜表 2＞.＜字段名 2＞

例 5-13 根据 Doctor 和 Curecondition，查询医生出诊情况，包括医生姓名、职称、就诊患者姓名、处理时间及医嘱。SQL 语句如下：

SELECT Doctor.did，dname，title，pid，curetime，Mcontent

FROM Doctor INNER JOIN Curecondition ON Doctor.did= Curecondition.did

2. **外连接** 对给定的目标列进行逐行匹配时，满足条件的行构造为检索结果集中的一个新行，如果目标列中有多个匹配行则检索结果集中显示多行，如果目标列中没有匹配项则显示为一个目标列值为空的行。在 FROM 子句中指定外连接时，可以使用下面的关键字指明为左外连接、右外连接还是全连接。

（1）左外连接（LEFT JOIN 或 LEFT OUTER JOIN）。以左表为准，左表中的行全部显示，如果在右表中没有匹配项，则右表中对应的列显示空值。

例 5-14 根据 Doctor 和 Curecondition，查找 Doctor 中所有医生的出诊情况，未出诊医生也须列出。SQL 语句如下：

SELECT *

FROM Doctor LEFT JOIN Curecondition ON Doctor.did = Curecondition.did

查询结果如图 5-25 所示。

（2）右外连接（RIGHT JOIN 或 RIGHT OUTER JOIN）。以右表为准，右表中的行全部显示，如果在左表中没有匹配项，则左表中对应的列显示空值。

doctor.I	Dname	Dsex	Dbirth	Title	Office	curecondi	Pid	Pcondit	Ordertype	Mcontent	Curetime
13010001	江明明	男	2000/1/20	医师	放射科	13010001	18000001	治疗中	临时医嘱	术后3天内不要剧烈	2021/4/23
13010001	江明明	男	2000/1/20	医师	放射科	13010001	18000002	恢复中	长期医嘱	注意按时吃药	2021/4/21
13010001	江明明	男	2000/1/20	医师	放射科	13010001	18000003	恢复中	长期医嘱	注意饮食清淡	2021/4/10
13010001	江明明	男	2000/1/20	医师	放射科	13010001	18000005	已恢复	长期医嘱	注意一月内不要剧烈	2020/11/24
13010002	赵盘山	男	1998/5/15	主治医师	放射科	13010002	18000004	已恢复	长期医嘱	注意饮食清淡	2021/3/17
13010002	赵盘山	男	1998/5/15	主治医师	放射科	13010002	18000008	未恢复	长期医嘱	注意按时用药	2021/2/24
13010002	赵盘山	男	1998/5/15	主治医师	放射科	13010002	18000010	已恢复	备用医嘱	注意按时用药	2020/4/27
13010003	李金山	男	1993/12/25	医师	消化内科	13010003	18000006	已恢复	临时医嘱	注意头上导管	2020/7/13
13010003	李金山	男	1993/12/25	医师	消化内科	13010003	18000007	未恢复	临时医嘱	注意头上导管	2020/3/19
13010003	李金山	男	1993/12/25	医师	消化内科	13010003	18000009	未恢复	临时医嘱	近3天内食用流食	2020/8/20
13010004	刘鹏宇	男	1991/2/22	主治医师	消化内科						
13010005	秦晓冉	女	1999/6/11	主任医师	中医妇科						
13010006	周尾念	女	1993/3/16	副主任医师	中医妇科						
13010007	端宏年	男	1995/9/13	主任医师	口腔科						
13010008	侯梅灵	女	1993/8/16	副主任医师	口腔科						
13010009	梅毛冰	男	1995/3/22	主任医师	康复科						
13011010	任少波	男	1879/12/26	副主任医师	康复科						

图 5-25　医生出诊情况

例 5-15　根据 Intake 和 Sickroom,查询病房床位使用情况。SQL 语句如下:

SELECT Sickroom.*,Intake.pid, intaketime, outtime

FROM Intake Right Join Sickroom

ON Intake.sid=Sickroom.sid and Intake.sroomid =Sickroom.sroomid

运行结果如图 5-26 所示。

Sid	Sroomid	Snum	pid	intaketim	outtime
401	1	2	18000001	2016/12/1	2016/12/15
402	2	2	18000004	2017/3/15	2017/3/23
403	1	3	18000007	2018/6/11	2018/6/22
403	1	3	18000005	2018/5/10	2018/5/31
404	2	3			
405	3	3			
406	2	3	18000010	2020/5/10	2020/7/5
407	1	2			
408	1	3			
409	2	3			
410	1	2			

图 5-26　病房床位使用情况

（3）全连接（FULL JOIN 或 FULL OUTER JOIN）:以两个表的连接为例,全连接的查询结果会返回两个表中的所有记录,无论它们是否在另一个表中有匹配项。在医学领域,全连接可以用于将多个表中的数据关联起来,以获得更全面的信息。

例 5-16　根据患者关系 Patient 和治疗关系 Curecondition,查询所有患者的治疗信息以及其他未治疗的患者数据。SQL 语句如下:

SELECT Patient.*, Curecondition.*

FROM Patient

FULL JOIN Curecondition ON Patients.pid =Curecondition .pid

以上是 SQL 多表连接的一些实例,需要注意的是,目前 Access 中还未提供对 SQL 全连接语句的支持,故示例 5-16 中语句需在其他数据库管理系统如 MySQL 中使用。SQL 的多表查询作为一种强大的工具,在医学领域中,可以用于将多个医学表中的数据关联起来,以获得更全面、更准确的医学信息,广泛应用于支持研究、决策制定和治疗等各个方面。

第五节 | 医学数据分析与处理

随着信息技术与医疗技术的不断发展,医学数据量迅速增长,出现了医学大数据。如何对海量医学数据进行有效的处理和分析,就成为医学研究的一个重要方向。数据挖掘作为数据科学中重要的技术,近年来被大量应用于海量医学数据的分析,以发现疾病背后潜在的规律。为更好地服务医学及大健康领域,数据挖掘方法就成为医学生的必需技能。

一、数据挖掘的概念

数据挖掘(data mining,DM)一词最早出现于1989年举办的第十一届美国人工智能协会(AAAI)学术会议上,由美国咨询公司的 Piatetsky-Sharpiro 提出。作为数据库知识发现中的一个步骤,是指从数据库的大量数据中,通过算法揭示出隐含的、先前未知的并有潜在价值的信息的过程。随着数据挖掘技术的不断成熟,数据挖掘技术现已成为一项融合了人工智能、可视化分析、机器学习、统计学等多学科的新兴技术。

在医学领域,数据挖掘的任务就是通过算法,对大量的医学数据如病历数据、医学图像数据、健康数据等进行分析,从而揭示隐藏于大量医学疾病数据背后的规律,为辅助临床诊断、推荐治疗、提升医疗诊治水平等提供数据支持和科学指导。

二、医学数据挖掘过程与方法

在数据科学中,数据分析是核心工作。数据挖掘作为常用的数据分析方法,基本工作流程如图5-27所示。

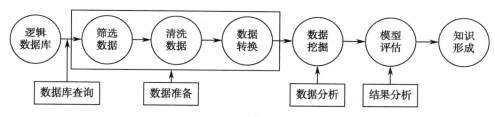

图 5-27 数据挖掘过程

(一)建立数据挖掘库

根据问题描述,从医院的信息系统、实验室、研究机构、公共数据集等,抽取相关的数据,如手术患者的年龄、性别、手术时间、手术类型、抗生素使用情况等,并整合成一个数据集,存入数据库。例如,在生物医学领域,基因组学、蛋白质组学和代谢组学等领域的数据,需要应用数据库综合查询技术,将其进行集成才能得到更全面的结果。然后对数据质量进行评估,包括数据的完整性、准确性、一致性等。

(二)数据预处理

数据预处理是指对数据库中的数据进行加工、整理,保证数据的完整性、准确性、一致性,是确保医学数据分析结果有效的重要环节。包括数据清洗、数据变换等。

1. 数据清洗 数据清洗主要作用是去除噪声和异常值,处理缺失值,以及解决数据的不一致性。由于医学数据获取来源不同,因此容易出现数据的缺失及"噪声"。例如患者的记录常会包含一些异常值或错误数据,需要纠正或删除。

实例 以 UCI 数据集中威斯康星乳腺癌数据集 breast-cancer wisconsin.data 分析过程中的数据清洗为例,过程如下所示。

（1）缺省值分析：在 RStudio 中，利用 R 语言的 VIM 和 mice 包，可以观察到数据集中 BN 这个特征值存在 16 项缺省值，如图 5-28A 所示。

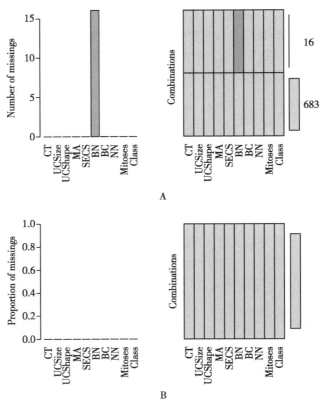

图 5-28　数据可视化分析
A. 数据填补前（深色代表有缺失）；B. 数据填补后。

（2）异常值分析：异常值也称"噪声"数据，人工方法很难发现，可借助计算机快速识别并找出。根据实际情况采取保留或者删除再填补等方法处理。图 5-29 是在 RStudio 中，利用 ggplot2 包绘制的箱线图。

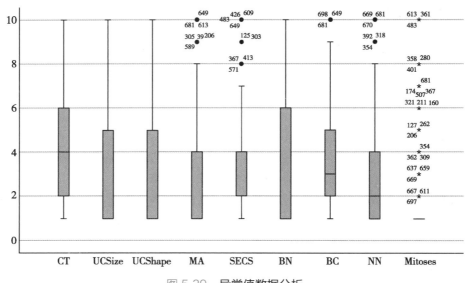

图 5-29　异常值数据分析

（3）数据填补：本例数据集样本量为 699 个，因此缺省值比例较小，无须删除，可直接进行填补。针对异常值中的部分不合理数据，进行了删除。最后，利用随机森林的 mice 包，对缺失值进行统一填补，填补后数据分析如图 5-28B 所示。

2. 数据变换　数据变换是指对数据进行规范化处理，以适用于挖掘任务及算法的需要。通常分为数据的标准化处理与数据类型的转换。

（1）数据的标准化处理：在医学研究中，由于一个目标变量往往是由多个特征变量影响和控制的，为了减少不同特征变量量纲和数量级对研究结果的影响，通常需要对数据进行标准化处理。常用的方法有以下几种。

1）最小-最大法：通过线性变换，将原始数据变换到［0,1］的空间，消除不同数据量纲的影响。具体公式如下：

$$x' = \frac{x - \min}{\max - \min}$$

其中，x' 是变换后的数据，min 为样本集中该特征的最小值。max 为该特征上取值的最大值。该处理方法的缺点是若数值集中且某个数值很大，则规范化后各值会接近于 0，掩盖数据的区分。

2）Z-score 标准化：也称零-均值规范化、标准差标准化，经过处理的数据的均值为 0，标准差为 1。转化公式为：

$$x' = \frac{x - \mu}{\sigma}$$

μ 是原始数据的均值，σ 为标准差。该方法是各类数据分析方法中应用最多的一种数据标准化方法。尤其适用于某些特征变量的最大值和最小值未知的情况或者有超出取值范围的离群数据的情况。

（2）数据类型的转化：医学数据分析过程中，为满足不同算法及研究需要，常需要将连续型属性值变换成数值型。如 ID3 算法、Apriori 算法等分类算法，均要求数据是分类属性。

（三）数据挖掘

数据挖掘是医学数据分析中最重要的环节之一。其主要任务是依据需要分析的数据特点及需求，通过选择合适的算法，构建医学模型。常用的方法有关联分析、回归分析、决策树、随机森林、神经网络、支持向量机等方法。

1. 关联分析法（correlation analysis）　关联分析是借助大量数据集，查找存在于项目集合或对象集合之间的频繁模式、关联、相关性或因果结构的分析技术。医学上，关联分析主要用于从大量医学数据中，发现病症之间、症状与药物等之间的关联关系。如利用居民体检数据库，对居民疾病间的相互关系进行关联分析，就可形成一个简单的医学疾病图谱，如图 5-30 所示。

2. *k* 近邻算法（k-nearest neighbor，KNN）　KNN 是机器学习中最基础的算法。其原理是通过测量不同特征值之间的距离进行分类。如果一个样本在特征空间中的 *k* 个最邻近的样本中的大多数属于某一个类别，则该样本也划分为这个类别。如图 5-31 所示，图中三角形表示糖尿病患者，方块表示无糖尿病者。图中圆形符号表示一个新的患者，它属于哪一类？如果 *k*=3，则该圆形符号最近的 3 个邻居是 2 个小三角形和 1 个小正方形，按少数从属于多数原则，判定这个待分类点属于三角形一类，即有糖尿病。

3. 聚类分析法（cluster analysis）　聚类属于机器学习中的无监督学习。其原理是对大量未知标注的数据集，按数据的内在相似性，将数据集划分到不同的类别，使类别内的数据相似度较大而类别间的数据相似度较小。常用的方法有 k-means 算法、凝聚式层次聚类算法、密度聚类法。如，利用 k-means 算法，对 UCI 数据集中威斯康星乳腺癌数据集数据分析，根据如图 5-32 所示聚类散点图，即可实现疾病的自动分型。

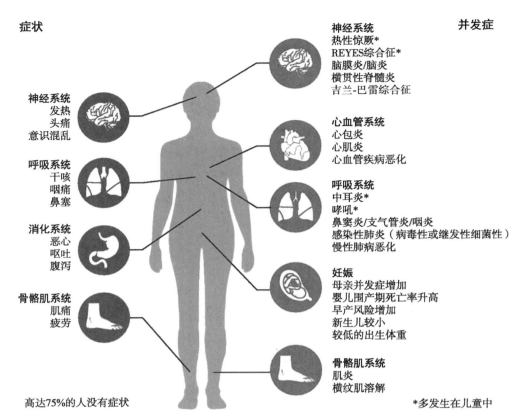

图 5-30　疾病图谱个例示意图

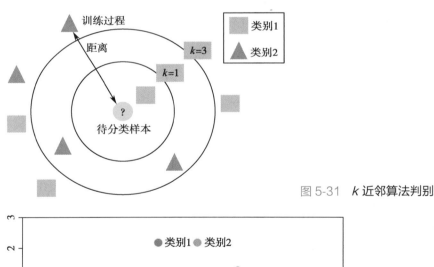

图 5-31　k 近邻算法判别

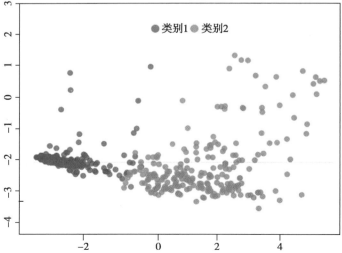

图 5-32　聚类散点图

4. 决策树（decision tree） 决策树是一种典型的有监督分类方法,它首先对数据进行处理,利用归纳算法,生成可读的规则和决策树,然后使用生成的决策树对新数据进行分析。因此,决策树从本质上讲,就是通过一系列规则对数据进行分类的过程,典型算法有 ID3、C4.5 和 C5.0 等。以临床疑似阑尾炎患者的处理为例,基于 ID3 算法,构建决策树模型,如图 5-33 所示,可帮助医生分析不同方案的治疗风险,做出最佳决策。

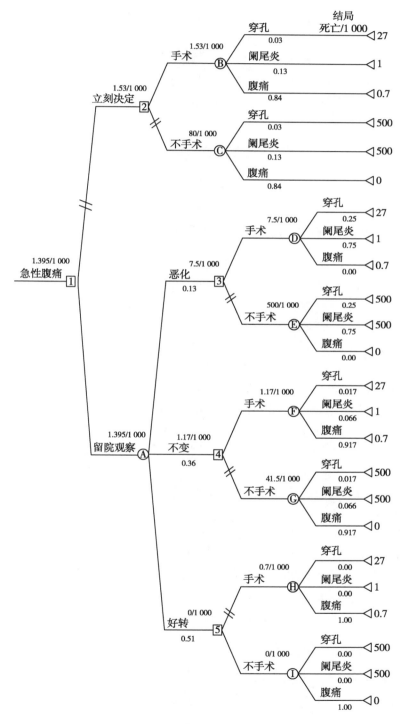

图 5-33　阑尾炎手术决策树

5. **随机森林**(random forest,RF) RF 是近年来较为流行的一种分类集成学习方法。其基本原理是通过 bagging 算法,采用 Bootstrap 方法自助抽样,将训练集分成 n 个训练集,并在每个训练集上构建一个决策树模型,即分类器。有新样本需要预测时,先由各决策树分别进行判断,最后集成各分类器分类结果,按照少数服从多数或取平均值等原则,做出最终判别,其基本思想如图 5-34 所示。

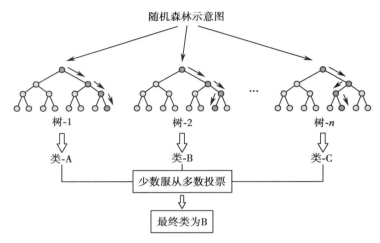

图 5-34　随机森林原理示意图

由于随机森林采用集成学习方式,其预测效果往往优于单个分类器判别结果,近年来已被广泛应用于医学研究中的回归与预测任务。如石盛源等人利用随机森林方法对心血管数据进行训练,能从多因素中识别出影响心血管疾病的重要因素,并在对比其他机器学习模型后认为随机森林模型对于心血管疾病数据有着较好的预测效果。

6. **回归分析法**(regression analysis) 回归分析是确定两种或两种以上变量间相互依赖关系的一种分析方法,常用于研究医学病症关系。常用方法包括逻辑回归、线性回归、多项式回归、逐步回归等。如,将逻辑回归学习方法应用于 UCI 数据集中威斯康星乳腺癌数据集的分析,可以从多个疾病相关指标中筛选出对诊断结果具有显著作用的指标,用于开展疾病复查。

7. **人工神经网络**(artificial neural network,ANN) ANN 是基于生物学中神经网络的基本原理,在理解和抽象了人脑结构和外界刺激响应机制后,以网络拓扑知识为理论基础,模拟人脑的神经系统对复杂信息的处理机制的一种数学模型,是近年来机器学习和深度学习常用的一种算法,在医学领域,ANN 广泛应用于疾病分类、模式识别、回归分析和预测预报。

(四)模型解释与评估

模型的解释与评估是数据挖掘过程中的关键环节,需要根据具体的应用场景选择合适的评估指标和方法,以便更好地了解模型的性能和应用价值。评估模型的指标和方法有很多种,具体应用哪种方法取决于数据挖掘问题的性质和应用场景。例如,对于二分类问题,可以通过计算混淆矩阵、精确率、召回率、F1 值等指标来评估模型的性能;对于多分类问题,可以使用受试者工作特征曲线(ROC)、受试者工作特性曲线下的面积(AUC)值等指标来评估模型的性能,具体问题要具体分析。

三、医学数据挖掘常用数据库

完整性、一致性的医学数据是数据挖掘结果可靠性的重要保障。以下是医学研究中常用的一些开放共享的医学数据库,可为医学生利用数据挖掘进行医学数据分析提供高质量、大规模、大样本的数据支持。

(一)国家人口与健康科学数据共享平台

国家人口与健康科学数据共享平台整合全国人口健康领域科学数据资源,包括基础医学、临床医学、公共卫生、中医、药学、人口与生殖健康和地方医学七大类数据资源。可向国内外科研人员提供中国科学家获得的原始创新性基础医学和生命科学领域相关研究数据，实现全方位、多级别、分权限的共享服务功能，如图 5-35。

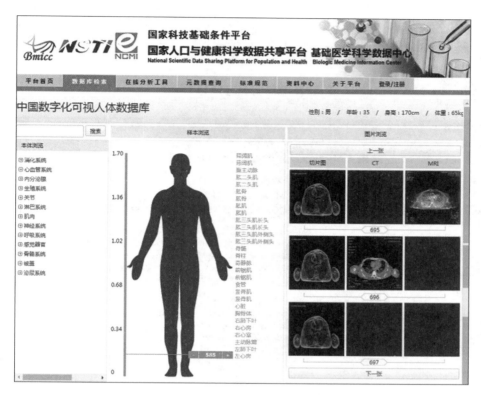

图 5-35　国家人口与健康科学数据共享平台

（二）重症医学数据库

重症医学数据库（Medical Information Mart for Intensive Care，MIMIC）是一个面向全球开放的重症医学数据库。2016 年 9 月，该数据库升级，由最初的 MIMIC-Ⅱ升级为 MIMIC-Ⅲ（图 5-36），共收录了 46 520 个患者（包括新生儿）住院期间的生命体征、化验检查、治疗用药等临床数据，这些数据既可以用传统的统计学方法研究治疗与预后的关系，也可以用数据挖掘和机器学习算法进行课题的研究。

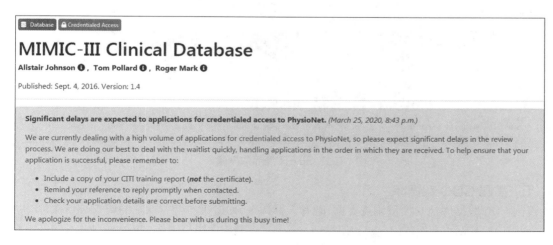

图 5-36　MIMIC-Ⅲ重症医学数据库

（三）癌症基因组图谱数据库

癌症基因组图谱（The Cancer Genome Atlas，TCGA）数据库是目前世界上最大的癌症基因信息数据库，由美国国立癌症研究所（NCI）和国家人类基因组研究所（National Human Genome Research Institute，NHGRI）于 2006 年合作创立。该数据库借助于大规模测序为主的基因组分析技术，将目前人类几乎所有癌症的基因组变异与基因表达水平图谱进行绘制，向科研人员免费开放，提供进行肿瘤相关研究的数据，如图 5-37 所示。

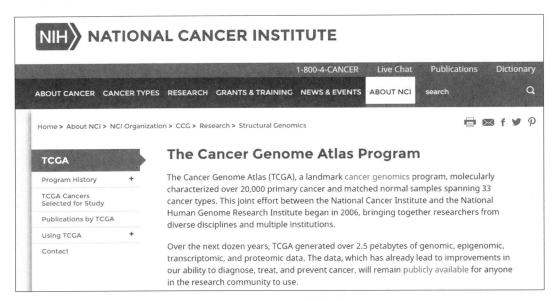

图 5-37　TCGA 数据库

（四）SEER 数据库

SEER 数据库是美国国立癌症研究所（NCI）建立的北美最具代表性的大型肿瘤登记注册数据库之一，收集了美国近 34.6% 肿瘤患者的循证医学的相关数据，为世界肿瘤研究领域常用的数据资源，可为临床医师的循证实践及临床医学研究提供系统的证据支持和宝贵的第一手资料，如图 5-38 所示。

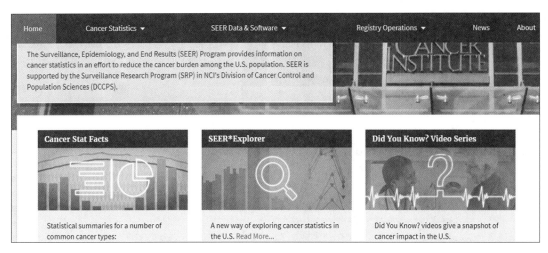

图 5-38　SEER 癌症数据库

（五）美国 CDC 数据库

美国 CDC 数据库包含大量调查数据，既有人群调查，如健康与营养状况的调查，也有医疗机构的调查，如门诊医疗调查和医院门(急)诊医疗调查等。这些数据多为全国性多年连续的横断面调查数据，具有较好的代表性，对流行病学研究、公共卫生和医疗卫生服务研究、卫生政策研究有很高的价值。

第六节 ｜ 区块链及医学应用

　　随着医学大数据重要价值的不断挖掘,其面临的数据泄露、滥用、篡改等风险也日益加剧。区块链技术作为一项全新的数据库管理技术,具有"去中心化、安全共享、不可篡改、隐私性高"等特点,基于区块链技术重构医院信息化基础、重塑医院管理流程,全面解决医院信息安全正成为研究热点。

一、区块链技术发展及特点

(一)区块链概念及发展

　　区块链的概念起源于 2008 年中本聪发表的《比特币:一种点对点的电子现金系统》一文。2009 年 1 月 3 日,序号为 0 的创世区块诞生。2009 年 1 月 9 日出现序号为 1 的区块,并与序号为 0 的创世区块相连接形成了链,标志着区块链的诞生。

　　狭义上讲,区块链是指按照时间顺序,将数据区块以顺序相连的方式组合成的链式数据结构,并以密码学方式保证的不可篡改和不可伪造的分布式账本。2021 年 5 月 27 日,工业和信息化部、中央网络安全和信息化委员会办公室发布了《关于加快推动区块链技术应用和产业发展的指导意见》,将区块链定义为"新一代信息技术的重要组成部分,是分布式网络、加密技术、智能合约等多种技术集成的新型数据库软件,通过数据透明、不易篡改、可追溯,有望解决网络空间的信任和安全问题,推动互联网从传递信息向传递价值变革,重构信息产业体系"。2021 年,区块链被写入"十四五"规划纲要,全方位推动区块链技术赋能各领域发展。

(二)区块链特点

　　从数据存储的角度来看,区块链可看作是一个分布式数据库,由负责存储数据的各个区块相继接续,形成了一种链式数据结构(图 5-39),具有以下特点。

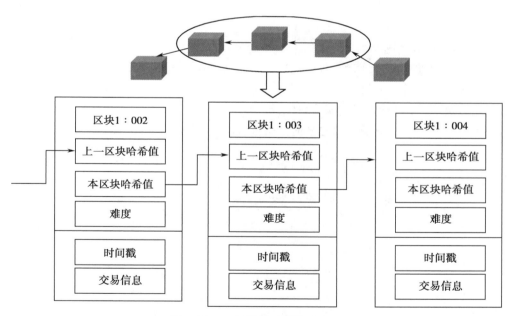

图 5-39　区块链链式结构示意图

　　1. **去中心化**　区块链技术没有中心化的数据存储和管理机构,数据存储在多个节点上,分布式的存储方式保证了数据的完整性和可靠性。

　　2. **开放性**　区块链中,除了交易双方的私有信息被加密,区块链的数据对所有人公开。因此,整个系统信息高度透明。

3. 自治性　区块链采用基于协商一致的规范和协议,系统中的所有节点都能够在可信任的环境安全地交换数据。

4. 不可篡改性　一旦信息经过验证并添加至区块链,就会永久地存储起来,除非能够同时控制系统中超过 51% 的节点;否则单个节点上对数据库的修改是无效的。

5. 匿名性　节点之间的交换遵循固定的算法,交易对手无须通过公开身份的方式让对方对自己产生信任,区块链中的程序会自行判断活动是否有效。

二、区块链核心技术及工作原理

(一)区块链核心技术

1. 分布式存储技术　区块链采用分布式的存储架构,不同于传统的分布式存储,区块链系统中的每个节点存储的都是完整的数据;此外,区块链系统中的各节点独立且平等,依靠共识机制保证各节点存储数据的一致性,实现了去中心化。

2. 非对称加密技术　非对称加密技术是区块链技术中重要的一种加密方式,其核心是公钥和私钥的使用。如果公开密钥对数据进行加密,只有用对应的私有密钥才能解密,即公钥加密,私钥解密;如果用私有密钥对数据进行加密,那么只有用对应的公开密钥才能解密。这种加密方式可以有效地防止信息的篡改和泄露,保证了数据的安全性。

3. 共识机制　共识机制也称共识算法,是区块链安全性和可靠性的重要机制之一。它通过算法和网络节点之间的协议来实现,确保所有节点对于区块链上的数据和交易的一致性,从而防止双重支付和其他恶意行为,使区块链更加安全和可靠。共识机制应用于医疗记录管理领域,可确保医疗记录不被恶意篡改,确保数据的安全性。

4. 智能合约　智能合约技术是根据预先拟定的协议,基于计算机形成的自动化程序。当有人提交交易到智能合约地址时,网络中的所有节点将根据交易值和全局状态执行程序,实现相应的用户身份管理、任务分发和数据评估等功能,代替可信的第三方来验证交易对手之间的合约,有效降低了交易成本。

(二)区块链工程流程

区块链的工作流程是一个不断循环的过程,每个节点都需要参与其中,共同维护整个网络的稳定和安全,其工作流程如图 5-40 所示。

1. 创建区块　区块是区块链的基本单位,每个区块包含了一定数量的交易记录和一个指向上一个区块的哈希值。当一个新的区块被创建时,它会包含当前待处理的所有交易记录。

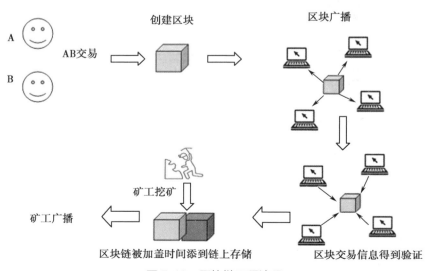

图 5-40　**区块链工程流程**

2. **验证交易**　在一个区块中包含的所有交易记录都需要被验证,以确保这些交易是合法的、无重复的,并且发送者有足够的资金可以完成这些交易。这个验证过程通常由矿工节点来完成。

3. **矿工挖矿**　矿工是参与区块链网络的节点之一,主要任务是将待处理的交易记录打包成新的区块,并通过计算哈希值来寻找一个符合难度要求的解。这个过程称为"挖矿",成功挖出新的区块的矿工将会获得一定数量的加密货币作为奖励。

4. **区块广播**　当一个矿工挖出了一个新的区块后,他会将这个区块广播给整个网络中的其他节点。其他节点会验证这个新的区块是否符合规则,如果符合就会将其添加到自己的账本中。

5. **区块链更新**　由于区块链是一个分布式账本,每个节点都需要保持和其他节点的数据同步,以确保整个网络的一致性。当一个节点接收到一个新的区块时,它会将这个区块添加到自己的账本中,并将这个新的区块广播给其他节点。

三、区块链的医学应用

(一)医疗数据管理与共享

基于区块链的去中心化的分布式数据库管理技术,避免了医疗数据单点存储带来的故障和数据被篡改的问题。同时,智能合约可以实现对患者的医疗数据进行加密存储和管理,确保只有患者本人或授权人员才能访问和使用这些数据,在共享数据的同时,解决了医疗数据的隐私泄露问题。

(二)电子病历隐私保护

由于医疗系统中的电子病历存在着信息不对称、易篡改等问题,导致病历数据的真实性和完整性难以保证。区块链技术可以通过去中心化的方式,确保病历信息的不可篡改性,每一次修改都会被记录在区块链上,形成可追溯的真实电子病历,有助力于真正提升医疗水平,提升医生的责任意识,减少由于电子病历被篡改而引发的医患纠纷。

(三)药物追溯

通过将药品生产、流通、销售等环节的数据记录在区块链上,可以建立起一个可追溯的药品供应链,消除假药的流通。图 5-41 为一个典型的基于区块链技术的药物追溯平台结构,其核心为"区块

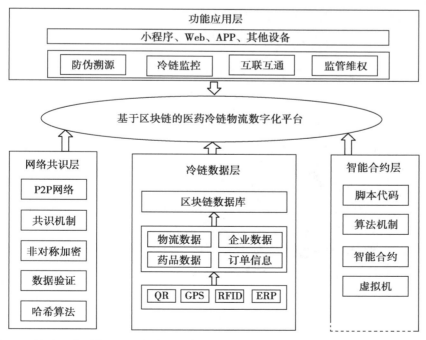

注:QR,快速反应系统;GPS,全球卫星定位系统;RFID,电子标签;ERP,企业资源计划。

图 5-41　**基于区块链技术的药物追溯平台结构**

链+防伪标签+物联网方案"。通过在药品外包装贴上平台条码、二维码等方式,赋码、扫码联动后台数据上链,分布式存储防止篡改,各节点共同维护,以"技术契约"的方式保证数据真实。

(四) 临床试验与研究

随着科学技术的进步和新药研发的推进,新药临床试验所需的数据量越来越大,数据规模越来越大。利用区块链技术,可以实现研究数据的共享和交换,促进多中心研究和合作,帮助快速构建新的药物临床试验数据平台,解决药物临床试验所面临的主要问题,实现对数据来源进行追溯、权限管理和审计。

(五) 智能合约与医疗服务

智能合约可以实现在医疗领域中的一些自动化应用,如支付医疗费用、自动发放医疗保险等应用。通过智能合约,患者可以在不经过第三方的情况下,直接与医疗机构进行交易,可以有效地保护医疗数据隐私,防范医疗数据发生泄露与滥用的风险,为患者提供更加高效与便捷的医疗服务体验。

(六) 抗药性监测

在区块链上记录患者使用抗生素和抗肿瘤药物的情况,可以实时监测药物的使用频率和患者的反应,预防药物滥用和抗药性的产生。从而有助于合理使用药物,保护患者的健康和延长药物的有效使用期。

(七) 健康管理与跨界合作

区块链技术可以实现健康数据的集中管理和跨界合作。不同健康管理平台和健康服务提供商可以通过区块链共享数据,并提供全面的健康管理服务。患者可以通过区块链平台获取健康数据分析和个性化的健康建议,提升健康管理的效果和便利性。

本章小结

本章从医学数据与数据科学的概念及关系着手,介绍了医学数据科学常用方法及在医学领域的应用;重点介绍了医学数据科学管理与分析的基本技术与方法,包括数据库的基本概念、数据库系统组成、数据模型、关系数据库、SQL数据库技术检索、数据挖掘的概念与医学数据挖掘方法、医学常用数据挖掘公共数据库;结合数据库新技术,介绍了区块链技术及在医学中的应用。通过以上学习,旨在帮助医学生掌握医学数据管理与分析的基本方法,提升医学生数据思维能力。

(吕晓燕)

?

思考题

1. 什么是医学数据与医学大数据? 医学大数据有什么特点?
2. 什么是数据科学? 数据科学的基本任务是什么?
3. 简述数据库、数据库管理系统和数据库系统的概念。
4. 数据库系统由哪几部分组成? 每一部分在数据库系统中的作用是什么?
5. 什么是范式? 关系规范化的目的是什么? 如何进行关系规范化?
6. 什么是数据挖掘? 常用的数据挖掘方法有哪些?
7. 简述区块链技术在医学领域有哪些应用。

第六章 程序设计基础

程序设计语言是计算机能够理解和识别用户操作意图的一种交互体系,它按照一定规则组织计算机指令,使计算机按指令进行各种操作。程序是在算法基础上通过编程语言编写的一组有序语句代码的集合。

程序设计的过程就是建立数据结构和算法实现的过程,包括分析、设计、编码、测试等不同阶段。分为面向过程的设计和面向对象的设计。

本章将主要介绍 Python 程序设计语言。

第一节 | 程序设计概述

一、算法与程序设计语言

(一) 算法

算法(algorithm)是指解题方案的准确而完整的描述,是一系列解决问题的清晰指令。

它是指解决问题的一个方法或一个过程,通常使用计算机程序来实现。

1. 算法的特征

(1)有穷性(finiteness):算法必须能在执行有限个步骤之后终止。

(2)确切性(definiteness):算法的每一步骤必须有确切的定义。

(3)输入项(input):算法至少有一个输入,以刻画运算对象的初始情况。

(4)输出项(output):算法的输出项反映对输入数据加工后的结果。没有输出的算法是毫无意义的。

(5)可行性(effectiveness):算法中执行的任何计算步骤都可以在有限时间内完成(也称之为有效性)。

2. 算法分析 同一问题可用不同算法解决,不同算法的程序的执行效率不同。一个算法的评价主要从时间复杂度和空间复杂度来考虑。

(1)时间复杂度:执行算法所需要的计算工作量或运算次数。一般来说,计算机算法是问题规模 n 的函数 $f(n)$,算法的时间复杂度记作:$T(n)=O[f(n)]$,算法执行的时间的增长率与 $f(n)$ 的增长率正相关,称作渐进时间复杂度(asymptotic time complexity),简称时间复杂度。

(2)空间复杂度:执行算法所需要消耗的内存空间。

(3)正确性:算法的正确与否,是评价一个算法优劣的最重要的标准。

(4)可读性:算法可供阅读的容易程度。

(5)鲁棒性:也称健壮性、容错性,是算法对不合理数据输入的反应能力和处理能力。

(二) 程序设计语言

程序设计语言按对机器依赖性、接近自然语言的程度和语言的发展过程,分为机器语言、汇编语言和高级语言三类。

高级语言接近于自然语言和数学语言,是一种在一定程度上与具体计算机无关的符号化语言,主要特点是:易学易用、易调试、可修改和移植、与机器无关。

高级语言按照计算机执行方式的不同可以分成两类:静态语言和脚本语言。静态语言采用编译方式执行,如 C 语言等;脚本语言采用解释方式执行,如 JavaScript、PHP、Python 语言等。

(三) IPO 程序编写方法

每个计算机程序都用来解决特定的问题,无论程序规模大小、难易与否,每个程序都有统一的模式:输入数据、处理数据和输出数据。

输入数据:输入(input)是一个程序的开始。根据要处理的数据的多种来源,数据输入有多种方式,主要包括控制台输入、文件输入、内部参数输入等。

处理数据:处理(process)是程序对数据进行运算并产生结果的过程,它是程序最重要的组成部分。

输出数据:输出(output)是程序展示结果的方式。主要输出方式包括控制台输出、文件输出等。没有输入、输出的程序在功能上十分有限,仅在特殊情况下使用。

IPO 不仅是程序设计的基本方法,也是描述计算问题的方式。以圆周长的计算为例,其 IPO 描述如下。

输入:圆半径 r

处理:计算周长 circumference=2*π*r

输出:圆周长 circumference

由此可知,问题的 IPO 描述实际上是对一个计算问题输入、输出和求解方式的自然语言描述。

IPO 方法是非常基本的程序设计方法,它能够帮助初学者理解程序设计的过程,进而建立设计程序的基本思路。

二、结构化程序设计

结构化程序设计是一种编程方法,它强调程序的结构和组织,以提高程序的可读性、可维护性和可靠性。

(一) 基本思想

结构化程序设计的基本思想是采用"自顶向下,逐步求精"的程序设计方法和"单一入口和出口"的控制结构。

1. 模块化 将一个复杂的问题分解成若干个相对独立的模块,每个模块实现一个特定的功能。

2. 自顶向下 按照从上到下的顺序设计,先设计顶层模块,再逐步细化到较低层次的模块。

3. 逐步求精 在设计每个模块时,采用逐步求精的方法,先实现基本功能,再逐步添加更多的细节和复杂功能。

(二) 程序流程图

程序流程图又称程序框图,是一种用图形表示程序执行流程的工具。它通过图形符号和箭头来描述程序的逻辑结构和执行顺序。

一般由下面图形组成,如图 6-1 所示。

(1) 起止框(圆角矩形):表示开始和结束。

(2) 处理框(矩形):表示一个处理步骤或操作。

(3) 判断框(菱形):表示决策或判断。

(4) 输入/输出框(平行四边形):表示输入或输出数据。

(5) 流向(箭头):表示流程的方向。

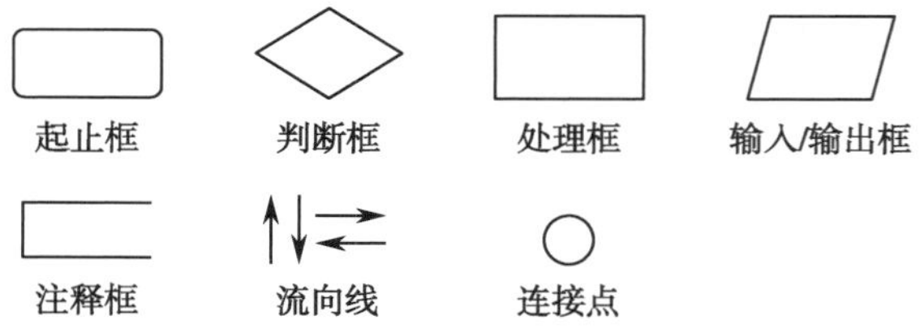

图 6-1 基本流程图形状

(三) 基本控制结构

结构化程序设计有顺序结构、分支结构、循环结构三种基本结构。

1. **顺序结构**　程序行从上至下按顺序依次执行。

2. **分支结构**　也称选择结构,根据条件选择其中的一个分支执行。选择结构有单分支、双分支(二分支)和多分支三种形式。

3. **循环结构**　也称重复结构,该结构反复执行一行或多行程序。被反复执行的程序行称为循环体,当达到计算要求或超出循环条件时循环结束。

三、面向对象程序设计

面向对象程序设计(object-oriented programming,OOP)是一种编程范式,同时也是一种程序开发的方法。它将数据和相关的操作封装在一起,形成对象。面向对象程序设计强调对象的抽象性、封装性、继承性和多态性。

(一)面向对象程序设计的特点

1. **抽象性**　抽象是面向对象编程的基础,它反映了类与对象之间的关系。抽象通过类和对象的概念,帮助我们理解和描述问题域中的事物及其相互关系。

2. **封装性**　封装是面向对象的核心思想,将对象的属性和行为(方法)封装在一起。对外只暴露必要的接口,隐藏实现细节,使用时直接调用对象即可。

3. **继承性**　允许子类继承父类的属性和方法,并可以进行扩展和修改。继承提供了代码的重用性和可扩展性。

4. **多态性**　多态是指同样的消息被不同类型的对象接收时导致不同的行为。通过继承和接口实现,不同的对象可以对相同的消息或方法进行不同的响应。

(二)面向对象程序的相关概念

1. **对象**(object)　对象是面向对象程序中的基本要素,是具有特定属性(数据)和行为(作用于数据的操作)的实体。从程序设计者角度看,对象是一个程序模块,从用户角度看,对象为他们提供所希望的行为。

2. **属性**(attribute)　属性指对象的特征。属性是静态的,用来描述对象的一些特性。在 Python 中获取对象属性的代码为"对象.属性名"。

3. **方法**(method)　方法是对象的某个行为,影响对象行为的因素不唯一,所以方法是动态的。在 Python 中对象方法实现的代码为"对象.方法( )"。

4. **类**(class)　类是一组有相同属性和方法的对象的集合。类是在对象之上的抽象,对象则是类的具体实例。在应用中类即对象的模板,类可有其子类,也可有其他类,形成类层次结构。

第二节 ｜ Python 语言简介

一、Python 语言的发展与特点

Python 是一种被广泛使用的高级通用脚本语言,它继承了编译语言的强大性和通用性,同时也借鉴了脚本语言和解释语言的易用性,Python 语言是开源项目的优秀代表,其解释器的全部代码都是开源的。

(一)Python 语言的发展

Python 语言在 20 世纪 80 年代后期由荷兰人 Guido van Rossum 构思,作为 ABC 编程语言的继承者。1991 年,Python 发布了第一个版本,自此不断更新和增加新功能,逐渐成为一种流行和广泛使用的语言。其发展历史可以分为以下几个阶段:

1. **Python 1.x**　1991 年至 2000 年,Python 语言的初始阶段。

2. **Python 2.x**　2000 年至 2020 年,Python 语言的成熟阶段,主要增加了许多新功能和改进。

3. **Python 3.x**　2008 年至今,Python 语言的现代阶段,主要进行了一些重大的改变和优化。现在绝大部分库和 Python 程序员都采用 3.x 系列语法和解释器。本章基于 Python 3.x 进行讲解。

截至 2024 年 7 月,Python 3.12.4 是最新版本。

由于 Python 3.x 在设计时未考虑向下兼容,因此,基于 2.x 系列版本的程序必须修改后才能在 3.x 运行,并且 Python 的第三方库也与版本相关。

(二) Python 语言的特点

Python 语言作为支持面向对象的高级编程语言,其主要特点有以下几点。

1. **简单易学**　Python 关键字少、结构简单、语法清晰、代码规范。

2. **解释型语言**　Python 代码不需要编译,可以直接运行。

3. **丰富的库支持**　Python 拥有强大而丰富的生态系统,包括大量标准库、第三方库和框架,这些库和框架可以帮助开发者更加高效地完成各种任务。

4. **可扩展性**　Python 可以将用其他程序设计语言(如 C、C++ 等)编写的代码嵌入 Python 程序中。

二、Python 语言开发环境

(一) Python 解释器

Python 解释器是一种软件,包括解释器核心和标准库,是 Python 语言最核心的部分,它的主要功能是解析和执行 Python 代码。Python 的解释器有多种,CPython 是最常用的一个,也是官方默认的解释器。

使用 Python 进行程序开发,需要首先安装 Python 解释器,步骤如下。

1. **下载安装包**　打开 Python 的官方网站,在 "Downloads" 栏选择 "All releases" 选项进入下载页面,下载所需版本的安装包。本书选用基于 Windows 的 Python3.7.9(64 位)。

2. **安装程序**　双击执行下载后的安装包文件,进入开始安装页面,安装过程中注意勾选 "Add Python 3.7 to PATH" 项,如图 6-2 所示。

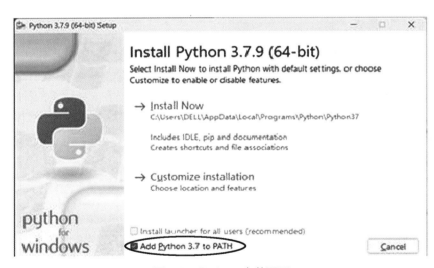

图 6-2　Python 安装页面

选择 "Customize installation"(定制安装),并选定相应的安装选项后,点击 "Next" 按钮,直至安装完成。

(二) Python 的集成开发环境

Python 集成开发环境有官方的 IDLE 和第三方平台环境两大类。

1. **IDLE**　Python 软件包自带了两个集成开发环境,一个是桌面环境下的 IDLE,另一个是命令窗口下的开发环境,安装解释器时同步将二者安装到系统中,可以利用它方便地创建、运行和调试

Python 程序,特别适用于初学者,本书采用 Windows 操作系统下的 IDLE 示例。

安装 Python 后,可以在"Python 3.7"程序组下找到对应的打开开发环境的快捷方式。IDLE 界面窗口如图 6-3 所示。

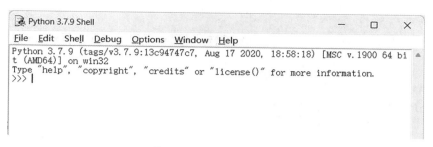

图 6-3　IDLE 界面窗口

注:在 IDLE 窗口用内置函数 help( )可获取帮助信息,方法为 help("关键字")。

2. **第三方开发平台**　在 Python 的生态系统中,有多种基于 Python 的开发环境可供选择。下面将介绍两款常用的开发环境。

(1)Anaconda:Anaconda 是一个广泛使用的 Python 发行版,集成了许多科学计算和数据分析的库。它提供了一个强大的开发环境,包括 Jupyter Notebook、Spyder 等工具,方便进行数据分析、机器学习和科学计算。

(2)PyCharm:PyCharm 是一款功能强大的集成开发环境(IDE),专门用于 Python 开发。它提供了代码编辑、调试、版本控制等一系列开发工具,具有智能代码补全、代码重构等功能,大大提高了开发效率。适用于专业开发。

(三)Python 程序的运行方式

Python 程序的运行方式有两种:第一种是交互式,是指 Python 解释器即时响应用户输入的每条指令,一问一答,给出相应的输出结果,一般用于调试少量的代码;第二种是文件式,也称为批量式,是指用户将 Python 程序写在一个或多个文件中,然后启动 Python 解释器批量执行文件中的代码的形式,文件式是最常用的编程方式。下面主要说明在 Windows 操作系统中这两种运行方式的操作方法。

1. **交互式**　打开 IDLE,在">>>"提示符后进行交互操作。

2. **文件式**　文件式运行有两种方法,如运行"d:\hello.py":

(1)命令窗口下:打开命令窗口,使用命令 python　d:\hello.py

(2)IDLE 下:在 IDLE 窗口,打开程序文件(File→Open File…),按快捷【F5】(或 Run→Run Module)运行。

三、简单的 Python 程序

创建一个名为"hello.py"程序,程序代码为利用 print( )函数,输出"你好 中国!",保存在 D:\ 下,并运行该文件。

在 IDLE 中,选择"File"→"New File"命令,打开程序设计窗口,并输入"print('你好 中国!')"代码,如图 6-4 所示。

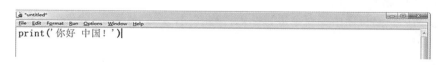

图 6-4　程序设计窗口

选择"File"→"Save"命令,建立一个名为"hello.py"的文件,保存在 D:\ 下,选择"Run"→"Run Module(F5)"命令或者按【F5】键运行文件,结果如图 6-5 所示。

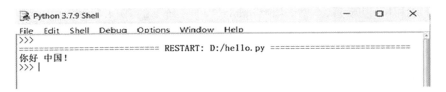

图 6-5　程序运行结果

第三节 ｜ Python 基础

一、Python 程序语法元素

Python 程序包括格式框架、注释、命名和保留字、引用、函数和表达式、程序的控制结构等语法元素。

（一）程序的格式框架

Python 语言采用严格的"缩进"来表明程序的格式框架，"缩进"是指程序代码行首字符位置逐步向右偏移。通过"缩进"使代码之间的层次结构明显，程序可读性强，有利于维护程序。

在程序设计时，默认的"缩进"一般为一个制表符（用【Tab】键实现，默认为 4 个字符），也可以是多个空格，在同一程序中"缩进"的表示要一致。

除顺序结构外的程序控制结构，首行一般以指定保留字开始，以冒号"："结束，结构内的行要缩进。输入程序时，一行代码如果以冒号结束，回车后光标自动移到下一行对应位置，自动形成缩进。如：

```
if x%2==0:
    print(x,"是偶数。")
else:
    print(x,"是奇数。")
```

在书写程序代码时要谨慎使用空格，程序代码行左侧多余的空格会导致程序错误。

（二）注释

注释是程序代码中的辅助性文字，用于对代码的说明，不被计算机执行。在程序设计时，有时可将程序代码行前加注释符，该行成为注释内容，将不被执行。

Python 语言有单行注释和多行注释两种方式。

1. **单行注释**　用 # 表示注释的开始，可以在程序行的开始或结束位置。在 Python IDLE 上，其注释内容以红色文本呈现。

2. **多行注释**　可采用 # 实现多行注释，也可使用一对三引号（''' 或 """），将注释内容写在它们之间。在 Python IDLE 上，三引号描述的多行注释的内容以绿色文本呈现。

（三）命名与保留字

1. **命名**　命名是给程序中的对象进行标识，像变量名、库的名称等，对英文的大小写是敏感的，如 X 和 x 是不同的。

2. **保留字**　是指被语言内部定义并保留使用的标识符。程序代码中不能定义与保留字相同的标识符。每种程序设计语言都有一套保留字，它们具有特定的含义，如语句结构关键字、逻辑运算符等，学习程序设计要掌握他们。在 Python IDLE 上，保留字以橘黄色文本呈现，Python 3.x 有 33 个保留字，见表 6-1。

NOTES

表6-1　Python 3.x 保留字一览表

and	as	assert	break	class	continue	def
del	elif	else	except	from	finally	False
global	if	in	is	import	lambda	nonlocal
not	None	or	pass	raise	return	try
True	while	with	yield	while		

（四）引用

Python 程序会经常使用当前程序之外已有的功能代码(库)，这个过程叫"引用"。Python 语言使用 import 保留字引用当前程序以外的功能库，如：

import 功能库名称

（五）函数与表达式

1. 函数　函数是完成相应功能的一段代码，每个函数对应一个名称，通过函数名调用其功能，并返回函数值。函数是程序设计中处理数据的一种重要方式。

Python 语言中，有内置函数、自定义函数和对象的方法函数等三类。

（1）内置函数：也称内建函数，是 Python 中能够直接使用的函数，使用函数 dir(__builtins__)可以查阅 Python 中的内置函数。Python 解释器内置了 68 个函数。程序代码中，内置函数名以紫色文本呈现。

（2）自定义函数：是程序设计者根据需求，利用保留字 def 定义的一段代码，函数被定义后，可像内置函数一样使用。自定义函数用于解决代码复用问题。

（3）对象的方法函数：是面向对象程序设计中方法的表现形式，库函数也称方法，其调用格式如下：

对象. 函数( )

2. 表达式　将同类型的数据(如常量、变量、函数等)，用运算符号按一定的规则连接起来的、有意义的式子称为表达式。它是构成 Python 程序元素的重要部分。在使用表达式时，需要注意运算符的优先级和结合性，以确保得到正确的计算结果。同时，还可以使用括号来明确表达式的运算顺序。

（六）程序的控制结构

Python 语言中，除了传统的顺序结构、分支结构和循环结构，还有异常处理结构、自定义函数结构等。程序是这些语句结构的集合。

二、基本数据类型

在 Python 中，有多种内置的数据类型，每种数据类型都有其特定的用途和特点，选择适当的数据类型是数据处理的基础。内置函数 type( )可测试数据的类型。

（一）数字型

表示数字或数值的数据类型称为数字型，泛指数学上的数。Python 的数字型数据包括整数、浮点数和复数，对应数学中的整数、实数和复数。

1. 整数型（int）　整数型与数学中整数的概念一致，有二进制、八进制、十进制和十六进制四种表示方法，默认情况下采用十进制，其他进制整数需要引导符（表6-2）。

布尔型（bool）：在 Python 中，布尔型属于整数型的一个子类，有 True（逻辑真）和 False（逻辑假）两个值（注意首字符需大写）。

进行逻辑判断时，非 0、非空均看作 True，即数字型数据只要不为 0 或由多个元素构成的组合类型数据长度不为 0，均可以看作 True。

表 6-2　整数型的各种进制表示

进制	引导符	说明
二进制	0b、0B	由数字 0、1 组成,如 0b1010110
八进制	0o、0O	由数字 0~7 组成,如 0o172
十进制	无	由数字 0~9 组成,如 1 023
十六进制	0x、0X	由数字 0~9 和 a~f(A~F)字符组成,如 0x1a2c

2. 浮点数型(float)　浮点数表示带有小数点的数值,Python 要求所有浮点数必须带有小数部分,如 123 是整数,123.0 是浮点数。

浮点数有两种表示方法,一种是像数学上一样表达,如 123.45、–123.45,另一种是科学计数法,ae+b 或 aE+b 相当数学上的 $a×10^b$(b 是正整数时,+可缺省),如 123.45 科学计数法可表示为 1.234 5e+2 或 1.234 5e2。

由于计算机内部采用二进制运算,浮点数在计算时会产生误差。如等式 0.1+0.2=0.3 是不成立的(可测试 0.1+0.2 的计算结果)。

3. 复数型(complex)　在 Python 中,复数的表示形式为 a+bj 或 a+bJ,其中 a 为实部,b 为虚部,j 或 J 为虚数单位(即 $j^2=-1$)。如 3+2j,整数 5 的复数表示为 5+0j。

系统在表达复数时会将其用一对小括号括起来,表示一个整体。如(3+2j),请不要误以为是一个元组。

复数有 real 和 imag 两个属性,分别获取复数的实部和虚部,如复数 x=3+2j,x.real 为 3,x.imag 为 2。

4. 数字型数据的运算符

(1)基本运算符:Python 提供了数字型数据的九种运算符(表 6-3),这些运算符也称算术运算,内置于 Python 的解释器。

表 6-3　数字型数据的运算符

运算符	说明
+ 正号	+x,x 本身,一般省略,是单目运算符
– 负号	–x,x 的负值,是单目运算符
+ 加法	x+y,x 与 y 的和
– 减法	x–y,x 与 y 的差
* 乘法	x*y,x 与 y 的积
/ 除法	x/y,x 与 y 的商
// 整除	x//y,不大于 x 与 y 的商的整数中最大者,如 5//3 为 1,–5//2 为 –2
** 乘方	x**y,即 x^y,如 5**0.5 为 5 的算数平方根
% 取余	x%y,x 除以 y 的余数,也称取模,如 5%3 为 2

判断整数 n 是否为偶数的表达式可写为 n%2=0 或 n/2=n//2 等。

例如,假设 x 是一个三位整数,获取各位数字可使用如下表达式

百位:x//100

十位:(x%100)//10

个位:x%10

数字型数据运算后其结果可能改变数字类型,如 3/2 结果为浮点数。一般规则为:

1）/运算,结果为浮点数。如 4/2 结果为 2.0。

2）整数与浮点数运算,结果为浮点数。如 3.14//1 结果为 3.0。

3）整数或浮点数与复数运算,结果为复数。如 1+2+3j,结果为 3+3j。

（2）运算的优先级

算术运算符的优先级为 ** →+ –（正负号）→* /→// % →+ –。

如 100//2*3**2%100–5,结果为 45。

5. 数字型数据的内置函数　见表 6-4。

表 6-4　数字型数据内置函数

函数	说明
int（x）	将 x 转为十进制整数,x 可为浮点数或字符串
float（x）	将 x 转为浮点数,x 可为浮点数或字符串
complex（a,b）	生成复数 a+bj,b 为 0 可省略
abs（x）	取 x 的绝对值,x 为复数时取复数的模
divmod（x,y）	返回（x//y,x%y）
pow（x,y,n）	省略 n 时返回 x^y,否则返回 x^y%n
round（x,n）	对 x 保留 n 位小数并四舍五入,省略 n 为取整
max（x_1,x_2,…）	返回最大值
min（x_1,x_2,…）	返回最小值

典型函数应用举例:

```
>>> int（12.34）
12
>>> int（"123"）
123
>>> int（0b1010110）
86
>>> float（123）
123.0
>>> float（"12.34"）
12.34
```

```
>>> complex（2,3）
（2+3j）
>>> abs（3+4j）
5.0
>>> divmod（5,2）
（2,1）
>>> pow（7,999,10000）
7143
>>> round（3.1415926）
3
```

（二）字符串型

字符串是用引号引起来字符的序列。字符串是最常用的数据类型之一,像电话号码、邮政编码、学号、文档的内容等皆以字符串方式表示。

1. **字符串的表示**　字符串内容的引号可用一对半角单引号（'）、双引号（"）或三引号（''' 或 """）,当用单引号时,其字符串内容不能包含单引号,双引号表示亦然。三引号可表示多行字符。

转义字符,一种表示控制符等符号的方法,以 "\" 开头后为转义字符,如 "\n" 表示换行符,在程序行行尾的 "\" 表示续行符（本行延续到下一行）。

常用的转义字符有 "\n" "\r" "\t" "\\" "\'" "\"" 等,分别表示换行符、回车符、水平制表符、\、'、"。

如 "ab\"cd" 与 'ab"cd' 是等价的,"abc\n123" 表示两行内容。

```
>>> print("abc\n123")
abc
123
```

2. 字符串型数据运算符　Python 提供了 +、*、in（not in）等字符串的基本运算符。

+：连接运算，连接为一个新字符串，例如：

```
>>> "abc"+"123"
'abc123'
```

*：重复运算，将字符串内容重复为新字符串。表示方法为：字符串 * 整数或整数 * 字符串，例如：

```
>>> "12"*3
'121212'
```

in（not in）：判断是否包含在字符串中，结果返回 True 或 False，例如：

```
>>> "th" in "Python"
True
```

3. 字符串处理的内置函数　在 Python 的内置函数中，有 7 个与字符串相关，见表 6-5。

表 6-5　字符串处理内置函数

函数	说明
len（x）	返回字符串 x 的长度（字符个数），如 len（"Python"）结果为 6
str（x）	返回 x 对应的字符串形式，如 str（123）结果为 '123'
ord（x）	返回字符对应的 Unicode，x 必须为单字符，如 ord（"A"）结果为 65
chr（x）	返回 x 作为 Unicode 对应的字符，如 chr（65）结果为 'A'
bin（x）	返回任意进制整数 x 对应的二进制字符串，如 bin（21）结果为 '0b10101'
oct（x）	返回任意进制整数 x 对应的八进制字符串，如 oct（0b101）结果为 '0o5'
hex（x）	返回任意进制整数 x 对应的十六进制字符串，如 hex（2023）结果为 '0x7e7'

注：Unicode 编码是一种字符编码，它支持几乎所有的语言字符，其中英文字符（半角）的 Unicode 即 ASCII 编码，全角字符的 Unicode 一般输出为 1 个五位整数。如 ord（"中"）返回 20013。

4. 字符串切片　字符串的切片即按位置获取字符串内容的一部分。位置以序号呈现，也称索引。序号有两种表示形式，一种是按从左向右编号，序号分别为 0,1,2,…；另一种按从右向左编号，序号分别是 -1,-2,-3,…。切片［M:N］中，M 为起始位置序号，N 为结束位置序号。

切片操作格式：字符串［M:N］，有如下几种用法：

（1）［M］获取序号 M 的字符。

例如，"Python"［-1］结果为 'n'

（2）［M:N］获取序号 M 到序号 N 的子串，其中不包括序号 N 的字符。

例如，"Python"［1:4］结果为 'yth'

1）［M:］获取序号 M 右边的所有字符。例如，"Python"［2:］结果为 'thon'

2）［:N］获取序号 N 左边的所有字符。例如，"Python"［:2］结果为 'Py'

（3）［M:N:P］表示从序号 M 到序号 N（不包括序号 N）每 P 个字符获取 1 个。

例如，"Python"［1::2］结果为 'yhn'

切片［::-1］将获取字符串的倒序串，例如：

"Python"［::-1］结果为 'nohtyP'

5. 字符串处理方法　Python 内置了字符串处理的 43 个函数，常用的如表 6-6 所示。

表6-6　字符串处理的常用方法

方法(函数)	说明
S.capitalize( )	返回将S首字母大写的新字符串
S.center(w,d)	返回长度为w的新字符串,字符串S居中,以d填充
S.count(x)	返回x在S中出现的次数
S.endswith(x)	判断S的结尾是否为x
S.startswith(x)	判断S是否以x开始
S.index(x)	返回x在S中首次出现的位置,若不存在则出错
S.rindex(x)	返回从右往左查x在S中首次出现的位置,不存在则出错
S.find(x)	返回x在S中首次出现的位置,若不存在则返回-1
S.format( )	格式化字符串,后面的小节专门介绍
S.islower( )	判断S中的字母是否全为小写(汉字看作大写字母)
S.isupper( )	判断S中的字母是否全为大写
S.isspace( )	判断S是否由空格组成(即S中字符全为空格)
S.isdigit( )	判断S中字符是否全为数字(0~9)
S.isnumeric( )	判断S中字符是否全为数字(0~9、中文数字、罗马数字)
S.isalnum( )	判断S中字符是否为数字或字母构成
S.isalpha( )	判断S中字符是否全为字母或数字
S.lower( )	返回将S中字母全部小写的新字符串
S.upper( )	返回将S中字母全部大写的新字符串
S.split(x)	将S中以x间隔的子串写入一个列表
s.join(x)	返回将组合类数据x中字符串元素以s间隔的新字符串
S.strip(x)	返回将S两端x包含的字符删除的新字符串
S.replace(old,new)	返回将S中子串old替换为子串new的新字符串

常用方法示例:

(1) S.split(x),是字符串的一个重要方法。主要用于从文本中获取数据项(如从英文文本中获取单词)。

```
>>> '1,2,3'.split(',')
['1', '2', '3']
```

如果分隔符缺省,将以空格作为分隔符,且连续的多个空格会被视为单个空格作为分隔符。例如:

```
>>> '1,2,3'.split(',')
['1', '2', '3']
>>> "a b  c  d".split(" ")
['a', 'b', '', 'c', '', '', 'd']
```

```
>>> "a b  c   d".split( )
['a', 'b', 'c', 'd']
>>> "I am a student".split( )
['I', 'am', 'a', 'student']
```

split（）方法可获取字符串两个特定子串之间的字符。例如：

```
>>> S="dsasaaahttps://www.baidu
.combbbsada"    # 要获取 aaa 与 bbb 间的网址
>>> S.split("aaa")[-1].split("bbb")[0]    # 以 aaa 分隔取右边的,再以 bbb 分隔取左边
'https://www.baidu.com'
```

（2）S.replace（old,new），可用于字符串中子串的替换。

```
>>> "123321112233".replace("12","a")          >>> "123321112233".replace("12","")
'a33211a233'                                   '33211233'
```

（3）S.strip（x），常用于从文件读取的数据行处理。

```
>>> "   ab cd ed   \n".strip()        # 删除两端的空格和换行符 \n）。
'ab cd ed'
```

（4）S.count（x）

```
>>> "实现中华民族伟大复兴,就是中华民族近代以来最伟大的梦想".count("伟大")
2
```

（5）s.join（x），将组合类数据 x 中字符串元素以指定分隔符间隔,拼接为一个新字符串。要求组合类数据 x 的元素全部为字符串类型。

```
>>> " or ".join("abc")
'a or b or c'
>>> "=".join([1,2,3])          # [1,2,3]的元素为整数,数据类型不匹配,所以出错
Traceback(most recent call last):
   File "<pyshell#124>", line 1, in <module>
      "=".join([1,2,3])
TypeError: sequence item 0: expected str instance, int found
```

（6）S.find（x）

```
>>> "实现中华民族伟大复兴,就是中华民族近代以来最伟大的梦想".find("中华民族")
2
>>> "实现中华民族伟大复兴,就是中华民族近代以来最伟大的梦想".find("中国")
-1
```

（7）S.lower（）和 S.upper（）

```
>>> "123AbcDe".lower()                >>> "123AbcDe".upper()
'123abcde'                            '123ABCDE'
```

（8）S.isdigit（）和 S.isnumeric（）

```
>>> "120345".isdigit()                >>> "1一壹Ⅲ".isnumeric()
True                                  True
```

（9）S.isupper（ ）、S.islower（ ）、S.isspace（ ）和 S.isalnum（ ）

```
>>> "HELLO 您好".isupper（ ）          # 汉字看
作大写字母
True
>>> "Hello 您好".islower（ ）
False
>>> "123abc".islower（ ）
True
```

```
>>> "123abc".isalnum（ ）
True
>>> "   ".isspace（ ）
True
>>> "".isspace（ ）
False
```

6. 字符串格式化方法　Python 有多种字符串格式化的方式,常用的是利用 format（ ）方法对字符串进行格式化,它可以将不同类型的数据转换为指定格式需求的字符串。如得到字符串'中华人民　共和国　成立'(在 "中华人民" 与 "成立" 之间设置一个 9 个字符宽度的位置,将 "共和国" 三字居中)。

format（ ）方法使用格式为:模板字符串.format（参数池）

模板字符串:由固定字符和槽组成,槽用 {} 表示,用以控制要格式化的参数嵌入位置和格式。按槽内指定的序号到参数池中获取要格式化的参数。

参数池:逗号间隔的一系列参数(参数 1,参数 2,…),参数的序号由左向右分别是 0,1,…。

槽的定义格式如下:

{ 序号:＜填充＞＜对齐＞＜宽度＞＜,＞＜. 精度＞＜类型＞}

说明如下:

序号:到参数池获取指定位置的参数,缺省时,按模板字符串中槽的顺序到参数池依次获取。第一个槽获取第一个参数,第二个槽获取第二个参数,…。

＜填充＞:用于填充的单个字符,如缺省,默认采用空格。

＜对齐＞:在嵌入的指定宽度位置上参数内容的对齐方式,＜为左对齐,＞为右对齐,^ 为居中对齐,如缺省,默认为右对齐。

＜宽度＞:指定嵌入的位置宽度。

＜,＞:数字型参数内容的千分位表示。

＜. 精度＞:浮点数小数部分精度(保留小数位数,并四舍五入),字符串的最大输出长度。

＜类型＞:类型符,整数类型符有 b,c,d,o,x,X,类型分别对应二进制、Unicode 编码、十进制、八进制、十六进制(字母元素 a～f)、十六进制(字母元素 A～F)及浮点类型(f)、百分数类型(%)和科学计数法类型(e 或 E)。

例如:

```
>>> "中华人民 {0:^9} 成立".format（"共和国"）  # 序号 0 可省略
'中华人民　共和国　成立'
```

生成格式串,以 1234 为内容,25 为宽度,左对齐,采用 = 填充。

```
>>> "{:=<25}".format（1234）
'1234====================='
```

生成格式串,以圆周率为内容,15 为宽度,居中对齐,采用*填充,圆周率保留三位小数并四舍五入。

```
>>> "{:*^15.3}".format（3.1415926）  # 不指定类型符 "f" 时,小数点算作 1 位。
'*****3.14******'
>>> "{:*^15.3f}".format（3.1415926）
'*****3.142*****'
```

生成格式串,以 1234 的二进制、八进制、十六进制为内容。

>>> "{0} 对应的二进制为 {0:b},八进制为 {0:o},十六进制为 {0:x}".format(1234)
'1234 对应的二进制为 10011010010,八进制为 2322,十六进制为 4d2'

三、变量与赋值

(一) 变量

1. 变量的概念　与数学上变量的概念类似,Python 的变量用来保存和表示具体的数据值。

Python 的变量是通过内存进行处理的,每个变量在内存都有其标识(像门牌号一样),可用内置函数 id( ) 查阅,变量的 id 实际上是其保存数据值的 id。

Python 变量的类型是动态的,这是 Python 的主要特色之一。变量类型的动态性是指变量的类型取决于其值的类型,如变量的值是 123,变量的类型即整数型,如变量的值是 "123",变量的类型即字符串型。可用内置函数 type( ) 测试变量的类型。

>>> x=123
>>> id(x)
1491753840

>>> type(x)
<class 'int'>

2. 变量名　变量名即变量的使用标识,在程序中,通过变量名调用其值。变量名命名的主要规则如下所示。

(1)变量名可用字母、汉字、下划线(_)、数字等,不能使用空格和专用字符(如各种运算符、标点等)。

(2)变量名要以字母、汉字、下划线等为首字符,不能用数字作为首字符。

(3)不能使用保留字作为变量名。

Python 对英文的大小写是敏感的,x 与 X 是两个变量。

(二) 变量赋值

Python 语言中,使用 "=" 给变量赋值, "=" 也称赋值运算符,不是数学上等于的含义。基本格式如下:

变量 1,变量 2,…,变量 n= 表达式 1,表达式 2,…,表达式 n

该方法将 "=" 右侧的表达式计算结果依次赋给左侧的变量。

例如,交换变量 x 与 y 的值,代码为:

>>>t=x　　　　　　　　　　>>>x=y　　　　　　　　　　>>>y=t

也可以写为一行代码:

>>>x,y=y,x

在 Python 语言中,算术运算符都有与之对应的增强赋值操作符,如 +=、-=、*=、/= 等,x=x+1 与 x+=1 是等价的。

使用 "del 变量名" 可删除变量的赋值定义。例如:

>>> x=1
>>> del x
>>> x

Traceback(most recent call last):
  File "<pyshell#23>", line 1, in <module>
    x
NameError: name 'x' is not defined

注:按变量的 id 变化情况,Python 的数据有可变类型和不可变类型。数据改变而 id 不变的,该变量对应的数据称为可变类型数据,否则,称为不可变类型数据。

Python 内置的数据类型中,数字型(含布尔型)、字符串型、元组型为不可变类型,列表型、集合型和字典型为可变类型。

四、基本输入和输出

输入、输出是程序的重要组成部分,Python 提供了 input( )、eval( )和 print( )等内置函数处理基本输入、输出。

(一) input( )函数

变量 =input("提示")

其中,提示是用户输入前的提示信息,可缺省。

功能:接受用户通过键盘的输入并赋给指定变量。输入的任何内容都将被作为字符串类型。例如:

```
>>> x=input("请输入:")          >>> x
请输入:123                      '123'
```

(二) eval( )函数

eval( )是 Python 中功能非常强大的一个函数,它可以解析出字符串中的内容,如果字符串内是可执行的表达式,该函数可以解析出这些表达式并执行它,如果字符串内包含 Python 其他类型的数据,该函数可以转换出对应类型的数据。

可以理解为,eval( )函数会把字符串参数的引号去掉。

eval( )的用法格式为:

eval(字符串)

示例如下:

```
>>> eval("2+3")                >>> eval("123.45")
5                              123. 45
>>> eval("123")                >>> eval("True")
123                            True
```

在使用 input( )函数获取键盘输入时,如果需要非字符串类型的数据,一般要将 input( )和 eval( )两个函数结合使用,格式如下:

eval(input("提示性文字")),例如:

```
>>> x=eval(input("请输入一个整数:"))   >>> x
请输入一个整数:123                      123
```

(三) print( )函数

print( )函数将输出到标准输出设备(显示器屏幕),即 Python 的桌面上。print( )一般用法格式为:

print(值 1,值 2,…,sep= 字符串,end= 字符串)

参数 sep:当输出的值有多个时,多个值之间用指定字符串间隔,缺省时默认为空格。

参数 end:在输出所有值后输出指定字符串。缺省时默认为换行符(\n)。

```
>>> print("1,2,3")             1 2 3
1,2,3                          >>> print(1,2,3,sep="-",end="$$")
>>> print(1,2,3)               1-2-3$$
```

在程序设计时,如果需要将多个 print( ) 的结果输出到一行中,一般需要指定 end 参数。如下两行程序的执行结果为:1 2 3 4 5 6。

print(1,2,3,end=" ")

print(4,5,6)

五、Python 库概述

(一)库的概念和分类

1. 库的概念　在 Python 中,库(library 或 module)是一组预先编写好的函数、类、变量等代码的集合,它们可以被程序开发者用于实现各种功能。使用库可以提高代码的开发效率和可维护性。同时,库通常经过了广泛的测试和优化,具有较高的可靠性和性能。

库涵盖多个领域,如数据科学与大数据、人工智能、图形化绘图和科学计算等。使用库解决问题是 Python 的重要特色和流行的主要原因。

如果把程序设计任务比喻为摆积木,Python 就是摆积木的平台,库就是所需的积木模块,Python 也称为"胶水"语言,"胶水"就是 Python 知识。

2. 库的种类　库有标准库和第三方库两类。

(1)标准库:包含在 Python 的安装包,安装 Python 时同步安装,用户在设计程序时直接使用,而无需安装。Python 的版本不同,包含的标准库也不同。

(2)第三方库:也称扩展库,是必须安装后才能使用的库。Python 语言目前有十几万个第三方库,几乎覆盖了信息技术所有领域。可以说,用户需要解决的几乎任何问题,总能找到对应的第三方库。第三方库与 Python 的版本有关。

(二)第三方库管理工具

第三方库的管理工具,也称 pip 工具,在安装 Python 时已安装到计算机系统。Python 3.x 提供了 pip 和 pip3 两个命令,以 Windows 操作系统的计算机系统为例,pip 命令需在 Windows 的命令窗口使用。使用 pip 工具需要先打开 Windows 命令窗口(可在"附件"程序组执行"命令提示符",也可以按【Win】+【R】,输入 CMD 打开)。可使用 pip -h 命令获取其帮助信息。pip 常用的子命令有 install、uninstall、download、show、list 等。

1. 第三方库的安装　第三方库的安装有在线安装和离线安装两种方式。

(1)在线安装:需要有互联网环境。在线安装默认从网络下载库的安装包并自动安装到系统中,有如下两种命令格式。

1)pip install 库名称:从库的官方网站下载库的安装包并安装。可通过该网站对第三方库进行查询等。

2)pip install 库名称 -i url:从 url 指定的网站下载库的安装包并安装。

(2)离线安装:安装前需要下载库的安装包,安装命令格式如下:

pip install 安装包路径\安装包文件名

可到上面列举的网站去下载库的离线安装包。

注:1)卸载已安装的第三方库,可用如下命令格式:

pip uninstall 库名

2)下载第三方库安装包可用如下命令格式:

pip download 库名

3)升级已安装的第三方库,可用如下命令格式:

pip　install　-U　库名　(注意 U 为大写)

4)pip 几乎可以安装所有的第三方库,但有个别的第三方库无法正常安装,可到相应库的官方网站获取帮助。

5）第三方库的安装包与操作系统环境有关,下载时需注意。

2. 第三方库详细信息查阅　pip 的 show 子命令可以查询已安装的第三方库的详细信息(包括其官网网站、所依赖和被依赖的库等),格式如下:

pip　show　库名

3. 查询第三库的安装列表　可使用 pip -list,查询已安装的所有第三方库信息。

(三)库的引用

库的引用也称引入,在编写程序时,如果要使用库中的函数,必须先引用这个库,库有 import 和 from…import 两种引用方式:

1. import 引用方式　格式为:

import 库名 1 as 别名 1,库名 2 as 别名 2,…

当库名称较复杂时,可用 as 指定一个别名,一旦库定义了别名,就可以使用别名来表示这个库。import 可以同时引用多个库。采用这种方式引用的库,调用库功能的格式为:

库名. 功能函数( )或 库名. 属性

2. from … import 引用方式　格式为:

form 库名 import 子类 1 as 别名 1,子类 2 as 别名 2,…

用这种引用方式可以引用库中的子类。

当需要引用库中的所有子类时,可使用 from 库名 import *。

采用该方式引用的库,调用库功能时可直接书写功能函数,而无需在功能函数的名称前加"库名."。

六、turtle 库的使用

(一)turtle 库概述

turtle 库是 Python 语言中一个流行、有趣的图形绘制库,它是一个标准库,想象一只小海龟,在一个坐标系中爬行,爬行轨迹即图形。

图形绘制中,小海龟即画笔,爬行的坐标系即画布。坐标系的(0,0)坐标点即画布的中心,是小海龟爬行的初始位置,水平向右方向为 0 度方向,如图 6-6 所示。

(二)turtle 库函数

turtle 有丰富的库函数,本部分介绍绘制图形常用的库函数,turtle 库使用的详细资料可在 IDLE 中输入 help("turtle")获取。

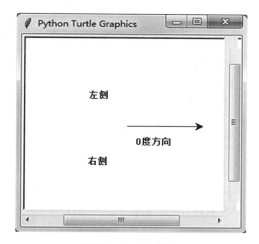

图 6-6　turtle 画布

1. 画布设置函数

(1) turtle.setup(w,h,x,y)

功能:设置画布窗口的大小和位置,参数说明如下所示。

w:窗口宽度,若整数,单位为像素,若为小数则为窗口宽度与屏幕的比例。

h:窗口高度,若整数,单位为像素,若为小数则为窗口高度与屏幕的比例。

x:窗口左侧与屏幕左侧的距离(单位为像素),省略时水平居中。

y:窗口顶部与屏幕顶部的距离(单位为像素),省略时垂直居中。

(2) turtle.reset( )

功能:画布复原,可理解为换了一张画布。画布一旦复原,以前对画布和画笔的所有设置均失效,即回到原始状态。

(3) turtle.clear( )

功能:清除画布,画布、画笔的设置和画笔的当前位置不会变化。

2. 画笔状态设置函数

（1）turtle.penup（ ）

可简写为 turtle.pu（ ）。

功能：提起画笔，在提起画笔时不会在画布上留下痕迹。用于从画布的一个位置移动到另外一位置绘制图形。

（2）turtle.pendown（ ）

可简写为 turtle.pd（ ）或 turtle.down（ ）。

功能：放下画笔，是画笔的默认状态，只有在该状态下才能在画布上画出痕迹。若设置了提起画笔，需要再绘制图形时，必须设置放下画笔。

（3）turtle.pensize（n）或 turtle.width（n）

功能：设置画笔尺寸（即画笔线条宽度）为 n 像素。初始值为 1 像素。

省略参数 n，返回画笔当前尺寸。

（4）turtle.pencolor（c）

功能：设置画笔颜色（即图形线条颜色）为指定色。初始为黑色（black）。

参数 c 可以是颜色字符串（即颜色对应的英文单词，如 "red""yellow""purple" 分别对应红、黄、紫），也可以用三原色（RGB）表示，表示格式为元组，（R,G,B），如（255,255,0）为黄色。

（5）turtle.speed（n）

功能：设置画笔运动的速度（即海龟爬行速度）。初始值为 3,0 为最快速度。

（6）turtle.hideturtle（ ）

功能：隐藏画笔，即画布上不显示出画笔。

（7）turtle.showturtle（ ）

功能：显示画笔，即在画布上显示画笔，是画笔的初始状态。

3. 画笔运动函数

（1）turtle.forward（d）

可简写为 turtle.fd（d）。

功能：画笔前行，即画笔沿当前方向前进 n 像素。是画笔运动最常用的函数。参数 d 为整数，若为负，则沿当前方向的反方向运动。

（2）turtle.dot（d,c）

功能：画笔直径为 d 像素，颜色为 c 的圆点。

参数 d 省略默认为画笔的尺寸，参数 c 省略默认为黑色。

（3）turtle.goto（x,y）

功能：画笔移动到点（x,y）。

参数 x 和 y 为整数。

（4）turtle.circle（r,d,steps）

功能：绘制圆、圆弧、折线等。r 为负时则反方向绘制。

只有参数 r，绘制出半径为 n 像素的圆。

只有参数 r 和 d，绘制半径为 r 像素，度数为 d 的圆弧。

如绘制半径为 100 像素的半圆，turtle.circle（100,180）。

第三个参数 steps，是起点到终点由 steps 条线组成。

如绘制半径为 100 像素圆的内接正三角形，turtle.circle（100,steps=3）。

4. 画笔方向设置函数

（1）turtle.left（d）

功能：画笔在当前方向角度基础上，按逆时针（向左）旋转 d 度。

参数 d 为整数,若为负,则按顺时针方向。

(2)turtle.right(d)

功能:画笔在当前方向角度基础上,按顺时针(向右)旋转 d 度。

参数 d 为整数,若为负,则按逆时针方向。

(3)turtle.setheading(d)

简写为 turtle.seth(d)。

功能:设置海龟运动方向,d 为旋转度数,d>0 逆时针旋转,d<0 顺时针旋转。

5. 颜色填充函数

(1)turtle.fillcolor(c)

功能:设置填充色为 c。

(2)turtle.color(p,f)

功能:设置画笔色为 p,填充色为 f。

(3)turtle.begin_fill()

功能:设置颜色填充状态,是无参数的函数。一般用于绘制图形之前。

(4)turtle.end_fill()

功能:撤销颜色填充状态,是无参数的函数。一般用于绘制图形之后。

(三)turtle 库图形绘制案例

1. 绘制线条为红色,线条宽度为 5 像素,填充色为黄色,边长为 100 像素的正三角形。

```
>>> import turtle as tt                      >>> tt.fd(100)
>>> tt.color("red","yellow")                 >>> tt.left(120)# turtle.seth(240)
>>> tt.pensize(5)                            >>> tt.fd(100)
>>> tt.begin_fill()                          >>> tt.left(120)# turtle.seth(360)
>>> tt.fd(100)                               >>> tt.end_fill()
>>> tt.left(120)# 也可写为 tt.seth(120)
```

2. 绘制半径分别为 100 像素和 50 像素的两个同心圆。

```
>>> import turtle as tt                       >>> tt.fd(50)       # 向下移动 50 像素
>>> tt.circle(50)# 先画内圆                    >>> tt.pendown()# 放下画笔
>>> tt.seth(-90)# 画笔方向改为垂直向下          >>> tt.seth(0)      # 画笔方向改为水平向右
>>> tt.penup()   # 抬起画笔                    >>> tt.circle(100)   # 画外圆
```

请思考,若先画外圆再画内圆,以上代码应该如何修改?

在绘制图形时应注意,绘制的图像结果与画笔的位置和方向有关。

七、random 库的使用

(一)random 库概述

random 库是一个获取随机数的标准库,可以随机生成浮点数、整数、字符串,甚至帮助用户随机选择列表序列中的一个元素,打乱一组数据等,即用来解决随机性问题。

random 库生成随机数时需要一个种子,指定随机数生成时所用算法开始的数值(一般为一个整数),同一个种子值,每次生成的随机数都相同。如果不设置这个值,则系统将依据系统时间来自动选择这个值,此时每次生成的随机数因时间差异而不同。种子一般在引用 random 库后,生成随机数之前设置。

为了便于程序调试,程序设计要使用随机数时需设置一个种子,待程序发布时删除种子设置代码。

（二）random 库的常用函数

（1）random.seed（n）

功能:将种子设置为 n。

（2）random.random（）

功能:随机生成一个浮点数 x,0.0=＜x＜1.0,如:

```
>>> import random as rr              >>> import random as rr # 重新引用库
>>> rr.seed（80）                     >>> rr.seed（80）        # 重新设置种子
>>> rr.random（）                     >>> rr.random（）
0. 27149111325994557                0. 27149111325994557
>>> rr.random（）                     >>> rr.random（）
0. 5419065944744416                 0. 5419065944744416
```

（3）random.randint（a,b）

功能:生成一个随机整数 n,a=＜n＜=b。

参数 a 和 b 为整数。如生成一个三位随机整数。

```
>>> rr.randint（100,999）
825  # 读者生成的可能是一个不一样的三位整数
```

（4）random.uniform（a,b）

功能:生成一个随机浮点数 x,a=＜x＜=b。

如,生成一个整数部分有三位的随机浮点数。

```
>>> rr.uniform（100,999）
478. 7149066639751 # 读者生成的可能是一个不一样的浮点数
```

（5）random.choice（L）

功能:从序列数据 L 中随机获取一个元素。如:

```
>>> rr.choice（"123456789"）
'9'
```

（6）random.randrange（s,e,p）

功能:在函数 range（s,e,p）生成的范围中随机获取一个数。函数 range（s,e,p）生成的范围包含从 s 开始,到 e 结束(但不包括 e),每次加上一个步长的所有数。

如,获取 1～100 之间的一个随机偶数。

```
>>> rr.randrange（2,101,2）
48
```

（7）random.shuffle（L）

功能:将列表 L 中元素的次序打乱。L 一般是一个列表变量。

```
>>> x=［1,2,3,4,5,6］              >>> x
>>> rr.shuffle（x）                ［2, 3, 6, 4, 5, 1］
```

（8）random.sample（L,k）

功能:在组合数据 L 的元素中随机获取 k 个元素。返回结果为列表。如:

```
>>> rr.sample("1234567890",3)
['3', '9', '1']
```

八、jieba 库的使用

（一）jieba 库概述

jieba 库是一个用于中文分词的第三方库。所谓分词，即从中文文本中提取其中的中文词语。jieba 库的名字来源于中文"结巴"，非常形象地描述了分词。

对于一段英文文本，由于英文单词之间一般是以空格或标点符号为分隔符，可以使用字符串的 split()方法，提取其中的英文单词。但中文文本中的词语一般是连续的，中间没有间隔符，因此难以提取其中的词语。

jieba 库的分词原理为：构建一个分词词库，将待分词的文本与分词词库比对，通过图结构和动态规划方法寻找最大概率的词语并获取它，最终获取文本中的所有词语。jieba 库还提供了添加词语到分词词库的功能。

jieba 库具有非常丰富的分词功能，本部分只介绍最常用、简单的分词方法，其他分词功能涉及自然语言处理，这里不进行深入介绍。

（二）jieba 库的常用函数

1. 精准分词函数　所谓精准分词，就是将所得分词结果中的词连接起来，即分词文本 S。

（1）jieba.cut(S)

功能：精准分词，结果返回一个可迭代类型数据对象，今后可通过遍历循环遍历它。S 是待分词文本。如：

```
>>> import jieba                              >>> type(fc)
>>> S=" 中国是一个有五千年文明的伟大        <class 'generator'>
国家"                                          >>> for c in fc:
>>> fc=jieba.cut(S)                           print(c,end=" ")
>>> fc                                        中国 是 一个 有 五千年 文明 的 伟大 国家
<generator object Tokenizer.cut at 0x0422FDB0>
```

（2）jieba.lcut(S)

功能：精准分词，结果返回一个以分词词语为元素的列表，是最常用的分词函数。如：

```
fc=jieba.lcut(S)
>>> fc
['中国', '是', '一个', '有', '五千年', '文明', '的', '伟大', '国家']
```

今后，进行中文词频分析时，主要利用 lcut()函数获取分词结果列表。

2. 全模式分词函数　获取待分词文本中可能产生的所有词语，冗余性最大。

（1）jieba.cut(S,cut_all=True)

功能：全模式分词，结果返回一个可迭代类型数据对象。

（2）jieba.lcut(S,cut_all=True)

功能：全模式分词，结果返回一个以分词词语为元素的列表。如：

```
>>> fc=jieba.lcut(S,cut_all=True)
>>> fc
['中国', '国是', '一个', '有', '五千', '五千年', '千年', '文明', '的', '伟大', '大国', '国家']
```

3. 搜索引擎模式分词函数　所谓搜索引擎模式,就是先进行精准分词,再对其中的长词进行再次分词所获得的分词结果。适用于搜索引擎创建索引。

(1) jieba.cut_for_search(S)

功能:搜索引擎模式分词,结果返回一个可迭代类型数据对象。

(2) jieba.lcut_for_search(S)

功能:搜索引擎模式分词,结果返回一个以分词词语为元素的列表。如:

```
>>> fc=jieba.lcut_for_search(S)
>>> fc
['中国', '是', '一个', '有', '五千', '千年', '五千年', '文明', '的', '伟大', '国家']
```

4. jieba.add_word("词语")　将指定词语添加到词库。一次只能添加一个词语。如:

```
>>> jieba.add_word("伟大国家")
>>> fc=jieba.lcut(S)
>>> fc
['中国', '是', '一个', '有', '五千年', '文明', '的', '伟大国家']
```

注意与前面未向词库添加词的结果比较。

第四节 │ Python 程序的基本控制结构

一、分支结构

分支结构是程序根据条件判断结果而选择执行不同分支,主要包括单分支结构、二分支结构、多分支结构。

(一) 条件表达式

条件表达式也称逻辑表达式,其结果为布尔型常量 True 或 False,条件表达式由关系运算和逻辑运算混合构成。"条件表达式"以下简称为"条件"。

1. 关系运算　关系运算用于比较两个同类型对象的大小,关系运算符如表 6-7 所示。

表 6-7　关系运算符

运算符	含义	示例
<	小于	7<5 结果为 False
>	大于	5>2 结果为 True
<=	小于或等于	3<=3 结果为 True
>=	大于或等于	6>=6 结果为 True
==	等于	3==3 结果为 True
!=	不等于	5!=5 结果为 False

Python 中条件允许书写为"5<x<11",表示 x>5 并且 x<11。

2. 逻辑运算　逻辑运算用于将几个条件表达式组合,其运算符有 not(逻辑非)、and(逻辑与)和 or(逻辑或)。

如"5<x<11"可表示为"x>5 and x<11"。

为了避免无用代码的执行,逻辑运算具有短路逻辑特性,即逻辑运算符的第二个操作数有时会被

"短路",例如:

>>> x=100
>>> x>90 and print(x)
100

>>> x>90 or print(x)
True

由于 x>90 的结果为 True,and 运算符需要继续执行其后的操作,所以执行了 print(x);or 运算符,由于已获得结果 True,根据短路逻辑就不再执行其后的操作,直接返回结果。

(二)单分支结构

Python 中单分支结构格式如下:

if 〈条件〉:
　　语句块

单分支结构的程序流程图如图 6-7 所示。

例 6-1　编写一个 PM2.5 空气质量与运动提醒程序,如果 PM2.5 值小于 35μg/m³,输出"空气质量优,建议多参加户外运动!";如果 PM2.5 值小于 75μg/m³,输出"空气质量良好,建议适度参加户外活动!";如果 PM2.5 值大于等于 75μg/m³,输出"空气质量污染,请做好防护,不建议参加户外运动!"。

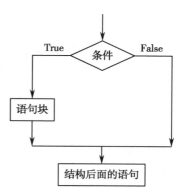

图 6-7　单分支结构的程序流程图

```
1    PM = eval(input("请输入 PM2.5 数值："))
2    if 0<= PM < 35：
3        print("空气质量优,建议多参加户外运动!")
4    if 35 <= PM <75：
5        print("空气质量良好,建议适度参加户外活动!")
6    if PM >=75：
7        print("空气质量污染,请做好防护,不建议参加户外运动!")
```

(三)二分支结构

Python 中二分支结构的格式如下:

if 〈条件〉:
　　〈语句块 1〉
else:
　　〈语句块 2〉

二分支结构的程序流程图如图 6-8 所示。

注:二分支结构还有一种更简洁的表达方式(也称为条件函数或三元表达式),通过判断返回特定值,语法格式如下:

〈表达式 1〉　if 〈条件〉　else 〈表达式 2〉

如果 if 条件成立,得到的结果是表达式 1 的值,如果条件不成立,得到的结果是表达式 2 的值。

例 6-2　判断一个数字是奇数或者是偶数。

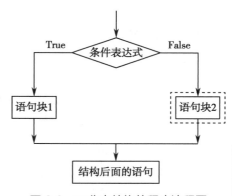

图 6-8　二分支结构的程序流程图

```
1    num = int(input("输入一个数字："))
2    if(num % 2)== 0：
```

```
3       print(num,"是偶数")
4    else:
5       print(num,"是奇数")
```

使用条件函数可将上述代码改为:

```
1    num = int(input("输入一个数字:"))
2    print(num,"是偶数") if (num % 2)== 0  else print(num,"是奇数")
```

二分支结构可以嵌套,所谓嵌套指在二分支结构的两个分支中再嵌入分支结构,如例 6-1 利用二分支结构嵌套书写代码如下所示。

```
1    PM = eval(input("请输入 PM2.5 数值:"))
2    if 0<= PM < 35:
3        print("空气质量优,建议多参加户外运动!")
4    else:
        if 35 <= PM <75:
5            print("空气质量良好,建议适度参加户外活动!")
        else:
6            print("空气质量污染,请做好防护,不建议参加户外运动!")
```

(四) 多分支结构:if-elif-else 语句

Python 中多分支结构的语法格式如下:

if<条件 1>:
　　<语句块 1>
elif<条件 2>:
　　<语句块 2>
...
else:
　　<语句块 N>

程序流程图如图 6-9 所示。

注:多分支结构只执行其中的一个分支,即执行了一个分支后,其他分支将不被执行。

例 6-3　编写一个根据体重和身高计算 BMI 值的程序,根据 BMI 的定义,BMI= 体重(kg)÷ 身高^2(m^2)和表 6-8,分别输出国际和国内的身体质量指数 BMI 及分类情况。

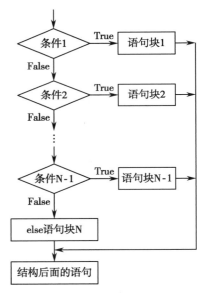

图 6-9　多分支结构的程序流程图

表 6-8　身体质量指数 BMI 表

分类	国际 BMI 值/(kg·m^{-2})	国内 BMI 值/(kg·m^{-2})
偏瘦	<18.5	<18.5
正常	18.5~<25	18.5~<24
偏胖	25~<30	24~<28
肥胖	>= 30	>= 28

程序如下:

```
1   height,weight = eval(input("请输入身高(米)和体重/(千克)[逗号隔开]: "))
2   bmi=weight/pow(height,2)
3   print("BMI 数值为:{:.2f}".format(bmi))
4   wto,dom = "",""
5   if bmi < 18.5:　# WTO 标准
6       wto = "偏瘦"
7   elif bmi < 25:　# 18.5 <= bmi < 25
8       wto = "正常"
9   elif bmi < 30:　# 25 <= bmi < 30
10      wto = "偏胖"
11  else:
12      wto = "肥胖"
13  if bmi < 18.5:　　# 我国标准
14      dom = "偏瘦"
15  elif bmi < 24:　　# 18.5 <= bmi < 24
16      dom = "正常"
17  elif bmi < 28:　　# 24 <= bmi < 28
18      dom = "偏胖"
19  else:
20      dom = "肥胖"
21  print("BMI 指标为:国际'{0}',国内'{1}'".format(wto,dom))
```

二、循环结构

循环结构主要用于解决重复性问题,实际上是一行或多行程序代码的重复执行。Python 提供了两种类型的循环,无限循环和遍历循环。

(一)无限循环

无限循环也称条件循环,该循环一直保持循环操作直到特定循环条件不满足才结束,该循环无须确定循环次数,主要用于解决循环次数不明确的循环。

无限循环结构的格式如下:

while 〈条件〉:
　　〈语句块〉

注:1. 语句块也称循环体,是重复执行的代码。

2. while 语句是先判断条件再执行,所以循环体有可能一次也不执行。

3. 循环体中需要包含能改变条件表达式中变量值的语句,否则表达式的结果可能始终为 True,从而造成死循环。

无限循环的流程图如图 6-10 所示。

例6-4　编写程序,计算 1 到 10 所有整数的和。

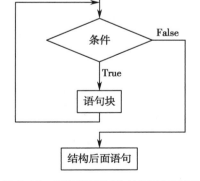

图 6-10　无限循环结构的程序流程图

```
1   t=0
2   n=0
```

```
3    while n<=10:
4        t+=n
5        n+=1
6    print("1-10 所有整数的和为:",t,sep="")
```

请尝试将 4、5 两行代码次序颠倒并执行结果,分析两个结果不一致的原因。

无限循环有一种使用 else 的扩展模式,结构如下:

while 〈条件〉:
　　〈语句块 1〉
else:
　　〈语句块 2〉

这种扩展模式中,当 while 循环条件不满足时,将执行 else 下面的语句块。

(二) 遍历循环

遍历循环是将给定的各个元素依次获取并执行一次相应的操作的循环结构,遍历循环又称为迭代循环。遍历循环的结构如下:

for 〈变量〉 in 〈遍历结构〉:
　　〈循环体〉

说明:1. 结构中的变量称为循环变量。

2. 遍历结构一般为字符串、组合类数据、range 对象、打开的文件对象等。

注:range 对象是指利用内置函数 range( )创建的包含整数序列的对象。range( )函数的格式如下:

range(初值,终值,步长)

其中,初值、终值和步长均为整数,可以为负值。

创建的对象中整数序列包括从初值到终值(不包括终值),逐次加上一个步长的所有整数,如 range(1,10,1)包含的整数序列是 1,2,3,4,5,6,7,8,9。

步长为 1 时可缺省,range(n)与 range(0,n,1)是等价的。

range 对象可用于控制循环次数。

遍历循环结构的程序流程图如图 6-11 所示。

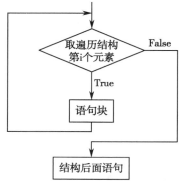

图 6-11　遍历循环结构的程序流程图

例 6-5　输入一个整数,输出其各位数字之和,如输入 123,则输出 6。

```
1    num=input("输入一个整数:")
2    t=0
3    for n in num: #遍历数字字符串
4        t+=eval(n)
5    print(t)
```

例 6-6　输出 1~100 中所有偶数的和。

```
1    t=0
2    for n in range(2,101,2):
3        t+=n
4    print("1-100 所有偶数之和为:",t,sep="")
```

（三）循环保留字

循环结构有两个辅助保留字：break 和 continue，用来辅助控制循环执行。

（1）break：用来跳出当前层次的 for 或 while 循环，但仍然继续执行外层循环，脱离当前层次的循环后程序从循环后代码继续执行。每个 break 语句只跳出当前层次循环。

（2）continue：用来结束当前当次循环，即跳过循环体中下面尚未执行的语句，返回循环体前面继续执行循环。

例 6-7 编写程序，比较 break 和 continue 运行方式。

```
1   for s in "PYTHON":
2       if s=="T":
3           continue
4       print（s，end=""）
5   print（  ）
6   for s in "PYTHON":
7       if s=="T":
8           break
9       print（s，end=""）
```

（四）循环嵌套

所谓循环嵌套，即在循环结构中嵌入其他循环。

例 6-8 输出九九乘法表。

```
1   for i in range（1，10）:
2       for j in range（1，i+1）:
3           print（j，"*"，i，"="，j*i，sep=""，end="   "）
4       print（  ）
```

运行结果如下：

```
1*1=1
1*2=2   2*2=4
1*3=3   2*3=6   3*3=9
1*4=4   2*4=8   3*4=12  4*4=16
1*5=5   2*5=10  3*5=15  4*5=20  5*5=25
1*6=6   2*6=12  3*6=18  4*6=24  5*6=30  6*6=36
1*7=7   2*7=14  3*7=21  4*7=28  5*7=35  6*7=42  7*7=49
1*8=8   2*8=16  3*8=24  4*8=32  5*8=40  6*8=48  7*8=56  8*8=64
1*9=9   2*9=18  3*9=27  4*9=36  5*9=45  6*9=54  7*9=63  8*9=72  9*9=81
```

三、异常处理结构

（一）错误与异常

1. 程序错误　程序错误是指语法错误，即解析代码时出现的错误。当代码不符合 Python 语法规则时，Python 解释器在解析时就会弹出"SyntaxError"对话框，同时还会返回程序编辑器，并指向错误处，如图 6-12 所示。

语法错误主要有关键字错误、缩进错误、控制结构错误等，是由程序设计者导致的，属于真正意义上的错误，是解释器无法容忍的，因此，只有将程序中的所有语法错误全部纠正，程序才能执行。

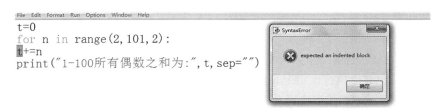

图 6-12 "SyntaxError"对话框

2. 程序异常 程序在语法上都是正确的,但在运行时发生了错误,这种现象称为程序异常,一般是程序做数据处理时发生的,如获取的用户数据不符合要求。多数情况是程序使用者造成的,有时也可能由于程序设计者的疏忽,如数据运算时未排除分母为 0 的情况等。

例如,程序中代码 "a=1/i",i 为 0 时出现异常,程序运行时会中断并在 Python IDLE Shell 上出现如下 "ZeroDivisionError" 提示信息:

Traceback(most recent call last):

　　File "<pyshell#1>", line 3, in <module>

　　　　a = 1/i

ZeroDivisionError: division by zero

上述信息中指明了异常的位置,最后一行描述了异常类型和原因。

在 Python 中,除了上面的除数为 0 异常之外,异常类型有很多,本书不做具体介绍。

(二) 异常处理结构

异常处理格式如下:

try:

　　主控语句块

except[异常类型 1]:

　　异常处理语句块 1

except[异常类型 2]:

　　异常处理语句块 2

…

else:

　　语句块

finally:

　　语句块

异常处理结构流程图如图 6-13 所示。

说明:

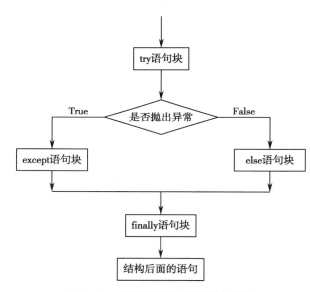

图 6-13 异常处理机制运行流程图

1. try、except、else、finally 除 try 部分外均可缺省,如有需要必须按顺序书写。

2. except[异常类型…] 出现相应类型异常时,执行对应的分支,缺省异常类型,则对出现的任何类型异常均执行同一语句块,专业人员外的程序设计者一般无须指明异常类型。

3. else 程序未出现异常时执行的分支。

4. finally 无论程序是否出现异常均执行的分支。

5. 程序设计者一般只使用 try-except 结构。

例 6-9 使用 try-except-else-finally 结构进行异常处理。

```
1   try:
2       a = int(input("请输入 a 的值:"))
```

```
3 │     print（20/a）
4 │ except：
5 │     print（"发生异常!"）
6 │ else：
7 │     print（"执行 else 块中的代码"）
8 │ finally：
9 │     print（"执行 finally 块中的代码"）
```

请分别输入 a 的值为零和非零数,运行程序,观察结果。

四、Python 程序实例解析

例 6-10　求指定范围内的素数。

解析:

1. 设定要求素数的范围下限变量 lo、上限变量 hi。

2. 变量 i 在上下限范围内取值。

3. 如果 i 大于 1,素数有意义,设定循环变量 j,取值从 2 至 i-1。

4. 用 i 除以 j,看是否能被整除,如果能被整除,立即结束循环,说明不是素数,返回上一层。如果不能被整除,则打印该数,即为素数。

```
1 │ lo=int（input（'下限:'））
2 │ hi=int（input（'上限:'））
3 │ for i in range（lo,hi+1）：
4 │     if i ＞ 1：
5 │         for j in range（2,i）：
6 │             if（i % j）== 0：
7 │                 break
8 │         else：
9 │             print（i）
```

第五节 ｜ Python 的组合类数据

一、组合类数据概述

（一）组合类数据的概念

前面介绍的数字型数据(整数型、布尔型、浮点型、复数型等),表示的是一个数据,但在实际应用中经常遇到同时处理多个数据的情况,这就需要把多个数据有效组织起来并统一表示,这种把多个数据类型组合为一个新类型的数据称为组合类数据。

组合类数据是一种容器,它是一种数据结构,容器内的对象称为元素。Python 中容器有可变容器和不可变容器。容器内元素发生变化,而容器的内存地址(ID)不变的称为可变容器,否则称为不可变容器。

Python 内置的组合类有字符串型、列表型、元组型、集合型和字典型。

组合类数据又分为三类,即序列类型、集合类型和映射类型。

（二）组合类数据的通用操作

1. 组合类数据的通用操作运算符有 in 和 not in。

in：判断元素是否属于组合类数据的元素。结果为 True 或 False。

not in：判断元素是否不属于组合类数据的元素。结果为 True 或 False。

2. 组合类数据的通用内置函数　如表 6-9 所示。

表 6-9　组合类数据的通用内置函数

函数	说明
len（m）	返回 m 的长度（即 m 中元素的个数）
list（m）	返回 m 中各元素的列表
tuple（m）	返回 m 中各元素的元组
set（m）	返回以 m 中不重复元素为元素的集合
dict（m）	返回 m 中元素为键值对的字典，m 的元素必须为多元的
max（m）	返回 m 中元素的最大者，m 中元素必须为同类型
min（m）	返回 m 中元素的最小者，m 中元素必须为同类型
sum（m）	返回 m 中元素的和，m 中元素必须为数字类型
sorted（m）	返回 m 元素的排序列表。Python 的排序一般不使用该函数，如需排序，一般将其转为列表，然后使用列表的 sort（）排序

二、序列类数据概述

（一）序列类数据的概念

序列类数据是元素与次序有关的组合类数据，其元素之间存在先后关系，可通过元素的位置，即序列的索引来访问其中的元素。

Python 中字符串型、列表型、元组型和 range 对象均属于序列类型。

（二）序列类数据的通用操作

除支持组合类数据的通用操作外，序列类数据还有专用的操作方式。

1. 序列类数据的专用运算操作符　序列类数据的运算操作符有 +、*，但不适用于 range 对象。

（1）+：连接运算，将多个序列类数据连接为一个。

（2）*：重复，使用格式为 S*n 或 n*S（n 是整数），将序列 S 的元素按原次序重复 n 次，n 为负数时返回空序列。

2. 序列类数据切片　像字符串型数据一样，序列类数据都支持切片操作。

3. 序列类数据的通用方法　序列类数据有 count（）和 index（）两个通用方法，前者返回指定元素出现的次数，后者返回指定元素第一次出现的位置（序号）。

三、列表类型数据与应用

（一）列表类型概述

列表（list）是 Python 内置的经典数据类型，是用一对中括号"[ ]"括起来一组数据的有序序列，其中的数据称为元素，以逗号（，）间隔。

列表是 Python 的一种数据结构，是一个可变容器，用来存储和组织任意类型数据的对象，列表的元素可以是相同类型数据，也可以是不同类型数据。列表像字符串一样，且长度无限制，使用非常灵活。列表的重要的特性是有序性和可变性。

1. 列表的有序性　像字符串一样，列表是序列类型，支持序列类型的所有操作符和内置函数，也

可以使用索引或切片。列表除了支持所有序列类型的内置函数,还可以使用 list( )函数将其他组合类型转换为列表。例如:

```
>>>[1,2]+[3,4]
[1, 2, 3, 4]
>>>[1,2]*3
[1, 2, 1, 2, 1, 2]
>>>1 in[1,2,3,4,5]
True
>>>[1,2,3,4,5][:3]
[1, 2, 3]
```

```
>>>[1,2,3,4,5][::-1]
[5, 4, 3, 2, 1]
>>>sum([1,2,3,4,5])
15
>>>[1,2,3,4,5][1]          #索引
2
>>>list("12345")
['1', '2', '3', '4', '5']
```

注:列表的索引只包含一个元素,返回的结果就是这个元素。

2. 列表的可变性 列表是可变容器,任何类型数据都可以放在容器内,无论列表元素发生什么变化(增减、改变值等),都不会脱离这个容器,并且这个容器的内存起始地址(ID)不会发生变化。列表的这种操作也称为本地操作。例如:

```
>>>x=[1,2,3,4,5]
>>>id(x)
1654832
>>>x[2]=100
```

```
>>>x
[1, 2, 100, 4, 5]
>>>id(x)
1654832
```

在 Python 中,可以利用赋值和切片替换列表元素的值。

(1)替换某一元素的值

改变列表中指定位置的元素的值,格式如下:

L[序号]=值

功能:将序号对应元素的值更改为指定值,L 为一个列表。例如:

```
>>>L=[1,2,3,4,5]
>>>L[1]=100
```

```
>>>L
[1, 100, 3, 4, 5]
```

(2)替换多个元素的值

替换多个元素的值可使用如下格式:

L[切片]=S,其中 S 为一个列表

1)如果切片是连续的多个元素,将切片包含的多个元素替换为 S 中的元素。例如:

```
>>>L=[1, 2, 3, 4, 5]
>>>L[1:3]=[7,8,9]
```

```
>>>L
[1, 7, 8, 9, 4, 5]
```

2)如果切片是不连续的多个元素,要求列表 S 的元素与切片包含的元素个数一致,将切片包含的元素一次替换为 S 中的元素。例如:

```
>>>L=[1, 2, 3, 4, 5]
>>>L[::2]=[7,8]#切片包含 3 个元素,而列表[7,8]只有 2 个元素,所以返回错误
Traceback(most recent call last):
  File "<pyshell#50>", line 1, in <module>
    L[::2]=[7,8]
```

ValueError: attempt to assign sequence of size 2 to extended slice of size 3
>>> L [: :2]= [7,8,9]
>>> L
[7, 2, 8, 4, 9]

(二) 列表推导式(列表生成器)

Python 中的列表推导式是一种方便快捷地生成列表的规则,基本框架是与遍历思想结合,快速生成一个具有一定规律的列表。应用格式如下:

[Exp for x in Iter if cond]

参数说明:Exp 是一个生成列表元素的表达式;x 是一个变量(相当于遍历循环中的循环变量)用于控制列表元素的生成;Iter 是一个可迭代的对象,例如字符串、列表、元组、集合、range( )对象等;if cond,cond 是一个条件表达式,表示按条件筛选,可以省略。

例如:

>>>[i for i in range(1,11)if i%2==0]# 生成 1~10 之间所有偶数为元素的列表
[2, 4, 6, 8, 10]
>>> "-".join([str(i)for i in [1,2,3,4,5]])# 将[1,2,3,4,5]列表中元素拼接为 "-" 间隔的字符串,请思考为什么这样写代码?
'1-2-3-4-5'

(三) 列表的常用方法

1. 添加列表元素的方法　添加列表元素有 append( )、insert( )和 extend( )等方法。

(1) L.append(x)

功能:在列表 L 的最后添加元素 x,只能追加一个元素。例如:

>>> L= [1,2,3]
>>> L.append(4,5)# 因为指定了两个要添加的元素,所以会返回错误
Traceback(most recent call last):
　File "<pyshell#58>", line 1, in <module>
　　L.append(4,5)
TypeError: append( )takes exactly one argument(2 given)
>>> L.append(5)
>>> L
[1, 2, 3, 5]

(2) L.insert(m,x)

功能:在列表 L 的序号 m 的位置添加元素 x,只能添加一个元素。例如:

>>> L= [1,2,3,4,5]　　　　　　　　>>> L
>>> L.insert(2,100)　　　　　　　　[1, 2, 100, 3, 4, 5]

(3) L.extend(S)

功能:将 S 的元素追加到列表 L,S 可以是列表、元组、集合等。例如:

>>> L= [1,2,3]　　　　　　　　　　>>> L
>>> L.extend((4,5,6))　　　　　　　[1, 2, 3, 4, 5, 6]

2. 删除列表元素的方法　删除列表元素有 remove( )、pop( )和 clear( )等方法。

（1）L.remove（x）

功能：删除列表 L 中 x 元素，如果 x 元素在列表中有多个,则只删除最左边的那一个。例如：

```
>>> L=[1,2,3,3,2,1]            >>> L
>>> L.remove(2)               [1, 3, 3, 2, 1]
```

（2）L.pop（m）

功能：删除列表 L 中序号 m 位置的元素。例如：

```
>>> L=[1,2,3,4,5]             >>> L
>>> L.pop(2)# 将显示被删除的元素    [1, 2, 4, 5]
3
```

（3）L.clear（）

功能：删除列表 L 的所有元素,返回空列表。例如：

```
>>> L=[1,2,3,4,5]             >>> L
>>> L.clear()                [ ]
```

注：删除列表元素还可以使用保留字 del,格式如下：

del L［切片］

功能：删除切片包含的所有元素。例如：

```
>>> L=[1,2,3,4,5]             >>> L=[1,2,3,4,5]
>>> del L[1:3]               >>> del L[::2]
>>> L                       >>> L
[1, 4, 5]                   [2, 4]
```

3. 获取列表副本的方法 L.copy（）

功能：获取列表 L 的副本。

由于列表的可变性,不能用赋值（"="）获取变化前的列表,必须用 copy（）方法获取并保存。例如：

```
>>> a=[1,2,3]
>>> id(a)
49660152
>>> b=a
>>> id(b)#a 和 b 的 id 一致,说明 b 与 a 是一样的,可以理解为 a 有了另一个名字 b
49660152
>>> b=a.copy()
>>> id(b)#b 与 a 的 id 不一致,说明 b 是一个新列表
49660752
```

注：在程序设计时,如果遍历一个列表,而遍历过程中该列表元素是变化的,就应该遍历这个列表的副本,而不是遍历这个列表。例如：

设有列表 L=［7, 9, 8, 11, 2, 15, 8, 6, 1, 4, 8, 10］,编写程序,删除其中所有偶数。如果程序代码为：

```
1    L=[7, 9, 8, 11, 2, 15, 8, 6, 1, 4, 8, 10]
2    for i in L:
```

```
3        if i%2==0:
4            L.remove(i)
5    print(L)
```

程序运行的结果为:[7, 9, 11, 15, 6, 1, 8]

结果列表中仍包含偶数元素。分析上述代码,发现在遍历列表 L 的过程中,循环体代码行 L.remove(i)删除了列表元素,导致列表 L 在遍历过程中发生变化,所以结果有误。

将代码行 for i in L:中的 L 更改为 L.copy( ),重新运行程序。

运行结果为:[7, 9, 11, 15, 1],这是正确的结果。

4. 列表的反转方法 L.reverse( )

功能:列表 L 的元素反转。与切片 L[: :-1]所得结果的列表元素一致。例如:

```
>>> L=[1,2,3,4,5]                    >>> L=[1,2,3,4,5]
>>> L.reverse( )                     >>> L[ : :-1]
>>> L                                [5, 4, 3, 2, 1]
[5, 4, 3, 2, 1]
```

5. 列表的排序方法 L.sort(key= 排序依据,reverse=False)

功能:列表 L 的元素按要求排序。

参数说明如下:

(1) reverse=False,默认参数,按升序排序;reverse=True,按降序排序。

(2) 列表 L 的元素为非序列类型,无须指定参数 key。

(3) 列表 L 的元素为序列类型时,缺省参数 key,将按序列类型元素的首个子元素进行排序。例如:

```
>>> L=["322","12323","216563"]
>>> L.sort(reverse=True)   # 按列表中字符串元素的首字符降序排序
>>> L      # 注意观察列表元素的首字符
['322', '216563', '12323']
```

(4)列表 L 的元素为组合类型时,参数 key=len,将按元素的长度进行排序。例如:

```
>>> L=["322","12323","216563"]
>>> L.sort(key=len,reverse=True)# 按列表中字符串元素的长度降序排序
>>> L      # 注意观察列表元素的字符串长度
['216563', '12323', '322']
```

(5) 列表 L 的元素为序列类型时,参数 key=lambda x:x[n],将按序列类型元素的序号为 n 的子元素进行排序。例如:

```
>>> L=[[1,2,3],[2,3,1],[3,1,2]]
>>> L.sort(key=lambda x:x[2])# 按列表元素中列表序号2的子元素升序排序
>>> L      # 注意观察列表元素中列表序号2的元素(第3个)
[[2,3,1],[3,1,2],[1,2,3]]
```

四、元组类型数据与应用

(一) 元组概述

元组(tuple)在结构上与列表相似,是一组数据的有序序列。列表用中括号"[ ]"标识,而元组用

小括号"( )"标识,列表是可变容器,而元组是不可变容器。

在 Python 中,元组可以表示未明确定义的一组数据。例如:

```
>>> 1,2,3
(1, 2, 3)
```

在自定义函数中,如果返回多个值,默认返回一个元组,多个值为元组元素。

像列表一样,元组支持序列类型的一切操作(包括切片)和内置函数,例如:

```
>>> tuple("abc")
('a', 'b', 'c')
```
```
>>> tuple([1,2,3])
(1, 2, 3)
```

与列表比较,元组具有以下几个特点。

1. 元组的长度不可改变,不能向元组添加和删除元组元素。

2. 当表达只有一个元素的元组时,需要在元素后添加逗号(,)。例如:

```
>>> type((1))
<class 'int'>
```
```
>>> type((1,))
<class 'tuple'>
```

3. 元组中元素不能改变其值,除非这个元素是可变类型。如果元组的元素是可变类型,可通过该可变类型的操作改变其中的子元素。例如:

```
>>> t=(1,[2,3,4],5,6)
>>> t[1][1]=7
```
```
>>> t
(1, [2, 7, 4], 5, 6)
```

4. 二者元素相同的情况下,元组要比列表占的内存小一些,检索时,元组的检索速度要比列表更快些。所以程序设计时,有时将列表转换为元组。

(二) 元组的方法

元组只有 count( )和 index( )两个方法。

1. T.count(x)

功能:返回元组 T 中元素 x 的个数。例如:

```
>>>(1,2,3,3,2,1).count(1)
2
```

2. T.index(x)

功能:返回元素 x 在元组 T 中第一次出现的序号。例如:

```
>>>(1,2,3,3,2,1).index(1)
0
```

五、集合类型数据与应用

(一) 集合类型概述

集合(set)同数学中的集合概念一致,即多个无序数据项的组合。它也是 Python 的一种数据结构,像列表一样属于可变容器,属于可变类型。

集合是用一对大括号"{}"括起来的数据组合。如 {1,2,3},但 {} 不是一个空集合,空集合需用内置函数 set( )实现,即 set( )表示一个空集合。例如:

```
>>> type({})   #{} 表示的是一个字典
<class 'dict'>
```
```
>>> type(set())
<class 'set'>
```

像列表一样,集合也可以用推导器生成,例如:

>>> {i for i in range(10)}
{0, 1, 2, 3, 4, 5, 6, 7, 8, 9}

集合类型具有如下特点。

1. 集合的元素具有唯一性(不能重复),一个组合类数据转为集合时会自动过滤掉重复的元素。例如:

>>> {1,2,3,3,2,1}
{1, 2, 3}

>>> set("123321")
{'1', '3', '2'}

2. 集合的元素具有无序性,即元素相同的集合是同一集合。例如:

>>> {1,2,3}=={1,3,2}
True

3. 集合的元素必须是不可变类型[数字型(含布尔型)、字符串型、元组型]。不能将可变类型添加到集合中。例如:{1,1.1,"abc",(1,2),False} 是合法的集合,{[1,2,3]} 是不合法的集合。

>>> {[1,2,3]}
Traceback(most recent call last):
    File "<pyshell#23>", line 1, in <module>
        {[1,2,3]}
TypeError: unhashable type: 'list'

(二)集合运算

集合运算支持组合类数据的运算符和内置函数,例如:

>>> 1 in {3,1,2}
True
>>> len({3,1,2})

3
>>> sum({3,1,2})

6

集合的运算符,如表 6-10 所示。

表 6-10 集合运算符

描述	运算符	说明
交集	&	A&B,同时属于集合 A 和 B 的元素构成的集合
并集	|	A|B,包含集合 A 和 B 的所有元素的集合
差集	−	A−B,在集合 A 中排除集合 B 所有元素构成的集合
补集	^	(A−B)|(B−A),获取只在一个集合中出现的元素

举例如下:

>>> A={1,2,3,4}
>>> B={2,3,5,7}
>>> A&B
{2, 3}
>>> A|B
{1, 2, 3, 4, 5, 7}

>>> A−B
{1, 4}
>>> B−A
{5, 7}
>>> A^B
{1, 4, 5, 7}

集合还有一些用于其运算的内置函数,因为它们大部分可以用集合运算符实现,不再做专门介绍。

(三)集合的方法

表6-11中列举了常用的集合方法,其他方法大部分可以使用集合运算符或内置函数实现,这里不再做介绍。

表6-11　常用的集合方法

方法描述	说明
S.add(x)	将元素x添加到集合S(一次只能添加1个)
S.copy()	返回集合S的副本,参考列表本方法的应用举例说明
S.remove(x)	将元素x移出集合S,若S不包含x,则报错
S.clear()	清空集合S的所有元素
S.pop()	随机将一个元素移出集合S,并返回移出的元素

常用集合方法举例:

```
>>> S={1,2,3,4,5,6}
>>> S.add(10)
>>> S
{1, 2, 3, 4, 5, 6, 10}
>>> y=S.copy()
>>> y
{1, 2, 3, 4, 5, 6, 10}
>>> S.remove(10)
>>> S
{1, 2, 3, 4, 5, 6}
>>> S.pop()
1
```

```
>>> S
{2, 3, 4, 5, 6}
>>> y.clear()
>>> y
set()
>>> y.pop()
Traceback(most recent call last):
    File "<pyshell#56>", line 1, in <module>
        y.pop()
KeyError: 'pop from an empty set'
```

六、字典类型数据与应用

(一)字典类型概述

字典(dict)像列表和集合一样属于Python的可变容器,是用一对大括号"{}"括起来的键值对的组合,即键值对是构成字典的元素,键值对反映了键与值的一对一映射关系,字典是Python唯一的映射类型。

可以用一对大括号"{}"将键值对括起来直接创建字典,键值对的键与值之间用冒号":"间隔,例如:

d={"zhangsan":18,"lisi":20,"wangwu":19}

{}表示空字典。

可以把字典作为特殊的集合看,只是这个集合的元素是键。键是键值对的标识,其具有集合元素的特点(如唯一性、不许为可变类型、无序性等)。字典的操作主要针对键进行。如遍历字典是遍历字典的键,使用组合类型的内置函数也是针对键。例如:

```
>>> d={1:100,2:200,3:300,4:400,5:500}
>>> for i in d:    # 遍历字典实际是遍历其中
的键
        print(i,end=" ")
1 2 3 4 5
```

```
>>> 1 in d #in 用于判断键是否包含在字典中
True
>>> sum(d)      #字典的键的和
15
>>> list(d)
```

>>> 1:100 in d　　　　　　　　　　　　　　[1, 2, 3, 4, 5] # 返回结果可能与此不一致

SyntaxError: illegal target for annotation

(二) 字典的基本操作

1. 检索　可根据键检索键值对的值,格式为:

D[key]

功能:检索字典 D 中键 key 对应的值。若 key 不存在则返回错误。

2. 修改和添加键值对　修改和添加键值对的使用格式为:

D[key]=v

功能:在字典 D 中检索键 key,若 key 存在,则修改其对应的值,否则将键值对 key:v 添加到字典 D。

3. 删除键值对　删除键值对的格式为:

del D[key]

功能:删除字典 D 中键为 key 的键值对,若 key 不存在,则返回异常。

字典基本操作举例如下:

```
>>> D={1:100,2:200,3:300,4:400,5:500}
>>> D[2]  # 检索键 2 的值
200
>>> D[7]  # 键 7 在字典中不存在,返回错误
Traceback(most recent call last):
  File "<pyshell#30>", line 1, in <module>
    D[7]
KeyError: 7
>>> D[2]=150   # 键 2 存在,故改其应为 150
>>> D
{1: 100, 2: 150, 3: 300, 4: 400, 5: 500}
```

```
>>> D[7]=700 # 键 7 不存在,故添加键值对
7:700
>>> D
{1: 100, 2: 150, 3: 300, 4: 400, 5: 500, 7: 700}
>>> del D[7]
>>> D
{1: 100, 2: 150, 3: 300, 4: 400, 5: 500}
>>> del D[7]# 返回错误,为什么?
Traceback(most recent call last):
  File "<pyshell#37>", line 1, in <module>
    del D[7]
KeyError: 7
```

(三) 字典的方法

表 6-12 列举了字典的方法。

表 6-12　字典方法

方法	功能说明
D.get(key,d)	若 key 在字典中存在,则返回其值,否则返回 d(d 可缺省)
D.copy()	返回 D 的副本
D.keys()	返回所有键的信息,可用 list() 转为列表
D.values()	返回所有值的信息,可用 list() 转为列表
D.items()	返回所有键值对(元组形式)信息,可用 list() 转为列表
D.clear()	清空键值对,返回空字典
D.pop(key)	字典 D 的键 key 存在则返回相应的值,同时删除键值对
D.update(T)	以字典 T 更新字典 D
D.fromkeys(S,v)	返回以 S 的元素为键,所有值均为 v 的字典
D.popitem()	随机删除字典 D 的一个减值对,并返回元组形式该键值对
D.setdefault(key,v)	若字典 D 存在键 key,则返回其值,否则添加键值对 key:v

最常用的字典方法为 get( )、items( )和 update( ),举例如下:

```
>>> D={1: 100, 2: 150, 3: 300, 4: 400, 5: 500}
>>> D.get(3,555)        # 键3存在,返回其对应值
300
>>> D.get(7,555)          # 键7不存在,返回指定值
555
>>> x=D.items( )
>>> type(x)                # 测试 items( )方法返回值类型
<class 'dict_items'>
>>> list(x)               # 将字典 items( )方法结果转为列表
[(1, 100), (2, 150), (3, 300), (4, 400), (5, 500)]
>>> S={2:200,7:700}   # 注意 D 中存在键 2,不存在键 7
>>> D.update(S)
>>> D                   #D 中键 2 的值被 S 中键 2 的值替换,S 中键 7 对应的键值对添加到 D
{1: 100, 2: 200, 3: 300, 4: 400, 5: 500, 7: 700}
```

字典应用案例:统计组合类型数据 M 中各元素的出现次数。

分析:假设最终生成元素及其出现次数为键值对的字典 D,遍历 M,遍历到的元素用 x 表示,如果 x 在 D 中不存在(即 x 在 M 中第一次出现),则 D[x]=1,否则,D[x]=D[x]+1,即在原统计的出现次数上加 1,用以统计元素次数的代码如下:

```
if x in D:
    D[x]=D[x]+1
else:
    D[x]=1
```

如果用字典的 get( )方法,上述代码可简单地表示为:

```
D[x]=D.get(x,0)+1
```

所以,案例的通用代码如下:

```
D={}
for x in M:
    D[x]=D.get(x,0)+1
```

代码执行的结果:生成以不同元素及其个数为键值对的字典 D。

七、组合类数据应用实例

例6-11　以 28 位种子,生成 10 个互不相同的三位整数,并按从大到小的次序一行内输出它们。

py-6-10.py

```
1   import random as rr
2   rr.seed(28)
3   s=set( )
4   while len(s)! =10:
5       s.add(rr.randint(100,999))
6   L=list(s)
7   L.sort(reverse=True)
```

```
8    jg=[str(i)for i in L]
9    print(" ".join(jg))
```

第六节 │ 文件与文件操作

在程序设计时经常从文件中获取要处理的数据和将数据处理结果写入文件进行保存,所以文件操作是程序输入输出的重要组成部分。

一、文件概述

文件是存储在某种介质上的信息集合,可以包含任何数据内容,理论上讲,文件是数据的集合和抽象。计算机系统中,文件通常存储在外存储器上,每个文件都有一个名称(即文件名)识别它。

文件的访问通过文件标识符实现,文件标识符由存储路径和文件名组成,如"d:\pylx\sm.txt"。

从文件内容的表示形式上,文件分为文本文件和二进制文件。

文本文件一般由单一特定编码的字符组成,如 UTF-8 编码,内容容易统一展示和阅读。大部分文本文件都可以通过文本编辑软件或文字处理软件创建、修改和阅读。文本文件可以被看作是存储在磁盘上的长字符串,例如一个 txt 格式的文本文件。在 Windows 操作系统中,"记事本"是文本文件的编辑器,通常可以通过"记事本"查看文本文件的字符编码,方法是用"记事本"打开文本文件后,打开"另存为"对话框,在对话框的下端,会看到其字符编码,如图 6-14 所示。

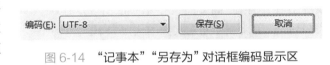

图 6-14 "记事本""另存为"对话框编码显示区

二进制文件由比特 0 和比特 1 组成,没有统一字符编码,文件内部数据的组织格式与文件用途有关。二进制是信息按照非字符但特定格式形成的文件,例如,PNG 格式的图片文件、avi 格式的视频文件。二进制文件和文本文件最主要的区别在于是否有统一的字符编码。二进制文件由于没有统一字符编码,只能当作字节流,而不能看作是字符串。

无论文件是文本文件还是二进制文件,都可以用"文本文件方式"和"二进制文件方式"打开,但打开后的操作不同。

二、文件的打开和关闭

在 Python 语言中,操作任何一个文件都必须首先打开它,且操作完毕后要关闭它。

(一)文件打开

Python 通过内置函数 open( )打开一个文件,并将该文件与一个程序变量关联,使用格式如下:

〈变量名〉=open(〈文件标识〉,〈打开模式〉,encoding="编码集名称")

说明:

1. 变量名 称为文件对象变量,通过它进行文件的具体操作。

2. 打开的文件是可以遍历的 可通过遍历文件对象遍历文件的行。

3. encoding="编码集名称" 适用于文本文件。缺省该项内容时,文本文档采用当前系统使用的编码,应该注意,如打开已有文件且编码集为"UTF-8",须指定,所以打开已有文本时,须查看文档的编码集名称。

4. 文件标识 文件标识以字符串方式表示。在 Windows 系统中,文件标识中路径分隔符"\"使用"/"或转义字符"\\"或用 r 指明原始字符,如 "d:/pylx/sm.txt" 或 "d:\\pylx\\sm.txt" 或 r "d:\\pylx\\sm.txt",在 Python 中,文件路径不能包含空格和与圆点"."。

注:当路径包含多个路径分隔符时,也可以只将第一个路径分隔符用转义字符"\\",如 "d:\\pylx\sm.txt"。

5. 打开模式　打开模式以字符串形式表示(如 "wb"),它由两部分构成,即存取模式和文件性质。存取和文件格式有多种,如表 6-13 所示。

表 6-13　文件的打开模式

模式符		含义
存取模式	'r'	只读模式,要求文件必须存在,否则返回异常,默认值
	'w'	覆盖写模式,文件不存在则创建,存在则完全覆盖
	'x'	创建写模式,文件不存在则创建,存在则返回异常
	'a'	追加写模式,文件不存在则创建,存在则在文件最后追加内容
文件性质	'b'	二进制文件
	't'	文本文件,默认值
增强模式	'+'	与存取模式一同使用,在原功能基础上增加同时读写功能

注意:"r+""w+""a+"均支持文件的读写,但区别是,"r+"打开已有文件,读写从文件头开始;"w+"得到的是一个新文件(已有文件将清空原内容),读的内容是新写入的;"a+"如打开的是已有文件,读写从文件尾开始。

(二)文件的关闭

文件使用后要关闭,以释放文件的使用授权,文件关闭使用文件对象的 close()方法,使用格式为:

文件对象.close()

注:1. 如果文件操作时写入新内容到文件,文件关闭时才将内容写入文件。

2. 用户未关闭的文件,在退出 Python 时由系统关闭。

三、文件的读写操作

(一)文件的读操作

读操作用于读取文件内容,通过文件对象的 read()、readline()和 readlines()三个方法实现。

1. f.read(size)方法　读取文件对象 f 前 size 长度或字节流,省略 size 则读取整个文件内容。

2. f.readline(size)方法　读取文件对象当前行前 size 长度或字节,省略 size 则读取当前行全部内容。

3. f.readlines(line)方法　读取文件对象 f 前 line 行内容到列表,列表以行为元素,省略 line 则读取整个文件内容。

文件读操作示例:有文件 "d:\lx.txt",其内容如下:

祖国,您好

祖国美丽富饶

```
>>> f=open("f:\\lx.txt","rt")
>>> for line in f:
        print(line,end="")

祖国,您好
祖国美丽富饶
>>> f=open("f:\\lx.txt")
```

```
>>> f.read()
'祖国,您好 \n 祖国美丽富饶'
>>> f.read()   # 内容已被读出,再读为空
''
>>> f=open("f:\\lx.txt")
>>> f.readlines()
['祖国,您好 \n', '祖国美丽富饶']
```

（二）文件的写操作

写操作用于写入内容到文件,通过文件对象的 write（）和 writelines（）两个方法实现。

1. f.write（s）　将字符串或字节流 s 写入文件。

2. f.writelines（）　将一个元素全为字符串的列表,以每个元素一行的格式写入文件。

文件写操作示例：

在 D 盘的 lx 文件夹创建一个文本文件 pylx.txt,两行内容依次为"中国共产党"和"是无产阶级先锋队"。

```
>>> fo=open（r"d:\lx\pylx.txt","w"）        >>> fo.write（"是无产阶级先锋队"）
>>> fo.write（"中国共产党 \n"）#需加换行符      8
6                                          >>> fo.close（）
```

文件创建后,打开文件检查内容。

注:系统还提供了改变文件当前操作位置的 seek（）方法,以便在文件操作时调整操作位置。其使用格式如下：

f.seek（w）

w=0,文件开始位置；w=1,当前位置；w=2,文件结束位置。

四、文件操作应用案例分析

例 6-12　对习近平总书记在中国共产党第二十次全国代表大会上所做报告进行词频分析,统计输出其中词频最高的五个词,二十大报告文本保存在当前文件夹 20da.txt 文档中（UTF-8 编码）。程序代码如下：

```
1   import jieba
2   #打开指定文件并获取其内容
3   f=open（"20da.txt","r",encoding="utf-8"）
4   txt=f.read（）
5   f.close（）
6   #中文文本分词
7   fc=jieba.lcut（txt）
8   #建立字典,且将词与词频为键值对写入字典
9   d={}
10  pc={"我们"}   #设置要排除的词
11  for word in fc：
12      if len（word）！=1 and word not in pc： #排除不需要的词（一字词和已设置要排除的）
13          d［word］=d.get（word,0）+1
14  #将字典转为键值对列表,为排序做准备
15  jg=list（d.items（））
16  #按要求排序
17  jg.sort（key=lambda x：x［1］,reverse=True）
18  #输出结果
19  for i in range（5）：
20      print（"{}：{}".format（jg［i］［0］,jg［i］［1］））
```

第七节 | 函数与代码的复用

一、函数的定义和调用

自定义函数是由开发者自己编写的函数,用于实现特定的功能或逻辑。通过定义函数,可以将一段代码封装起来,使其可以在程序的不同部分重复使用,提高代码的复用性和可维护性。定义后的函数可以通过函数名调用。

定义函数的形式如下:

def 函数名(参数 1,参数 2,…):

　　函数体

　　return 表达式

说明:

1. def 为保留字,后面为自定义函数名,(形式)参数间用",",隔开,参数个数根据实际需要确定。

2. 函数体为实际函数的功能代码,return 后表达式的值为函数的返回值,函数可以没有 return 语句,当返回值有多个时以元组形式返回。

3. 函数先定义后使用。函数调用时实参需与形参个数相同且数据类型相对应。

调用形式:函数名(实参 1,实参 2,…)

实参可为数值、变量或表达式。

4. 在函数内部,可以调用其他自定义函数,形成自定义函数的嵌套调用。每个函数都有自己的局部变量和返回值。

例 6-13　计算两个数的平均值。

```
1  def   pj(x,y):
2  #计算两个数平均值
3      he = x+y
4      pjz=he/2
5      return pjz
6  print(pj(3,5))
```

程序的运行结果为 4.0。

例 6-14　输出指定次数的字符串。

```
1  def   Ostring(string, times):
2  #打印指定次数的字符串
3      for i in range(times):
4          print(string,end="")
5  Ostring("abc",3)
```

程序运行结果为 abcabcabc。

例 6-15　计算两个数的和与积(有多个返回值的函数)。

```
1  def   hj(x,y):
2      he=x+y
```

```
3          ji=x*y
4          return he,ji
5    print(hj(3,5))
```

程序运行结果为(8,15)。

例 6-16 画横线(无参数、无 return 的函数)

```
1    def hx( ):
2         print("-"*60)
3    hx( )
```

程序运行结果为 --。

二、递归函数

(一)递归的概念

递归是指函数在其定义中调用自身的过程。换句话说,函数在执行过程中会重复调用自己来解决更小规模的问题,直到达到终止条件,然后通过回溯的方式将结果合并,得到最终的结果。在实现树结构遍历、回溯算法时非常有用。

如斐波那契数列 F_n 定义如下:

$$F_n = \begin{cases} 1 & n=1,2 \\ F_{n-1}+F_{n-2} & n>2 \end{cases}$$

F_n 揭示了递归的两个关键特征。

(1)存在一个或多个基例,如这里 F_1 和 F_2 为基例,不需要进行递归。

(2)所有递归链要以一个或多个基例结尾。

(二)定义递归函数

递归函数可以简洁地表达某些问题的解决方法。但要注意,过度或不正确地使用递归可能会导致性能问题和代码可读性的降低。在使用递归时,需要确保终止条件,适当处理边界情况,并评估递归调用的次数。

以阶乘计算为例,阶乘定义如下:

$$n! = \begin{cases} 1 & n=1 \\ n(n-1)! & n>1 \end{cases}$$

例 6-17 阶乘的计算

```
1    def fact(n):
2         if n==1:
3              return 1
4         else:
5              return n * fact(n-1)
6    num = input("请输入一个整数:")
7    print(fact(abs(eval(num))))
```

fact( )函数在其定义内部引用了自身,形成了递归过程(见第 5 行)。

fact( )函数通过 if 语句给出了 n 为 1 时的基例,当 $n=1$,fact( )函数不再递归,返回数值 1,如果

$n>1$，则通过递归返回 n 与 $n-1$ 阶乘的乘积。代码第 7 行通过内置函数 abs( ) 将用户输入转换为正整数。

三、匿名函数

匿名函数是指无须定义标识符（函数名）的函数序列，也称为 lambda 函数，此类函数比较简单，可在一行内完成定义，作为其他函数的参数时，匿名函数非常有用（例如在排序或映射操作）。匿名函数用 lambda 保留字定义，形式如下：

〈函数名〉=lambda〈参数列表〉:〈表达式〉

lambda 函数与正常函数一样，等价于下面形式：

def〈函数名〉(〈参数列表〉):
    return〈表达式〉

例 6-18　利用匿名函数计算两个数的和。

```
1  addition = lambda x, y: x + y
2  result = addition ( 2, 3 )
3  print ( result )
```

示例说明，通过使用匿名函数，可以提供更简洁的代码实现。

四、函数应用实例

例 6-19　使用函数判断患者的心率是否处于正常范围。

```
1   def is_heart_rate_normal ( heart_rate ):
2       if heart_rate<60:
3           return
4       elif heart_rate>=60 and heart_rate<=100:
5           return True
6       else:
7           return False
8   heart_rate=80
9   if is_heart_rate_normal ( heart_rate ):
10      print ( "心率正常" )
11  else:
12      print ( "心率异常" )
```

例 6-20　疾病风险评估。

```
1   def calculate_disease_risk ( age, gender, family_history, lifestyle ):
2       risk_score = 0
3       if age >= 40:
4           risk_score += 1
5       if gender == 'Male':
6           risk_score += 1
7       if family_history:
```

```
8              risk_score += 1
9         if lifestyle == 'Unhealthy':
10              risk_score += 1
11        if risk_score >= 3:
12              disease_risk = 'High'
13        elif risk_score == 2:
14              disease_risk = 'Moderate'
15        else:
16              disease_risk = 'Low'
17        return disease_risk
18    patient_age = 45
19    patient_gender = 'Male'
20    patient_family_history = True
21    patient_lifestyle = 'Unhealthy'
22    risk_level=calculate_disease_risk(patient_age,patient_gender,patient_family_history,patient_lifestyle)
23    print("Patient's disease risk level:", risk_level)
```

第八节 ｜ Python 第三方库及应用

一、科学计算与数据分析

科学计算与数据分析是 Python 的一个优势方向,具有大批高质量的第三方库。以下介绍 3 个最常用的第三方库:numpy 库、scipy 库和 pandas 库。

（一）numpy 库

numpy 是一种开源且功能庞大的数值计算工具库。它可用来存储和处理大型矩阵,比 Python 语言提供的列表结构更加高效。numpy 提供了许多高级的数值编程工具,如:矩阵运算、矢量处理、N 维数据变换等,numpy 库也作为数据分析方向其他库的依赖库,目前已经成为科学计算与数据分析事实上的"标准库"。

与 Python 列表相比,numpy 具有的另一个强大优势是具有大量优化的内置数学函数,这些函数使使用者能够快速地进行各种复杂的数学计算,并且用到很少代码(无需使用复杂的循环),使程序更容易读懂和理解。

使用 numpy 库,要先引用,引用方式如下:

import numpy as np

1. 创建数组　创建数组常用函数如下:

（1）np.array([a,b,c],dtype=int)

依据列表或元组创建数组,dtype 用于指定数据类型,缺省默认 int。

```
>>> import numpy as np
>>> np.array([1,2,3])
array([1, 2, 3])
```

（2）np.ones（（m,n）,dtype）

创建 1 个 m 行 n 列元素全为 1 的数组,dtype 为数据类型。

```
>>> np.ones（（3,2））
array（[[ 1., 1.],
       [ 1., 1.],
       [ 1., 1.]]）
```

（3）np.zero（（m,n）,dtype）

创建 1 个 m 行 n 列元素全为 0 的数组。

```
>>> np.zeros（（2,3））
array（[[ 0., 0., 0.],
       [ 0., 0., 0.]]）
```

（4）np.arange（m,n,p）

创建 1 个 m 至 n（不包括 n）,步长为 p 的一维数组（秩为 1）。

```
>>> np.arange（1,10,1）
array（[ 1, 2, 3, 4, 5, 6, 7, 8, 9]）
```

（5）np.linspace（m,n,k）

创建 1 个 m 至 n,均分为 k 个元素的一维数组。

```
>>> np.linspace（1,10,10）
array（[ 1., 2., 3., 4., 5., 6., 7., 8., 9., 10.]）
```

（6）np.indices（（m,n））

创建 1 个 m 行 n 列的数组（矩阵）。

当需要一个高维数组时,如果每次都手动编写数据索引,则往往非常烦琐,可用 np.indices（ ）函数来进行辅助。该函数返回一个由数组索引构成的数组,生成包含任意所需要形状和大小的数组。可以通过参数设置起点,若不设置则默认从 0 开始。

```
>>> np.indices（（2,3））
array（[[[0, 0, 0],
        [1, 1, 1]],

       [[0, 1, 2],
        [0, 1, 2]]]）
```

（7）np.random.rand（m,n）

创建 1 个 m 行 n 列,以[0,1）区间的随机数为元素的数组。

```
>>> np.random.rand（3,2）
array（[[0.68831583, 0.15655474],
       [0.52481621, 0.50625403],
       [0.3316292 , 0.17253437]]）
```

类似的,还有 np.random.uniform（m,n）、np.random.randint（m,n）函数,随机数元素分别为 m 至 n 之间的小数和整数。

2. 数组对象的属性 数组在 numpy 中是一种对象,常用属性如表 6-14 所示,假设数组对象为 nd。

表6-14 数组对象的常用属性

属性	功能
nd.ndim	获取数组的秩(轴的个数)
nd.shape	获取数组形状,即每个维度上的大小,结果为元组
nd.size	获取数组元素的个数
nd.dtype	获取数组元素的数据类型
nd.itemsize	获取数组中每个元素的大小,结果为字节数

3. 数组对象的操作方法 数组对象的常用操作方法(函数)如表 6-15 所示,假设数组对象为 nd。

表6-15 数组对象的常用操作方法(函数)

方法	功能
nd.reshape(m,n)	返回维度为(m,n)的新数组,属于异地操作
nd.resize((m,n))	修改数组的维度为(m,n),属于本地操作
nd.swapaxes(x,y)	交换数组的两个维度,结果为新数组,属于异地操作
nd.flatten()	数组降维,结果为一维新数组,属于异地操作

注:数组降维可视为平铺数组中的数据元素,这在矩阵运算和图像处理中是非常重要的应用。

4. 数组的索引和切片 numpy 中的数组可以像 Python 的序列数据一样支持索引和切片操作,索引与切片的表示方法同 Python 的序列类,数组切片的结果为新数组。例如:

```
>>> x=np.array([[1,2,3],[4,5,6],[7,8,9],[10,11,12],[13,14,15]])

>>> x[2]                                              [7, 8, 9]])
array([7, 8, 9])                        >>> x[-5:-2:2]
>>> x[1:3]                              array([[1, 2, 3],
array([[4, 5, 6],                               [7, 8, 9]])
```

5. 数组的算术运算

(1)数组支持 +、-、*、/、**、%、// 等算术运算,参与运算的数组必须具有相同的 shape(维度)且数组元素必须为数字型。数组的算术运算实际上是参与运算的数组的对应元素做算术运算,返回新数组。例如:

```
>>> a=np.array([1,2,3])          >>> b**a
>>> b=np.array([4,5,6])          array([  4,  25, 216], dtype=int32)
>>> a%b
array([1, 2, 3], dtype=int32)
```

(2)数组与数字型常量做算术运算,实际上是数组的元素与常量做算术运算,返回新数组。例如:

```
>>> a=np.array([1,2,3])
>>> a+5
array([6, 7, 8])
```

注:数组的算术运算除使用运算符外,numpy 还提供了相应的函数。+、-、*、/、//、** 和 % 对应的函数分别为 add()、subtract()、multiply()、divide()、floor_divide()、power()、remainder()。

6. 数组的比较运算 两个数组可使用 ==、>、>=、<、<= 和 != 等运算符进行比较运算,数组的

比较运算实际上是参与运算的数组的对应元素做相应的比较运算,返回元素为布尔型的新数组。像算术运算一样,比较运算也要求参与运算的数组有相同的 shape。如:

```
>>> a=np.array([1,3,5])              >>> a>b
>>> b=np.array([2,1,4])              array([False,  True,  True])
```

注:numpy 还提供了用于比较运算的函数,==、! =、>、>=、<、<= 对应的函数分别为 equal( )、not_equal( )、greater( )、greater_equal( )、less( )和 less_equal( )。

7. 数组的算术运算函数　表 6-16 列出了数组的常用算术运算函数。

表 6-16　数组运算常用函数

函数	返回值
np.abs(x)	元素为数组 x 元素取绝对值的新数组
np.sqrt(x)	元素为数组 x 元素取平方根的新数组
np.sign(x)	元素为数组 x 元素符号值新数组[1(+)、0(0)、-1(-)]
np.ceil(x)	元素为不小于数组 x 元素的值中最小值的新数组
np.floor(x)	元素为不大于数组 x 元素的值中最大值的新数组
np.rint(x)	元素为最接近数组 x 元素的整数的新数组
np.exp(x)	元素为数组 x 元素指数值(e^x)的新数组
np.log(x)	元素为数组 x 元素自然对数值($\ln x$)的新数组
np.log10(x)	元素为数组 x 元素以 10 为底数的对数值[$\log_{10}(x)$]的新数组

注:numpy 还包括三角函数、统计函数和傅里叶变换、随机和概率分布、位运算、矩阵运算等各类函数。

(二)scipy 库概述

scipy 是 Python 中用于科学计算的一个第三方库,在 numpy 库的基础上增加了大量的数学、科学以及工程计算中常用的子库。它包括统计、优化、整合、线性代数、傅里叶变换、信号分析、图像处理、常微分方程求解、数值优化、信号处理、统计分析和图像处理等方面的计算。

(三)pandas 库概述

pandas 是基于 numpy 扩展的一个重要第三方库,它是为了解决数据分析任务而创建的。pandas 提供了一批标准的数据模型和大量快速便捷处理数据的函数和方法,提供了高效地操作大型数据集所需的工具。

pandas 提供两种最基本的数据类型:Series 和 DataFrame,分别代表一维数组和二维数组类型。

二、数据可视化

Python 数据可视化库主要有 matplotlib、Seaborn、pyecharts 等,最流行的是 matplotlib 库,它是提供数据绘图功能的第三方库,以下主要介绍 matplotlib 库中 pyplot 子库的应用,通过 pyplot 子库可以创建基本图表、设置图表属性、组合多个图表、使用样式和颜色以及执行其他常用功能。它在数据可视化和探索性数据分析中发挥着重要作用,并广泛应用于科学研究、数据分析、机器学习和数据可视化领域。matplotlib 库中 pyplot 子库的引用方式如下:

import　matplotlib.pyplot as plt(或 from matplotlib import pyplot as plt)

以下简称 pyplot 子库为 plt 子库。

1. 绘图区域函数介绍　plt 子库中包含了 4 个与绘图区域有关的函数,这些函数提供了灵活的方式来控制绘图区域的布局和排列。它们使用户能够创建复杂的多子图布局,适应各种需求,并优化整体图表的外观。通过使用这些函数,可以在一个图表中显示多个相关的图形,同时保持良好的可读性和视觉效果。函数如表 6-17 所示。

表 6-17 plt 子库的绘图区域函数

函数	描述
plt.figure（figsize=None）	创建一个全局绘图区域
plt.axes（rect=None,polar=False，projection=None，**kwargs）	创建一个坐标轴对象
plt.subplot（nrows，ncols，plot_number）	在全局绘图区域中创建一个子绘图区域
plt.subplots_adjust（）	调整子绘图区域的布局

（1）figure 函数实例

```
>>> import matplotlib.pyplot as plt
>>> plt.figure（figsize=（8,4））
<Figure size 800x400 with 0 Axes>
>>> plt.show（）
```

使用 figure（）函数创建一个全局绘图区域，并且使它成为当前的绘图对象，figsize 参数可以指定绘图区域的宽度和高度，单位为英寸。上述代码创建了一个宽度为 8 英寸，高为 4 英寸的绘图区域。

（2）subplot 函数实例

```
>>> import matplotlib.pyplot as plt
>>> plt.subplot（3,2,4）
>>> plt.show（）
```

subplot（）用于在全局绘图区域内创建子绘图区域，其参数表示将全局绘图区域分成 nrows 行和 ncols 列，并根据先行后列的计数方式在 plot number 位置生成一个坐标系，上述代码表示生成 3 行 2 列的 6 个子区域，并在第 4 个区域绘制了一个坐标系。

（3）axes（）函数实例

```
>>> import matplotlib.pyplot as plt
>>> plt.axes（）
>>> plt.show（）
```

上述实例表示默认创建一个 subplot（0011）的坐标系，plt.axes（rect=None，polar=False，projection=None，**kwargs）中参数 rect 是一个表示坐标轴位置和尺寸的矩形参数，默认为（0，0，1，1），即整个图形窗口。参数 polar 用于指定是否创建一个极坐标系，默认为 False。参数 projection 用于指定投影类型，例如 3d 表示三维投影。**kwargs 是可选的关键字参数，用于设置其他坐标轴属性，如标签、刻度等。

2. 读取和显示基础图表函数　plt 子库提供了一组读取和显示相关的函数，用于在绘图区域中增加显示内容及读入数据，如表 6-18 所示。

表 6-18 plt 子库的读取和显示函数

函数	描述
plt.legend（）	在绘图区域中放置绘图标签（也称图注）
plt.show（）	显示创建的绘图对象
plt.matshow（）	在窗口显示数组矩阵
plt.imshow（）	在 axes 上显示图像
plt.imsave（）	保存数组为图像文件
plt.imread（）	从图像文件中读取数组

plt 提供了 17 个用于绘制"基础图表"的常用函数，如表 6-19 所示。

表 6-19　plt 子库的基础图表函数

操作	描述
plt.polt（x，y，label，color，width）	根据 x、y 数组来绘制直、曲线
plt.boxplot（data，notch，position）	绘制一个箱型图（Box-plot）
plt.bar（left，height，width，bottom）	绘制一个条形图
plt.barh（bottom，width，height，left）	绘制一个横向条形图
plt.polar（theta，r）	绘制极坐标图
plt.pie（data，explode）	绘制饼图
plt.psd（x，NFFT=256，pad_to，Fs）	绘制功率谱密度图
plt.specgram（x，NFFT=256，pad_to，F）	绘制谱图
plt.cohere（x，y，NFFT=256，Fs）	绘制 x-y 的相关性函数
plt.scatter（）	绘制散点图（x、y 是长度相同的序列）
plt.step（x，y，where）	绘制步阶图
plt.hist（x，bins，normed）	绘制直方图
plt.contour（X，Y，Z，N）	绘制等值线
plt.vlines（）	绘制垂直线
plt.stem（x，y，linefmt，markerfmt，basefmt）	绘制曲线每个点到水平轴线的垂线
plt.plot_date（）	绘制数据日期
plt.plotfile（）	绘制数据后写入文件

表 6-20 给出了 13 个设置坐标系标签的相关函数。

表 6-20　plt 子库的坐标系标签设置函数

操作	描述
plt.figlegend（handles，label，loc）	为全局绘图区域放置图注
plt.legend（）	为当前坐标图放置图注
plt.xlabel（s）	设置当前 x 轴的标签
plt.ylabel（s）	设置当前 y 轴的标签
plt.xticks（array，'a'，'b'，'c'）	设置当前 x 轴刻度位置的标签和值
plt.yticks（array，'a'，'b'，'c'）	设置当前 y 轴刻度位置的标签和值
plt.clabel（cs.y）	为等值线图设置标签
plt.get_figlabels（）	返回当前绘图区域的标签列表
plt.figtext（x，y，s，fontdic）	为全局绘图区域添加文字
plt.title（）	设置标题
plt.suptitle（）	为当前绘图区域添加中心标题
plt.text（x，y，s，fontdic，withdash）	为坐标图轴添加注释
plt.annotate（note，xy，xytext，xycoords，textcoords，arrowprops）	用箭头在指定数据点创建一个注释或一段文本

例 6-21　使用 plt.plot（）绘制正弦曲线。

```
1   import numpy as np
2   import matplotlib.pyplot as plt
```

```
3    # 生成一些示例数据
4    x = np.linspace(0, 2*np.pi, 100)
5    y = np.sin(x)
6    # 绘制线图
7    plt.plot(x, y, 'r–', label='sin(x)')
8    # 设置坐标轴标签
9    plt.xlabel('X')
10   plt.ylabel('Y')
11   # 添加图例
12   plt.legend()
13   # 显示图形
14   plt.show()
```

上述代码运行结果如图 6-15 所示。

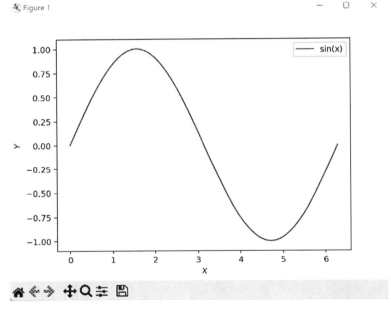

图 6-15　正弦曲线绘图效果

在上例中，首先使用 numpy 生成了一些示例数据，即 x 坐标从 0 到 2π 的等间距值，y 坐标为正弦函数的值。然后，调用 plt.plot() 绘制了这些数据点，并使用格式化字符串 'r–' 指定线条为红色实线。接着，使用 plt.xlabel() 和 plt.ylabel() 设置了坐标轴的标签。最后，使用 plt.legend() 添加了图例，并通过 plt.show() 显示了图形。

除了上例中的基本用法，plt.plot() 还提供了许多其他选项和功能，如绘制多条线、设置颜色和样式、添加标题、设置刻度标签等。

三、图像处理

图像处理主要包括图像分类、图像复原、图像重建、图像编码、图像理解、算术处理、几何处理、图像增强、图像识别、图像分割等，有大量的 Python 第三方库用于图像处理，以下主要介绍 imageio、PIL 和 cv2 等库。

（一）imageio 库

imageio 是一个主要用于读取和写入图像及视频数据的第三方库，支持多种格式，且可以使用 numpy 数组进行操作。imageio 库提供了图像和视频处理能力，可以轻松地读取、保存、处理图片和视频文件。以下主要介绍该库读取和保存图像数据等基本功能。

1. 读取图像或视频数据　imageio 可以读取大部分格式的图像和视频数据到 Numpy 数组，资源可以是本地的，也可以是网络上的。读取图像和视频数据的函数如下：

（1）imageio.imread（url）：读取 url 指定的图像，一般用于静态图像。

（2）imageio.mimread（url）：读取 url 指定的图像或视频数据到列表，每帧图像为一个元素。一般用于动态图像或视频。

（3）imageio.get_reader（url）：读取 url 指定的图像或视频数据到列表，每帧图像为一个元素。一般用于容量大的动态图像或视频。

2. 写数据到图像或视频文件　常用的写入（保存）函数如下。

（1）imageio.imsave（url，data，format）：将数据 data 写入 url 指定的文件，format 为图像格式，以字符串表示（如 "png"），若缺省 format 则以 url 中文件后缀指定图像格式。

（2）imageio.mimsave（url，data，format，timec）：将数据 data 写入 url 指定的文件，data 为列表，列表中每个元素为帧图像数据，format 为图像格式，以字符串表示（如 "gif"），若缺省 format 则以 url 中文件后缀指定图像格式，timec 为时间参数，以下两个参数选择其一：

fps=n（帧），每秒显示的帧数，值越大，换帧速度越快。

duration=n（秒），每帧持续的时间，值越小，换帧速度越快。

（3）imageio.get_write（url，data，format）：将数据 data 写入 url 指定的文件，data 为列表，列表中每个元素为帧图像数据，format 为图像格式，以字符串表示（如 "wmv"），若缺省 format 则以 url 中文件后缀指定图像格式。

下载网络图片到本地，假设图片网络地址为 https://xxx.xxx /xxx.jpg，本地文件为 wltp.jpg

```
>>> import imageio as im
>>> tp=im.imread（r"https://xxx.xxx /xxx.jpg "）
>>> im.imsave（"wltp.jpg"，tp）
```

假设当前文件夹有图片 t1.jpg、t2.jpg，制作由两幅图片构成的动图，保存为 dt.gif。

```
>>> s=［ ］
>>> s.append（im.imread（r"t1.jpg"））
>>> s.append（im.imread（r"t2.jpg"））
>>> im.mimsave（r"dt.gif"，s，duration=0.2）
```

（二）PIL 库

1. PIL（Pillow）简介　PIL 是 Python 的第三方图像处理库，但是由于其强大的功能与众多的使用人数，几乎已经被认为是 Python 官方图像处理库了。

PIL（Python Image Library）非常适合于图像归档以及图像处理任务。

（1）图像归档：对图像进行批处理、建缩略图、转换图像格式、图像展示、打印图像等。

（2）图像处理：PIL 包括了基础的图像处理函数，包括对像素的处理、过滤、颜色空间转换、图像的大小转换、旋转、仿射变换。

PIL 库的安装需执行：pip install pillow。

PIL 库包含 21 个与图像处理相关的类，可以看作是 PIL 的子库，其中最常用的子库是 Image、ImageFilter、ImageEnhance 和 ImageDraw。

2. Image 子库　Image 子库是 PIL 的核心子库,包含大量图像处理的方法。引用方法如下:

from PIL import Image(或 import PIL.Image as Image)

(1)打开图像文件:打开图像文件的方法如下。

Image.open(filename),例如:

>>> from PIL import Image

>>> Image.open("t2.jpg")

<PIL.JpegImagePlugin.JpegImageFile image mode=RGB size=550x346 at 0x3B87770>

Image.open()返回一个 Image 对象,一般通过该对象的操作进行图像处理。该对象有 size,format,mode 等属性,以下以 im 标识打开的 Image 对象为例。

1)size 属性:标识图像的宽度和高度(单位为像素)。

2)format 属性:标识图像的格式,常见的包括 JPEG、PNG 等格式。

3)mode 属性:标识图像的模式,定义了像素类型还有图像深度等,常见的有 RGB、L 等。一般 'L' 表示灰度图像、'RGB' 表示真彩图像、'RGBA' 表示带透明通道的真彩图像、'CMYK' 表示四色模式图像等。

im.show()方法可以预览图像对象,例如:

>>> from PIL import Image　　　　　　　　 >>> f2=Image.open("t2.jpg")

>>> f1=Image.open("t1.jpg")　　　　　　　 >>> f1.show()

图像预览结果如图 6-16 所示:

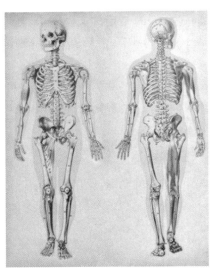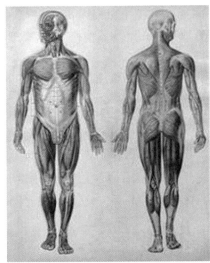

图 6-16　t1.jpg、t2.jpg 图像预览

(2)图像的保存和转换方法

1)im.save(filename,format):im 对象保存为图像文件 filename,format 为图像格式,缺省默认为对象源格式。

2)im.convert(mode):im 对象转换为指定 mode 模式,该方法属本地操作。

3)im.thumbnail(size):创建 im 对象的缩略图,size 是缩略图像素尺寸,以元组表示,该方法属本地操作。例如:

>>> f=Image.open("t1.jpg")

>>> f.thumbnail((152,152))

>>> f.save(r"g:\t1-1.png","png")

结果如图 6-17 所示。

（3）图像的旋转和尺寸调整方法

1）im.resize（size）：im 对象图像尺寸调整为 size，size 是图像像素尺寸，以元组表示，结果为新图像对象，该方法属异地操作。

2）im.rotate（x）：im 对象图像逆时针旋转 x 度（x 为负值则按顺时针旋转），结果为新图像对象，该方法属异地操作。

3）im.transpose（method）：im 对象图像按 method 参数要求翻转或旋转。method 可选择参数见表 6-21。

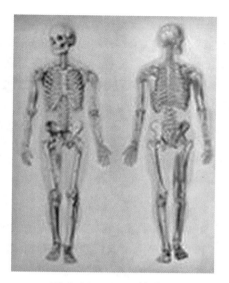

图 6-17　t1.jpg 缩略图

表 6-21　transpose（ ）方法参数一览表

参数	描述
Image.FLIP_LEFT_RIGHT	将图像左右翻转
Image.FLIP_TOP_BOTTOM	将图像上下翻转
Image.ROTATE_90	将图像逆时针旋转 90°
Image.ROTATE_180	将图像逆时针旋转 180°
Image.ROTATE_270	将图像逆时针旋转 270°
Image.TRANSPOSE	将图像进行转置（相当于顺时针旋转 90°）
Image.TRANSVERSE	将图像进行转置，再水平翻转

例：将 t1.jpg 逆时针旋转 60 度和左右翻转，效果如图 6-18 所示。

```
>>> f=Image.open（"t1.jpg"）
>>> f.rotate（60）.show（）
>>> f.transpose（Image.FLIP_LEFT_RIGHT）.show（）
```

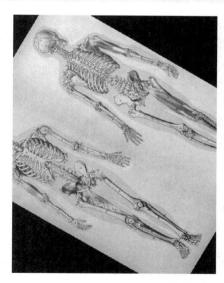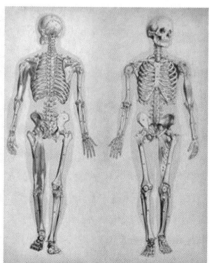

图 6-18　图像 t1.jpg 旋转和翻转效果图

（4）图像裁剪和粘贴方法：Image 字库提供了如下方法用于图像裁剪和粘贴。

1）im.crop（box）：裁剪 im 对应的图像，box 是一个有四个数字的元组（upper_left_x，upper_left_y，lower_right_x，lower_right_y），分别表示裁剪矩形区域的左上角 x，y 坐标，右下角的 x，y 坐标，图像的左上角的坐标为原点（0，0），宽度的方向为 x 轴，高度的方向为 y 轴，每一个像素代表一个坐标单位。im.crop（）返回的是一个新 Image 对象。例如：

>>> im = Image.open（"t1.jpg"）
>>> box =（100，100，200，200）
>>> region = im.crop（box）
>>> region.show（）

2）im.paste（im1，box）：将 im1 图像粘贴到 im 上。im1 是要粘贴的 Image 对象，box 是要粘贴的位置，可以是一个两个元素的元组，表示粘贴区域的左上角坐标，也可以是一个四个元素的元组，表示左上角和右下角的坐标。如果是四个元素元组的话，box 的 size 必须要和 im1 的 size 保持一致。此操作属本地操作，例如将前例裁剪的区域粘贴在 t2 上。

>>> im.paste（region，（100，100））
>>> im.show（）

（5）图像的像素处理

1）im.point（fuc，mode）：图像像素处理方法，fuc 为函数，mode 为图像模式，缺省时默认为源图像的 mode。例如：

>>> f= Image.open（"t2.jpg"）
>>> fg=f.point（lambda x：x*1.5）
>>> fg.show（）

point（）方法可以对图像进行单个像素的操作，上面的代码对 point（）方法传入了一个匿名函数，表示将图像的每个像素点大小都乘以 1.5。结果如图 6-19 所示（注意与图 6-16 比较）。

Image 子库还提供了读取和调整图像像素颜色的方法。

2）im.getpixel（pixcel）：读取像素点颜色值，pixcel 为像素点，以元组形式表示［可理解为像素点坐标，图像左上角（0，0）］。RGB 真彩色图像返回三元组（R，G，B），对应红、绿、蓝三个颜色。

3）im.putpixel（pixcel，tup）：修改 pixcel 指定的像素颜色值为 tup。RGB 真彩色图像，tup 为三元组（R，G，B），对应红、绿、蓝三个颜色值；灰度"L"图像，tup 为二元组（B，W），对应黑、白两个颜色值。

（6）图像通道处理：图像通道是图像的一种颜色数据信息存储形式，它与图像的颜色模式密切关联。多个分色通道叠加在一起可以组成一幅具有颜色层次的图像（如 RGB 模式图像有三个通道，RGBA 模式图像有四个通道）。

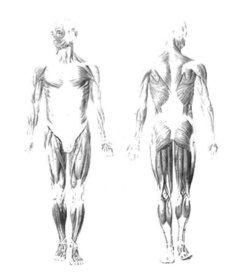

图 6-19　像素处理后效果图

Image 子库提供的图像通道处理方法如下所示。

1）im.split（）：颜色通道分离，结果为元组，元组的元素分别对应各个颜色通道的图像对象。例如，分离图像 t2.jpg 的 RGB 三个颜色通道，并预览它们，代码如下：

```
>>> im= Image.open ( "t2.jpg" )        >>> r.show ( )
>>> r,g,b = im.split ( )               >>> g.show ( )
                                       >>> b.show ( )
```

2）Image.merge（mode, hands）：颜色通道合并, mode 是颜色模式, hands 是新颜色通道序列。例如, 将 t2.jpg 图像按红、蓝、绿颜色通道合并（即交换红绿蓝颜色）, 代码如下（效果如图 6-20 所示, t2.jpg 图像的背景变为了浅绿色）。

```
>>> im=Image.open ( "t2.jpg" )         >>> hm=Image.merge ( "RGB", [b,r,g] )
>>> r,g,b=im.split ( )                  >>> hm.show ( )
```

（7）图像合成：Image 子库提供了图像合成的 blend（）方法, 该方法通过参数在两个图像之间进行插值来创建新图像。该方法的使用格式如下：

Image.blend（im1, im2, alpha）

其中, im1 为第一个图像, im2 为第二个图像, 两图像须有相同的模式和尺寸。alpha 为内插 alpha 因子。若 alpha 为 0.0, 则返回第一张图像的副本, 如果 alpha 为 1.0, 则返回第二张图像的副本。alpha 值没有限制, 新图像按公式 im1*（1–alpha）+im2*alpha 插值后生成。还可以将结果裁剪以适合允许的输出范围。

例如, 利用 t2.jpg 和 t1.jpg（图 6-16）, 合成新图像, 效果如图 6-21 所示。

```
>>> from PIL import Image
>>> im1=Image.open ( "t2.jpg" )
>>> im2=Image.open ( "t1.jpg" )
>>> im3=im2.resize ( im1.size ) # 调整 im2 的大小与 im1 一样大
>>> Image.blend ( im1,im3,0.5 ) .show ( )
```

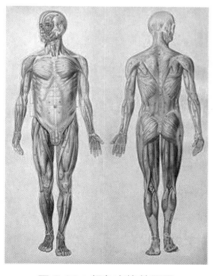

图 6-20 颜色交换效果图

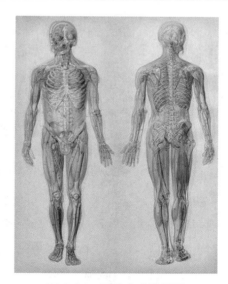

图 6-21 图像合成效果图

3. ImageFilter 子库 ImageFilter 子库提供了图像过滤器方法, 如表 6-22 所示。

表 6-22 ImageFilter 图像过滤器方法一览表

过滤器	效果描述
ImageFilter.BLUR	图像的模糊效果
ImageFilter.CONTOUR	图像的轮廓效果

续表

过滤器	效果描述
ImageFilter.DETAIL	图像的细节效果
ImageFilter.FIND_EDGES	图像的边界效果
ImageFilter.EDGE_ENHANCE	图像的边界加强效果
ImageFilter.EDGE_ENHANCE_MORE	图像的阈值边界加强效果
ImageFilter.EMBOSS	图像的浮雕效果
ImageFilter.SMOOTH	图像的平滑效果
ImageFilter.SMOOTH_MORE	图像的阈值平滑效果
ImageFilter.SHARPEN	图像的锐化效果

Image 子库的 filter( )方法可以调用 ImageFilter 子库的过滤器实现效果,格式如下:

im.filter(过滤器)

实现 t2.jpg 图片的轮廓效果,如图 6-22 所示。

```
>>> from PIL import ImageFilter          >>> hd=im.filter(ImageFilter.CONTOUR)
>>> from PIL import Image                >>> hd.show()
>>> im=Image.open("t2.jpg")
```

4. ImageEnhance 子库　提供许多方法用于调整图像的色彩、对比度、亮度、清晰度等效果增强。其图像效果增强方法如表 6-23 所示。

表 6-23　ImageEnhance 子库图像效果增强方法

方法	效果描述
ImageEnhance.Brightness(im)	调整图像 im 的亮度
ImageEnhance.Color(im)	调整图像 im 的色度(颜色平衡调整)
ImageEnhance.Contrast(im)	调整图像 im 的对比度
ImageEnhance.Sharpness(im)	调整图像 im 的锐度
fac.enhance(n)	设置增强效果调整值,fac 为增强效果,n(>0)为 fac 调整值,当 n 为 1,返回原图,n<1 减弱,n>1 增强

将图像 t2.jpg 对比度调整为原来的 20 倍,效果如图 6-23 所示。

```
>>> from PIL import Image                >>> im=Image.open(r"g:\tt.jpg")
>>> from PIL import ImageEnhance         >>> xg=ImageEnhance.Contrast(im)
                                         >>> xg.enhance(20).show()
```

5. ImageDraw 和 ImageFont 子库　ImageDraw 子库提供了在图像上绘制文本的各种方法,文本的字体通过 ImageFont 子库的方法设置。此处不对其展开描述,具体应用可通过 PIL 库的官方网站学习。

(三)cv2(opencv-python)库概述

cv2 是 OpenCV 在 Python 中的第三方库。

cv2 库的安装需执行:pip install opencv-python

OpenCV(Open Source Computer Vision Library)是一个开源的计算机视觉和机器学习第三方库。该库有超过 2 500 个优化算法,其中包括经典和最先进的计算机视觉和机器学习算法的综合集。这些算法可以用来检测和识别人脸、识别物体、对视频中的人类动作进行分类、跟踪相机运动、跟踪移动的物体、提取物

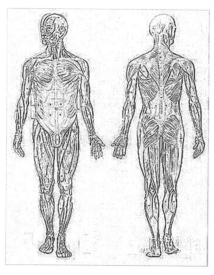

图 6-22　图像轮廓效果图

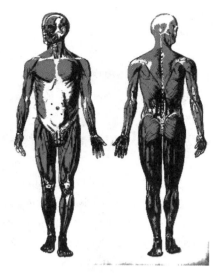

图 6-23　图像对比度增强效果

体的 3D 模型、从立体相机中生成 3D 点云、将图像拼接在一起生成整个场景的高分辨率图像、从图像数据库中查找相似的图像、从使用闪光灯拍摄的图像中去除红眼、跟踪眼球运动、识别风景并建立标记等。

　　OpenCV 作为开源库，拥有丰富的常用图像处理子库，能够快速地实现一些图像处理和识别的功能。使得图像处理和图像分析变得更加易于上手，让开发人员更多的精力花在算法的设计上。

四、词云库及其应用

　　词云以词语为基本单元，根据其在文本中出现的频率而设置不同大小，以形成视觉上不同效果，形成"关键词云层"或"关键词渲染"，从而使读者只要"一瞥"即可领略文本的主旨。

wordcloud 是专门用于根据文本生成词云的 Python 第三方库。

（一）wordcloud 库的主要功能函数

　　制作词云主要利用 wordcloud 库 WordCloud( )、generate( ) 和 to_file( ) 三个功能函数。

　　1. WordCloud( ) 函数　该函数生成一个 WordCloud 对象，对词云的一系列操作都建立在该对象基础上。其使用格式如下（注意函数名的字符大小写）：

wordcloud.WordCloud(参数)

参数可以有多个，采用"参数 = 值"的形式表达。

WordCloud( ) 函数常用参数如表 6-24 所示。

表 6-24　WordCloud( ) 函数常用参数表

参数	描述
width	设置词云图片的宽度，默认为 400 像素
heigh	设置词云图片的高度，默认为 200 像素
min_font_size	设置词云字体中的最小字号，默认为 4 号
max_font_size	设置词云字体中的最大字号，缺省则自动调节
font_step	设置词云字体字号之间的间隔，默认为 1
font_path	设置字体文件的路径，中文词云需指定
max_words	设置词云显示的最大单词数量，默认为 200
stop_words	设置词云要排除的词，一般为集合类型
mask	设置词云的形状，默认为长方形图片
background_color	设置词云的背景颜色，默认为黑色

2. generate( )函数　generate( )函数用于生成词云,其使用格式如下:

WordCloud 对象.generate(text)

其中参数 text 为词云文本(即呈现在词云上的词构成的文本),一般要求词云文本中的词以空格为间隔符间隔开(英文文本默认空格和标点)。

3. to_file( )函数　用于保存生成的词云,其使用格式为:

词云.tofile(f)

其中参数 f 为文件信息,包括文件的保存路径和文件名。词云图片一般为 PNG 格式。

(二)词云制作步骤

步骤一:配置对象参数,创建 WordCloud 对象。

步骤二:准备词云文本,并根据词云文本生成词云。

步骤三:保存词云到文件(最终得到词云图片文件)。

1. 制作英文词云　在生成词云时,wordcloud 默认会以空格或标点为分隔符对英文目标文本进行分词处理,所以可以直接将英文文本用于词云文本。

例 6-22　生成英文词云。

```
1    from wordcloud import WordCloud
2    txt='I like python. I am learning python'
3    wordcloud = WordCloud( ).generate(txt)
4    wordcloud.to_file('testcloud.png')
```

程序运行后会在程序文件夹内生成一个 testcloud.png 图片文件,如图 6-24 所示。

2. 制作中文词云　制作中文词云,需要先做分词处理,然后再利用字符串的 join( )方法,将分词结果以空格为间隔符拼接到一起作为词云文本。中文词云的制作需要在 WordCloud( )函数的参数中指定中文字库文件,否则词云上呈现乱码。

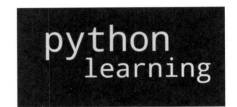

图 6-24　英文词云图片

例 6-23　生成中文词云

```
1    import jieba                              #引入分词库
2    from wordcloud import WordCloud
     t = '健康信息管理,是通过计划、组织、分析和控制手段,为用户提供相应的健康指导,使人们
     能够及时调整不健康的生活和工作状态,有效预防和控制疾病,提高健康水平,降低医疗支
     出的成本,实现个人健康维护和整个社会医疗卫生资源优化。'
3    words = jieba.lcut(t)              #精确分词
4    nt=' '.join(words)          #空格拼接,结果做词云文本
5    wordcloud=WordCloud(font_path=r'c:\Windows\Fonts\simsun.ttc').generate(nt)
6    wordcloud.to_file('词云中文例子图.png')              #保存图片
```

程序运行后会在程序文件夹下生成一个"词云中文例子图.png"图片文件,如图 6-25 所示。

(三)词云库应用案例

编写程序,把"健康.txt"文件中的关键词以词云的形式展示在苹果图片上,要求最大字号 250 像素,词语的个数为 200 个,词云背景为白色,苹果图片文件"苹果.jpg"如图 6-26 所示,产生新的词云图片文件保存为"健康.jpg",如图 6-27 所示。

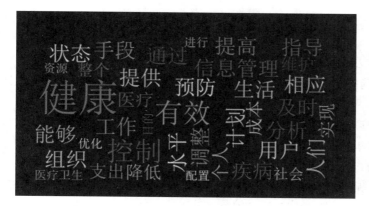

图 6-25　中文词云图片

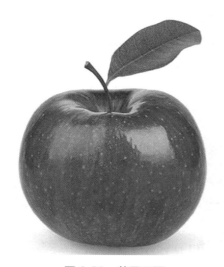

图 6-26　苹果原图

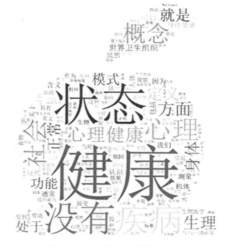

图 6-27　"健康"词云图

由于需要读取图片数据,需要安装一个图像处理库,本例使用 imageio 库。imageio 的 imread()
函数用于读取图像数据。

例 6-24　词云制作综合案例

```
1   from wordcloud import WordCloud
2   import imageio
3   import jieba
4   f1=open("健康.txt",'r').read()# 打开文件并读取其文本内容
5   words=jieba.lcut(f1)
6   newtxt=' '.join(words)
7   img=imageio.imread('苹果.jpg')   # 读取图像数据
8   for ch in ",、。！《》（）""；；":   # 删除文本
9       newtxt=newtxt.replace(ch," ")
10  wordcloud=WordCloud(font_path='c:\Windows\Fonts\simsun.ttc', \
11  background_color="white",max_words=200, \
12  max_font_size=250,mask=img).generate(newtxt)
13  wordcloud.to_file("健康.jpg")
```

五、网络爬虫及应用

(一) 网络爬虫概述

1. 网络爬虫的概念　网络爬虫是指一种自动化程序,能够自动从互联网上抓取、预处理并保存所需要的信息。

爬虫在实际中广泛使用,如搜索引擎、大数据分析、交易数据采集等领域,都需要用到爬虫技术来实现信息的定向采集和处理。

2. 爬虫程序的设计流程

(1) 制订爬虫规则:定义要抓取数据的网站、数据类型、抓取深度、时间间隔等。

(2) 抓取页面:程序模拟浏览器访问需抓页面的 URL,获取页面的 HTML 源代码并返回。

(3) 解析页面:利用 HTML 解析器解析 HTML 页面,提取出所需数据,如文本、图片、链接等。

(4) 保存数据:将抓取到的数据存储到数据库、文件或内存中。

(5) 循环迭代:对下一个页面重复执行上述步骤,直到完成所有指定的网页抓取任务。

(二) requests 库及其使用

requests 是 Python 的一个提供了大量 HTTP 处理方法的第三方库,支持链接访问功能,包括请求和响应的内容管理、会话维护、SSL/TLS 验证、代理支持和对 URL 块和编码的自动识别及重编码。爬虫程序一般都需要使用 requests 库向目标网页发送请求。

在 Python 中进行爬虫程序一般通过 HTTP 协议,包括请求与响应两部分。

1. 发出请求　requests 库提供了 get、post 等方法,传入请求参数,并向目标网站发起请求。

get 方法是获取网页的最常用方式,在发出请求后将返回 Response 对象,该对象保存了网页内容。get 方法的使用格式:

requests.get(url,timeout=n)

其中,url 为目标网页资源定位符,timeout=n 设定请求超时时间为 n 秒。

2. 处理响应结果　发出请求(向爬虫抓取的网页)之后,目标网站会返回一个 HTTP 响应,主要涉及以下部分。

响应头:一般包括服务器类型、响应时间等信息。

状态码:表示该请求的状态,如 200 表示请求成功,404 表示页面丢失等。

响应体:包括 HTML、XML、JSON 等一些格式的数据和网页的内容。

(1) 通过 Response 对象的属性获取响应内容

通过 Response 对象的 content、text 等属性获取响应内容,见表 6-25。

表 6-25　Response 对象的常用属性

属性	功能描述
status_code	HTTP 请求的返回状态,200 表示连接成功
encoding	HTTP 响应内容的文本编码
text	HTTP 响应内容的文本形式
content	HTTP 响应内容的二进制形式

设计爬虫程序时,一般通过 status_code 属性判断连接目标网页是否成功,通过 text 和 content 属性获取网页内容,通过 encoding 属性赋值更改文本编码方式,若通过 text 属性获取的网页文本内容出现乱码,可通过 encoding 属性调整编码方式修正。例如:

>>> import requests as req

>>> lj=req.get("https://www.baidu.com")

```
>>> lj.status_code          # 返回请求状态
200
>>> lj.text                 # 注意获取的文本是否有乱码
（输出内容略）
>>> lj.encoding             # 默认的文本编码为 ISO-8859-1，导致乱码出现
'ISO-8859-1'
>>> lj.encoding="utf-8"     # 调整文本编码为 utf-8
>>> lj.text                 # 再次获取网页文本，内容无乱码
（输出内容略）
```

网络图片下载案例：https://pic.52112.com/180529/JPG-180529_275/yg3g2ddICH_small.jpg

```
>>> import requests as req
>>> lj=req.get（"https://pic.52112.com/180529/JPG-180529_275/yg3g2ddICH_small.jpg"）
>>> f=open（r"d:\xz.jpg","wb"）   # 建立文件
>>> f.write（lj.content）         # 获取网页图片内容并写入文件
105771
>>> f.close（）
```

（2）通过 Response 对象的方法获取响应内容

除了用 Response 对象的属性获取响应内容，requests 库还提供了一些方法获取响应内容，见表6-26。

表 6-26　Response 对象的常用方法

方法	功能描述
json（）	若 HTTP 响应内容包括 JSON 数据，则解析 JSON
raise_for_status（）	若 HTTP 请求返回状态不为 200，则抛出异常

若 HTTP 响应内容中存在 JSON 格式的数据，json（）方法可以将其解析出来。也可以使用 Python 标准库 json 去解析网页内容获取 JSON 数据。

当出现网络故障、无效的 url、请求超时等问题时，即返回的请求状态码不是 200，raise_for_status（）方法会抛出异常，在设计爬虫程序时使用 try-except 结构就可以处理这些意外情况，以避免爬虫程序中断。在设计爬虫程序时，往往使用如下代码定义函数。

例 6-25　网络连接

```
1   import requests as req
2   def ljurl（url）：
3       try：
4           lj=req.get（url,timeout=20）
5           lj.raise_for_status（）
6           lj.encoding="utf-8"
7           return lj.text
8       except：
9           print（"无法连接到目标网址"）
10  dz="https://www.baidu.com"
11  print（ljurl（dz））
```

（三）beautifulsoup4 库及其应用

1. beautifulsoup4 库概述 使用 requests 库获取页面文本内容,需要进一步解析页面格式,提取需要的信息,这需要 beautifulsoup4 库处理。

beautifulsoup4 库是一个解析和处理 HTML、XML 文档的第三方库。它用于从 HTML 和 XML 文档中提取信息。有助于将复杂 HTML 文档转换为易处理的对象,它支持在解析格式不规范的 HTML 代码时自动修复和包容错误。

beautifulsoup4 库也简称 bs4 库,在爬虫程序中引入该库时其名称一般使用 bs4。

beautifulsoup4 库解析网页需要解析器,如果不安装第三方解析器,将默认采用标准库中的 HTML 解析器,lxml 解析器具有速度快、容错能力强等特点,并且是唯一支持 xml 的解析器,一般要安装它(只要安装第三方库 xml 即可)。

2. 创建 BeautifulSoup 对象 beautifulsoup4 库中最主要的是 BeautifulSoup 类,使用 BeautifulSoup( ) 函数可以创建一个 BeautifulSoup 对象,这个对象相当于一个页面。

bs4. BeautifulSoup(网页文本, "解析器")

```
>>> import requests as req
>>> import bs4
>>> lj=req.get("https://www.baidu.com")
>>> lj.encoding="utf-8"
>>> s=bs4.BeautifulSoup(lj.text,"html.parser")
>>> type(s)
<class 'bs4.BeautifulSoup'>
```

（1）BeautifulSoup 对象的属性

创建的 BeautifulSoup 对象是一个树形结构,它包含了页面中的各个标签(Tag),网页中的主要结构是 BeautifulSoup 对象的属性,可以直接获取,见表 6-27。

表 6-27 BeautifulSoup 对象的常用属性

属性名	内容描述
head	页面的 <head> 标签下的内容
title	页面标题,<title> 标签下的内容
body	页面的 <body> 标签下的内容
p	页面第一个 <p> 标签下的内容
strings	页面上所有标签的内容,结果为字符串对象
Stripped_strings	页面上所有标签的非空内容,结果为字符串对象

```
>>> s.head
<head><meta content="text/html;charset=utf-8" http-equiv="content-type"/><meta content="IE=Edge"
http-equiv="X-UA-Compatible"/><meta content="always" name="referrer"/><link href="https://ss1.
bdstatic.com/5eN1bjq8AAUYm2zgoY3K/r/www/cache/bdorz/baidu.min.css" rel="stylesheet" type="text/
css"/><title> 百度一下,你就知道 </title></head>
>>> s.title
<title> 百度一下,你就知道 </title>
>>> s.strings
<generator object Tag._all_strings at 0x03876D30>
```

```
>>> for i in s.strings: # 遍历 strings 字符串对象
      print(i)
```
（输出结果略）
```
>>> for i in s.stripped_strings: # 遍历非空字符串对象
      print(i)
```
（输出结果略）

（2）BeautifulSoup 对象中标签属性

在 BeautifulSoup 对象中,标签(Tag)也是一个对象,称为 Tag 对象。在 HTML 中,每个 Tag 对象都有如下类似的结构:

<a class="mnav" href="http://news.baidu.com" name="tj_trnews">新闻</a>

其中,<> 中标签的名字为 name,其他所有属性为 attrs,<> 之间的文本为 string。可以通过 Tag 对象的属性获取对应的内容,见表 6-28。

表 6-28　**Tag 对象的常用属性**

属性名	内容描述
name	字符串,标签名称,如 a
attrs	字典,包含页面 Tag 所有属性,如 href
contents	列表,包含 Tag 下所有子 Tag 的内容
string	字符串,Tag 所包围的文本,即网页中的真实文字

```
>>> s.a
<a class="mnav" href="http://news.baidu.com" name="tj_trnews">新闻</a>
>>> s.a.name
'a'
>>> s.a.string
'新闻'
>>> s.a.attrs
{'href': 'http://news.baidu.com', 'name': 'tj_trnews', 'class': ['mnav']}
>>> s.p.contents
[' ', <a href="http://home.baidu.com">关于百度</a>, ' ', <a href="http://ir.baidu.com">About Baidu</a>, ' ']
```

网页中同样的标签会有多个,如 <p> 标签在百度首页有多个,直接调用只能获取第一个。

```
>>> s.p
<p id="lh"><a href="http://home.baidu.com">关于百度</a><a href="http://ir.baidu.com">About Baidu</a></p>
```

当需要其他标签对应内容,一般使用 find_all() 方法,该方法将遍历网页文档,按照要求返回标签内容。find_all() 常用方法为:

bs4 对象.find_all(name,limit)

功能:根据指定参数查找对应标签,结果为列表。

name:按标签名查找,标签名为字符串。

limit:返回结果的个数,缺省将返回所有结果。

```
>>> s.find_all("p")
```
（输出结果略）

要获取某网站首页所有的链接。

```
>>> links=s.find_all("a")
>>> for link in links:
        print(link["href"])
```
（其他结果略）

（四）网络爬虫案例——中国大学排名爬虫

例 6-26　编写爬虫程序，爬取校友会 2023 年中国大学排名数据，假设其网址为 https://www.xxx.html（图 6-28）。

名次	学校名称	总分	星级	办学层次
1	甲大学	100	8★	世界一流大学
2	乙大学	99.67	8★	世界一流大学
3	丙大学	80.59	8★	世界一流大学

图 6-28　网页中表格数据片段

分析：打开相应网页，发现每个大学排名信息行有 5 列，在浏览器中快捷菜单选 "查看网页原代码" 命令浏览网页代码，会发现每个大学排名信息被封装在 <tr></tr> 之间，tr 是 HTML 的行标签。每列数据在 <td></td> 之间，td 是 HTML 列标签。根据这些发现，确定要查找的标签。

设计该爬虫程序需要的主要步骤如下：

（1）使用 requests 库，获取网页内容（源码）。

（2）使用 beautifulsoup4 对网页内容进行解析。

（3）从解析结果中使用 find_all（）方法获取 tr 标签内容。

（4）从获取的 tr 标签内容中，使用 find_all（）方法获取 td 标签内容。

（5）从获取的 td 标签内容中获取标签文本以及列数据，并输出它们。

程序代码如下：

```
1   import requests as req
2   import bs4
3   lj=req.get("https://www.xxx.html")
4   lj.encoding="GBK"
5   text=lj.text
6   s=bs4.BeautifulSoup(text,"lxml")
7   lines=s.find_all("tr")
8   for line in lines:
9       if len(line)==5:
10          col=line.find_all("td")
11          for i in col:
12              print(i.string,end="\t")
13          print()
```

（五）其他常用爬虫相关的第三方库

1. Scrapy　是 Python 爬虫框架中的"灵魂",提供了基于协程/异步操作的高效率爬取方法,完善的支持多线程/分布式爬取和高度的自由度实现扩展和多样化定制等功能。

2. Selenium　是一种 Web 测试工具,它支持行为驱动测试和测试自动化。Selenium 使用 WebDriver API 直接控制浏览器进行模拟人的操作,从而实现模拟执行浏览器行为操作。

3. pyquery　是文档解析库,它提供了与 jquery 类似的语法,可以非常方便地解析 HTML 或 XML 格式的数据。

除此之外,Python 还有许多其他的第三方库和工具,如 pymysql、Pymongo、redis 和 pandas 等。这些工具都可用于爬取、处理和存储数据。

六、pyinstaller 库及其应用

（一）pyinstaller 库概述

pyinstaller 是一个第三方库,它能够在 Windows、Linux、Mac OS X 等操作系统下将 Python 源程序打包,通过对源文件打包,Python 程序可以在没有安装 Python 的环境中运行,也可以作为一个独立文件,方便传递和管理。

在安装 pyinstaller 库时自动将 pyinstaller 命令安装到 Python 解释器目录中,可像使用 pip 或 pip3 命令一样在 Windows 的命令窗口直接使用。

（二）pyinstaller 应用

在 Windows 的命令窗口下,pyinstaller 命令使用格式如下:

pyinstaller 参数 Python 源程序路径 \ 源程序文件　# 其常用参数如表 6-29 所示。

注意:(1) pyinstaller 不支持源程序路径中包含空格和半角圆点"."。

（2）源程序文本编码必须是 UTF-8。IDLE 下编写的源程序均以 UTF-8 编码保存,可直接使用。

表 6-29　pyinstaller 常用参数

参数	说明
-h，--help	查看帮助信息
-F，--onefile	在 dist 文件夹下生成独立的可执行文件
-D，--onedir	产生一个目录,默认生成 dist 目录
-w，--window，--noconsole	程序运行时不显示命令行窗口
-n NAM，--name=NAME	指定生成的应用程序名,缺省默认原程序名
-i iconName，--icon iconName	指定应用程序图标

打包后,在源程序所在目录会生成 build 和 dist 两个目录,其中前者是打包过程中临时文件的保存目录,可删除,后者为打包程序的保存目录。

如打包源程序 "d:\exam\lx.py" 为一个独立的可执行程序,要求打包程序时不显示命令窗口,命令代码如下:

pyinstaller　-F　d:\exam\lx.py　--noconsole

命令执行完毕后,打开 D:\dist 文件夹下的 lx.exe 运行。

七、常用第三方库

（一）科学计算与数据分析类

1. numpy　数值计算库,用于处理数据类型相同的多维数组。

2. scipy 方便、易用、专为科学和工程设计的库。

3. pandas 基于 numpy 扩展的一个重要的库，用于数据分析。

4. sympy 符号计算库，支持符号计算、高精度计算、模式匹配、绘图等。

（二）文本处理类

1. jieba 用于中文文本分词的库。

2. pdfminer 从 PDF 文档中提取各类信息的库。

3. openpyxl 处理 Excel 文档的库。

4. python-docx 处理 Word 文档的库。

5. beautifulsoup4 解析和处理 HTML 和 XML 的库。

（三）数据可视化方向

1. matplotlib 提供数据绘图功能的库，主要用于二维图表数据展示。

2. TVTK 提供三维可视化工具的库。

3. mayavi 提供一个更为方便实用的可视化工具的库。

（四）Web 开发类

1. django 最流行的 Web 应用框架库，提供了开发网站经常用到的模块。

2. pyramid 比 django 更小、更快速、更灵活的应用程序开发框架库。

3. flask 方便实用的小型网站开发库。

（五）图像处理类

1. imageio 轻便的图像数据读写库，可制作动态（GIF）。

2. pillow（PIL） 支持图像存储、显示和处理的库。

3. opencv-python（cv2） 可实现图像处理和计算机视觉方面的大多通用算法的库。

4. SimpleCV 计算机视觉应用程序的开源框架，它使计算机视觉变得简单。

（六）网络爬虫类

1. requests 简洁且简单处理 HTTP 请求的库。

2. scrapy 快速的、高层次的 Web 获取框架库。

（七）机器学习类

1. Scikit-learn 简单且高效的数据挖掘和数据分析工具库。

2. Tensorflow 人工智能学习系统库，是支撑 AlphaGo 系统的后台框架。

3. Theano 支持深度学习中大规模神经网络算法的库。

（八）游戏开发类

1. Pygame 游戏开发框架库，支持游戏和多媒体应用程序制作。

2. Panda3D 跨平台的 3D 渲染和游戏开发库。

3. cocos2d 构建 2D 游戏和图形界面交互式应用的框架库。

（九）用户图形界面开发类

1. py5 Qt5 应用框架的库，是成熟的商业级 GUI 第三方库。

2. wxpython 优秀的 GUI 图形库，它是 wxWidgets 库的 Python 封装。

3. pygtk 提供了各式的可视元素和功能的库。

（十）其他

1. NLTK 重要的自然语言处理的库，可以进行内容理解、情感分析等应用。

2. werobot 微信公众号开发框架库，也称为微信机器人框架。

3. myqr 产生基本二维码、艺术二维码和动态效果二维码的库。

本章小结

本章主要针对 Python 程序设计初学者,讲解需要知道的一些基本概念和基本应用,介绍了 Python 基本语法元素、基本输入输出、程序的控制结构、各种数据类型(数据结构)、文件及其操作和利用 Python 的库编程的模块编程思想,讲解了 6 个具体方向功能库的应用。希望读者能够从 Python 基础语法出发,看到更广阔的程序设计生态,进一步"理解和运用计算生态",掌握符合信息时代需要的程序设计能力。

(雷国华　胡树煜　唐思源)

思考题

1. Python 的语法简洁性体现在哪些方面? 这种简洁性对编程效率和代码可读性有何影响?
2. Python 具有丰富的库和模块,这一特点如何促进其在不同领域的广泛应用?
3. Python 中列表和元组有什么区别? 举例说明它们的应用场景。
4. 解释程序异常与错误的区别。举例说明 Python 是如何处理程序异常的?
5. 多种方法设计 Python 程序,找出两个以整数为元素的列表中的共同元素。
6. 如下表格是一组患者的血常规检查数据(数据存放于 patient.csv 文档)。

患者编号	1	2	3	4	5	6	7	8	9	10
白细胞	5.5	6.2	7.8	4.9	6.5	7.1	8.2	5.8	6.9	7.5
红细胞	4.5	4.8	4.2	5.1	4.7	4.3	5	4.6	4.9	4.4
血红蛋白	120	130	115	125	118	122	135	120	128	116
血小板	150	180	160	170	140	190	155	165	175	145

编写 Python 程序,实现如下功能:

(1) 计算各项指标的均值和标准差。

(2) 找出白细胞计数异常(高于"均值+2 倍标准差"或低于"均值−2 倍标准差")的患者。

本章数字资源

第七章 | 网页设计与制作

在信息化时代,全球化、智能化成为人类社会的重要特征。因特网的发展和资源共享,让信息和信息交换遍及各个地方。越来越多的企业、医疗机构和个人通过不计其数、丰富多彩的网站展示自身形象、服务资讯及个性特点。本章主要讲解网页设计语言基础、流行的网页制作工具及运用 Python 的 Django 框架搭建网站,通过本章的学习,能够快速方便地设计、制作出网页。

第一节 | Python Web 基础知识

学习网页制作,首先要了解网站和网页的相关概念及关系、网页的组成元素及制作工具和网站的开发流程。

一、概述

(一) 概念

1. 网站(website) 在互联网上,根据一定的规则组织起来的用于展示特定内容相关网页和文档的集合称为网站。网站是一种沟通工具,可以通过网站发布想要公开的资讯或者利用网站来提供相关的网络服务。

2. 网页(web page) 构成网站的基本元素,是承载各种网站应用的平台,通过浏览器阅读。网页是一个包含 HTML 标签的纯文本文件,通过标记对页面元素进行描述。网页的元素包括文本、图片、音频、视频和程序等。

3. B/S 架构 即浏览器(browser)和服务器(server)网络架构模式。在这种架构下,用户工作界面即网页是通过浏览器来实现的,系统功能实现的核心部分集中到服务器上,简化了系统的开发、维护和使用,具有良好的可扩展性。

(二) 网页分类

网页分为静态网页和动态网页。静态网页内容是预先确定的,并存储在 Web 服务器中,特点是制作速度快,成本低,模板一旦确定下来,不容易修改,更新比较费时,常用于制作一些固定版式的页面。动态网页文件不仅含有 HTML 标记,而且含有程序代码,网页内容取决于由用户提供的参数,并根据存储在数据库中的数据创建网站上的页面。

(三) 网页制作相关软件

1. Adobe Dreamweaver(简称 DW) DW 是集网页制作和管理网站于一身的所见即所得网页代码编辑器。DW 使用所见即所得的接口,亦有 HTML 编辑的功能,借助经过简化的智能编码引擎,轻松地创建、编码和管理动态网站。

2. Adobe Photoshop(简称 PS) PS 是一款图像处理软件,包括图像编辑、图形设计、数字绘画等功能。在 PS 中,通过改变图像的色彩效果,选择适合网页主题的色彩搭配,可以增强网页的整体风格和视觉效果。

3. Microsoft Visual Studio(简称 VS) VS 是一个基本完整的开发工具集,包括了整个软件生命周期中所需要的大部分工具,如 UML 工具、代码管控工具、集成开发环境(IDE)等。

（四）网站开发流程

为了加快网站建设的速度和减少失误,应该采用一定的制作流程来策划、设计、制作和发布网站。

1. 规划项目和采集信息　在建立网站前应明确建设网站的目的,确定网站的功能、网站规模、投入费用,进行必要的市场分析等。网站要有一个明确的主题,围绕主题采集整理网站的素材,包括文字资料、图片、音频、视频等。将收集材料分类保存,以备调用,内容丰富且具有深度的网站通常会受到访问者的欢迎。

2. 网站规划和设计网页　根据需求制订网站建设方案。网站规划包括设计网站的结构、栏目设置、网站风格、颜色搭配、版面布局和文字图片的运用等。网页制作过程中按照先大后小、先简单后复杂的步骤进行操作。

3. 上传和维护网站阶段　网站制作完成后,要对站点进行测试,包括链接是否流畅、对浏览器是否兼容、网页设计效果是否理想等。测试完毕后,将网站发布到 Web 服务器上,还需要对站点中的某些页面进行更新和检测。

（五）网页设计要点

网站根据服务对象的不同选择不同的形式。为了做到主题鲜明突出、要点明确,应该使配色和图片围绕预定的主题,充分展现网站的个性及特点。

1. 版面设计　网页设计作为一种视觉语言,注重编排和布局。网页布局分为上下型、左右型、"T"字型、"国"字型、综合框架型等不同方式,如图 7-1 所示。在网页设计中,通常以像素为单位来衡量页面的大小和元素的尺寸。随着移动设备和智能手机的普及,让网页在不同分辨率下自适应变化布局的响应式设计变得越来越重要。

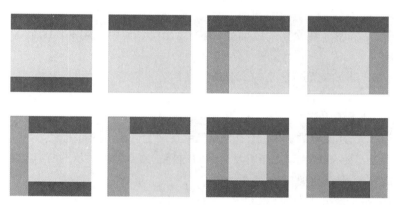

图 7-1　常用布局

2. 页面配色　色彩是艺术表现的要素之一。在网页配色中,色彩尽量控制在三种以内,以避免网页花、乱、没有主色的显现。背景和前文的对比要大,以便突出主要文字内容,注意慎用花纹繁复的图案作背景。

在网页中,除了要展示给访问者标准格式的信息内容,还包括灵活变化的效果、动画等。因此,网页中还要至少用到 HTML、CSS、JavaScript 这 3 种基本技术才能满足上述要求。

二、超文本标记语言（HTML）入门

超文本标记语言(hyper text markup language, HTML)是客户端开发必备的基础技术之一。HTML是一种建立网页文件的描述性语言,通过标记式的指令(tag)将网页元素显示出来。当前使用版本是2014 年 W3C 发布的 HTML5。

HTML 网页为纯文本文件,只要是文字编辑器,就可以编写 HTML 脚本代码,然后将其保存为扩展名为".htm"或者".html"的文件。HTML 的编辑可以使用 DW、VS Code、IDLE 或记事本。如图 7-2所示,为 IDLE 编辑的 HTML 代码。

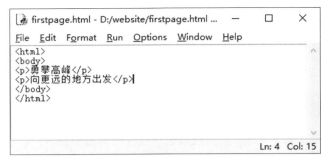 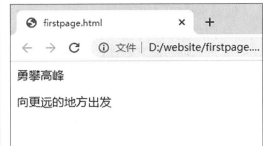

图 7-2　IDLE 编辑的 HTML 代码及预览

(一) 标签分类

HTML 标签分为单标签和双标签两种。标签在使用时要用"<>"括起来。

1. **单标签**　只需单独使用就能完整表达意思的标签。

格式: <标签名［属性名 = 属性值］>

例如, 水平线标签: <hr align="left" width="75%">

2. **双标签**　必须首标签与尾标签成对出现才能完整实现功能的标签。

格式: <标签名［属性名 = 属性值］>内容</标签名>

注: 格式中［ ］代表其内容为可选项。

(二) 常用标签命令

学习标签重点是记住标签的语义, 在合适的位置放置最为合理的标签, 让页面结构更清晰。附表 1 所示为 HTML 常用标签列表。HTML 文档中主要标签如下所示。

1. <! doctype> **标签**　在文档的最前面, 用于向浏览器说明使用 HTML 或 XHTML 标准规范, 并制订版本和类型。

2. <html> **标签**　告知浏览器这是一个 HTML 文档。

3. <head> **标签**　定义 HTML 文档的头部信息, 主要用于封装其他位于头部的标记, 如 <title>、<meta>、<link> 及 <style> 等。

4. <title> **标签**　描述文档的标题, 其中内容显示在浏览器窗口的标题栏。

5. <body> **标签**　定义 HTML 文档所要显示的内容。浏览器中显示的所有文本、图像、音频和视频等信息都必须放在 <body> 标签之内。

注意: HTML 标签不区分大小写, 如
 也可以用
 表示。但最好保持标签的大小写一致, 便于辨认和理解; HTML 标签可以嵌套, 但不可以交叉, 如 <html><body></html></body> 是不被允许的。

(三) 制作第一个网页

例 7-1　运用 HTML 标签制作一个网页。

启动 IDLE, 新建一个文件, 编写如图 7-3 所示 HTML 代码, 初步测试 HTML 标签命令的功能。代码文件保存时, 选择"file"→"save as"→保存类型为"All files"→文件名中输入"7-1.html"→"保存"。

双击 7-1.html 文件, 网页在浏览器中的执行结果如图 7-3 所示。

三、层叠样式表(CSS)入门

层叠样式表(cascading style sheets, CSS)是一种用来修饰由 HTML、XML 构建的网页外观的语言, 是标准通用标记语言的一个子集。

(一) CSS 语法基础

1. **CSS 语法规则**　CSS 语法由两部分组成: 选择器(selector)和声明块(declaration block)。

语法格式: selector {declaration1; declaration2; …}

```
1  <html>
2  <head>
3  <title>医学生誓言</title>
4  </head>
5
6  <body>
7  <h1 style="color:#F00">【医学生誓言】</h1>
8  <p style="color:#F00"> OATH FOR A MEDICAL STUDENT</p>
9  <hr />
10 <h2>
11 <div style="color:#333">
12 <big>健康</big>所系、<big>性命</big>相托。<br />
13 当我步入神圣医学学府的时刻,谨庄严宣誓:
14 <br /> 我志愿献身医学,热爱祖国,忠于人民,恪守医德,尊师守纪,
15 刻苦钻研,孜孜不倦,精益求精,全面发展。
16 <br />我决心竭尽全力除人类之病痛,助健康之完美,维护医术的圣洁
17 和荣誉。救死扶伤,不辞艰辛,执着追求,为祖国医药卫生事业的发展
18 和人类身心健康奋斗终生!
19 </div>
20 </h2>
21 <p> </p>
22 <p><img src="image/tb.jpg" width="23" height="20" />相关资讯: </p>
23 <p><img src="image/tb.jpg" alt="" width="23" height="20" />分享心得: </p>
24 <form id="form1" name="form1" method="post" action="">
25   <p>标题:
26     <input type="text" name="textfield" id="textfield" />
27   </p>
28   <p>内容:
29     <textarea name="textarea" id="textarea" cols="45" rows="5"></textarea>
30   </p>
31   <p><input type="submit" name="button" id="button" value="提交" />
32   </p>
33 </form>
34 </body>
35 </html>
```

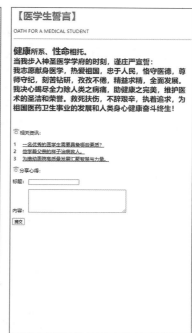

图 7-3　网页 HTML 代码及预览效果

语法说明:

（1）selector 用来识别或选择 HTML 元素的一种模式。

1）元素选择器:例如 p、div、h1 等。

2）类选择器:在元素的类属性中定义,以 "." 开始,例如 ".my-class"。

3）ID 选择器:在元素的 id 属性中定义,以 "#" 开始,例如 "#my-id"。

（2）declaration block 是定义样式规则的一组属性和值的集合。它通常位于选择器和大括号之间。如图 7-4 所示的声明块对 p 标签设定文字颜色为红色,字体大小为 16px。

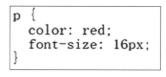

```
p {
  color: red;
  font-size: 16px;
}
```

图 7-4　声明块

2. HTML 调用 CSS

（1）内部 CSS 常用于修饰单个网页。具体的实现方式是通过 〈style〉标签在文档头部标签 〈head〉中定义 CSS。

例 7-2　调用内部 CSS 修饰网页。

HTML 调用内部 CSS 的代码如图 7-5 所示。在页面中,使用 〈style〉标签定义了三个元素的 CSS 样式:body、h1 和 p。这些样式分别设置了背景颜色、字体颜色和大小等属性。这些样式将应用于整个 HTML 文档中的相应元素。

（2）外部 CSS 指将 CSS 代码保存在一个单独的以 ".css" 为扩展名的文件中,然后在网页中引入这个 CSS 文件。这样做的好处是可以使 HTML 文件更加清晰和易于维护,并且可以在多个页面之间共享样式表。在需要调用该 CSS 的网页头部 〈head〉中,用 〈link〉标签链接到该 CSS 文件,如图 7-6 所示。

（二）常用 CSS 样式

1. 背景　CSS 可以为 HTML 网页提供背景颜色,也可以提供复杂的背景图像效果,以满足用户的审美需求。

1）background-color 属性:设置纯色背景。

例如:p {background-color:red;} 或 p {background-color:#f00;}

2）background-image 属性:用于为元素设置背景图像。

```
1  <html>
2  <head>
3   <title>示例网页</title>
4   <style>
5   /* 内部CSS样式定义 */
6   body {
7   background-color: #f1f1f1;
8   }
9
10  h1 {
11  color: #333;
12  font-size: 24px;
13  }
14
15  p {
16  color: #666;
17  font-size: 16px;
18  }
19  </style>
20  </head>
21  <body>
22   <h1>这是一个标题</h1>
23   <p>这是一段文本。</p>
24  </body>
25  </html>
```

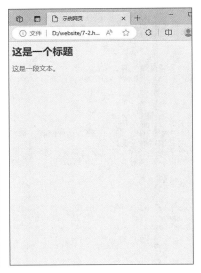

图 7-5　内部 CSS 样式定义代码及预览

```
<head>
 <title>My Web Page</title>
 <link rel="stylesheet" type="text/css" href="css/styles.css">
</head>
```

图 7-6　调用外部 CSS

例如：body {background-image：url（image/bg.jpg）;}

2. 文字样式　文字在颜色、对齐、行高、大小、字体等多方面有样式要求，常用的文字样式属性如表 7-1 所示。

表 7-1　常用文字样式属性

属性	功能	示例
font-family	字体类型	p{font-family：黑体；}
font-size	字体大小，单位默认为 px	p{font-size：16px；}
font-weight	字体粗细（normal、bold 或 100 至 900 之间的数字）	p{font-weight：bold；}
font-style	字体的斜体样式（normal、italic 或 none）	p{font-style：italic；}
text-decoration	文字的装饰效果（underline、overline）	p{text-decoration：underline；}
text-align	文本的水平对齐方式（left、center、right 或 justify）	p{text-align：center；}
color	文本的颜色	p{color：red；}
line-height	行高	p.big{line-height：200%}

（三）CSS 修饰网站实例

例 7-3　在例 7-1 中运用 HTML 标签制作了一个以"医学生誓言"为主题的网页，本例利用内部 CSS 样式修饰 7-1.html。

CSS 部分代码及预览效果如图 7-7 所示。定义了网页的背景图像、<p> 元素的字体加粗、大小和颜色以及 <big> 元素的行高和文字颜色等。

四、JavaScript 入门

JavaScript 简称"JS"，是一种脚本编程语言，广泛用于 Web 开发中。它用于为 Web 页面添加交互性和动态特性，可以控制网页的行为，使用户能够与页面进行交互。

```
1  <html>
2  <head>
3  <title>医学生誓言</title>
4  <style>
5  p {
6    font-weight:bold;
7    font-size: 18px;
8    color:orange;
9  }
10 body {
11    background-image: url(image/bg1.jpg);
12 }
13 big{
14    line-height:300%;
15    color:purple;
16 }
17 </style>
18 </head>
19
```

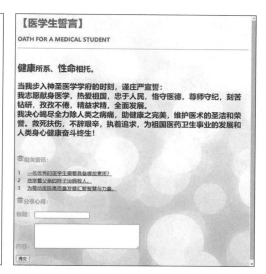

图 7-7　内部 CSS 代码及网页预览效果

（一）JavaScript 基础知识

1. JavaScript 的链接方式　在网页中使用 JavaScript 代码有多种方式，以下是常见的两种方式。

（1）内部嵌入方式：这种方式适用于简短的代码片段。在 HTML 标记中直接嵌入 JavaScript 代码，使用〈script〉标签来包裹代码。例如：

〈script〉

　　#JavaScript 代码

〈/script〉

（2）外部脚本方式：JavaScript 代码编写在一个独立的".js"文件中，然后使用〈script〉标签的 src 属性引入该文件。例如：

〈script src="script.js"〉〈/script〉

外部脚本文件可以在多个 HTML 文档中共享，更方便维护和管理。无论使用哪种方式，一般将〈script〉标签放置在 HTML 文件的〈head〉或〈body〉标签内，以确保在浏览器渲染过程中按顺序加载和执行 JavaScript 代码。

2. JavaScript 语法

（1）变量：变量名可以由字母、数字、下划线等组成，使用 var 操作符来定义变量。例如：var a1=3；

（2）JavaScript 的基本类型：JavaScript 是一种动态类型语言，变量的数据类型可以根据值的类型自动推断，并且可以随时改变变量的数据类型。

1）数字（number）：用于表示数值，包括整数和浮点数，例如 121、5.92。

2）字符串（string）：由字符组成的文本，例如 "Hello JS!"。定义字符串可以用双引号，也可以用单引号声明。

3）布尔值（Boolean）：表示真值或假值，即 true 或 false。

4）空值（null）：表示无值或空对象引用。

5）未定义（undefined）：表示未定义的值，通常用于声明但未赋值的变量。

6）符号（symbol）：表示唯一的标识符。

例如：

var age=18；

var Name=" 李明 "；

var name="张晓丽";

注意：在 JS 中，变量名区分大小写，Name 和 name 是两个不同的变量，语句以分号作为结束符。

（3）JavaScript 的运算符：包括算术运算符、比较运算符和逻辑运算符。

1）算术运算符：算数运算符用于执行变量与变量之间的运算，常用算术运算符如表 7-2 所示。

表 7-2　算数运算符

运算符	描述	示例
+	加法运算符，用于将两个数相加或连接两个字符串	var x=y+1;
−	减法运算符，用于从一个数中减去另一个数	var x=y−1;
*	乘法运算符，用于将两个数相乘	var x=y*3;
/	除法运算符，用于将两个数相除	var x=y/2;
%	取模运算符，用于取两个数的余数	var x=y%3;
++	自增 1 操作。相当于 x=x+1 或 x+=1	var x=5;x++;
−−	自减 1 操作。相当于 x=x−1 或 x−=1	var x=5;x−−;

2）比较运算符：比较运算符用于比较变量和变量之间的关系。常用的比较运算符如表 7-3 所示。

表 7-3　比较运算符

运算符	描述	示例
==	检查两个操作数的值是否相等，如果相等则返回 True，否则返回 False	5==5 结果是 True 5=="5" 结果也是 True
===	检查两个操作数的值和类型是否完全相等，只有两者都完全相等才会返回 True，否则返回 False	5==="5" 结果是 False
!=	检查两个操作数的值是否不相等，如果不相等则返回 True，否则返回 False	5!=5 结果是 False
!==	检查两个操作数的值和类型是否不完全相等，两者中有一个不相等返回 True，否则返回 False	5!=="5" 结果是 True
>、<、>=、<=	用于比较两个数值的大小关系，如果比较成立则返回 True，否则返回 False	3>=4 结果是 False

3）逻辑运算符：逻辑运算符用于测定变量或值之间的逻辑，常用的逻辑运算符如表 7-4 所示。

表 7-4　逻辑运算符

运算符	描述	示例
&&	表示逻辑"与"，例如在表达式 1 && 表达式 2 中，若表达式 1 和表达式 2 都为 True，则返回 True，否则返回 False	var x = 6;var y = 7; var z = (x<9 && y>2) z 的结果为 True
‖	表示逻辑"或"，例如在表达式 1 ‖ 表达式 2 中，若表达式 1 或表达式 2 为 True，则返回 True，否则返回 False	var x = 3;var y = 2; var z = (x==5 ‖ y==5) z 的结果为 False
!	表示逻辑"非"，例如在 ! 表达式 1 中，若表达式 1 为 True，则返回 False；若表达式 1 为 False，则返回 True	var x = 3;var y = 2; var z = !(x==y) z 的结果为 True

（4）条件语句：基于条件的结果执行不同的代码块。包括 if/else 语句和 switch 语句，如表 7-5 所示。

表 7-5 条件语句

语法格式	语法说明	示例

if(条件1){
语句块1
} else if(条件2){
语句块2
} else {
语句块3
}
	1）语句块1在条件表达式1为真时执行；
	2）语句块2在条件表达式1为假,条件表达式2为真时执行；
	3）语句块3在条件表达式1和条件表达式2都为假时执行；
	4）可以添加多个else if条件进行判断；
	5）其中当else if省略时,即为双分支结构
		var age = 45;
		if(age < 18){
		console.log("未成年");
		} else if(age >= 18 && age < 44){
		console.log("青年人");
		} else if(age >= 44 && age < 59){
		console.log("中年人");
		} else {
		console.log("老年人");
		}

switch(表达式){
case 值1:
语句块1
break;
case 值2:
语句块2
break;
...
default:
语句块3
}
	1）依次比较case语句后的值和表达式的值,如果某个case后面的值和表达式的值相等,则执行此case后面的语句块或遇到break退出；
	2）如果所有case后面的值均与表达式的值不相等,则执行default后的语句块
		var fruit = "apple";
		switch(fruit){
		case "apple":
		console.log("这是一个苹果");
		break;
		case "banana":
		console.log("这是一个香蕉");
		break;
		default:
		console.log("这是其他水果");
		break;
		}

在网页中,可以使用console.log( )来输出信息到浏览器中开发者工具的控制台(启动浏览器后,按【F12】启动开发者工具),便于调试和查看代码的执行结果。在调试完成后,使用"//"符号将console.log( )语句注释掉。

（5）循环语句:JS支持的循环方式主要有for循环、for/in循环、while循环和do/while循环,如表7-6所示。

表 7-6 循环语句

语法格式	语法说明

for(初始化；条件；递增/递减){
// 循环体代码
}
	1）初始化表示在循环开始之前执行的语句,一般用于设置计数器的初始值；
	2）条件表示每次循环开始时先判断条件是否为真,如果为真则执行循环体,否则终止循环；
	3）递增/递减表示每次循环结束后执行的语句,用于递增或递减计数器的值

for(var key in object){
// 循环体代码
}
	key 代表对象的每个属性名称赋给的变量,在每次迭代时变化

while(条件){
// 循环体代码
}
	每次循环开始前先判断条件是否为真,如果为真则执行循环体,否则终止循环

do {
// 循环体代码
} while(条件);
	do/while 循环会先执行循环体内的代码,然后再判断条件是否满足,如果条件为真则继续执行循环,否则终止循环

例 7-4 使用 for 循环,计算 1+2+3+4 的结果。

程序代码如图 7-8 所示。

计算结果为 10。

```
1   // JavaScript Document
2   var sum = 0;
3 ▼ for (var i = 1; i <= 4; i++) {
4      sum += i;
5   }
6   console.log("计算结果为: " + sum);
```

图 7-8　for 循环

（二）文档对象模型

文档对象模型（document object model，DOM）是用于表示和交互 HTML 文档结构的接口。它允许程序和脚本能够访问并操作文档的内容和结构。DOM 是一种接口标准，它定义了如何通过编程方式访问和修改 HTML 文档的各个部分。通过 DOM 访问 HTML 元素方法如下所示。

1. 获取元素　以下语句分别获取 id 为"myId""div"标签和类名为"myClass"的元素。

var elements = document.getElementById（"myId"）;

var elements = document.getElementsByTagName（"div"）;

var elements = document.getElementsByClassName（"myClass"）;

2. 访问和修改属性　以下语句获取"myId"的元素的"myAttribute"属性，并设置新的属性值。

var element = document.getElementById（"myId"）;

var attribute = element.getAttribute（"myAttribute"）;

element.setAttribute（"myAttribute"，"newValue"）;

3. 访问和修改元素的内容　以下语句获取"myId"元素的 HTML 内容，并设置新的 HTML 内容。

var element = document.getElementById（"myId"）;

element.innerHTML = "<p>New HTML content</p>";

4. 创建新的元素

var newElement = document.createElement（"p"）;

5. 删除元素

var element = document.getElementById（"myId"）;

element.remove（ ）;

6. 事件处理

addEventListener（ ）方法用于添加事件处理函数。这个方法可以监听"click""load""mouseover"等事件。例如：

var element = document.getElementById（"myId"）;

element.addEventListener（"click"，function（ ）{

　　alert（"Element clicked!"）;

}）;

例 7-5　定义内嵌 JS，通过 DOM 操作修改 p 标签的内容。点击按钮后，p 标签内容由"锲而不舍"改为"金石可镂"。

编写代码如图 7-9 所示。

```
1    <html>
2    <head>
3    <title>JS基础知识</title>
4    </head>
5    <body>
6       <h2>通过DOM操作修改p标签内容</h2>
7       <p id="a1">锲而不舍</p>
8       <button id="b1">下一句</button>
9       <script>
10        document.getElementById("b1").addEventListener("click", function() {
11           document.getElementById("a1").innerHTML = "金石可镂";
12         });
13      </script>
14   </body>
15   </html>
```

图 7-9　使用 DOM 操作 p 标签内容代码

在用户点击页面上 ID 为 "b1" 的 button 元素时, 将 ID 为 "a1" 的 P 元素的内部 HTML 文本更改为 "金石可镂"。程序说明如下所示。

（1）document.getElementById（"b1"）:通过 ID 找到页面上的按钮 "b1"。

（2）addEventListener（"click", function（）{...}）:为按钮添加一个事件监听器。这个监听器会在用户单击这个按钮时触发一个函数。

（3）function（）{ document.getElementById（"a1"）.innerHTML = "金石可镂"; }:在单击事件触发时执行的函数。首先找到 ID 为 "a1" 的 p 标签,然后将其内部的 HTML 文本更改为 "金石可镂"。预览效果如图 7-10 所示。

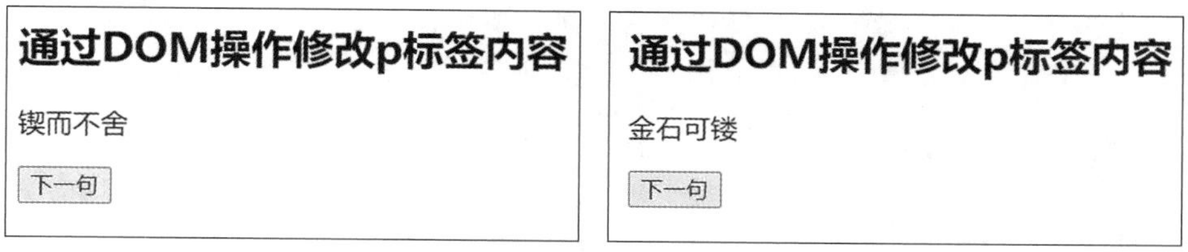

图 7-10 按钮单击前后的预览效果

（三）JavaScript 的函数

在 JavaScript 中,函数是一种可以多次重用的代码块,用于执行特定任务。函数是构建复杂程序的基本构建块。

1. 函数的定义和调用 在 JavaScript 中,函数的定义和调用都是通过使用关键字 function 来实现的。下面是函数的定义和调用的基本语法。

```
function 函数名（）{
    // 函数的代码逻辑
}
```

函数的调用格式为:

```
函数名（）;
```

例如:

```
function greet（）{           //定义函数 greet（）
    console.log（"Hello, JavaScript!"）;
}
greet（）;   // 调用函数 greet（）
```

在上述示例中,greet 函数定义了一个简单的打印语句,然后通过 greet（）的方式进行调用。

2. 函数参数和返回值 可以为函数定义参数,以接收不同的输入值,也可以返回一个值。例如:

```
function add（a, b）{
    return a + b;
}
console.log（add（6, 9））; // 输出结果为 15
```

在这个示例中,函数 "add" 接收两个参数,并通过 "return" 返回它们的和。

第二节 | Dreamweaver 基本操作

Dreamweaver（简称 DW）是一款专业的网页制作软件,由 Adobe 公司开发。DW 提供了一套强大的工具用于设计、编写和管理网站,使用 "所见即所得" 的可视化界面操作方式,支持多种网页开发技术。本节介绍利用 Dreamweaver CC 版本制作网页的方法。

一、Dreamweaver 网站开发环境配置

(一) 工作界面

DW 启动后，会出现封面图像（如果是第一次启动，会有一个"工作区选择"对话框，初学者可选择"设计者"模式）。如图 7-11 所示，为 DW 的基本工作界面。

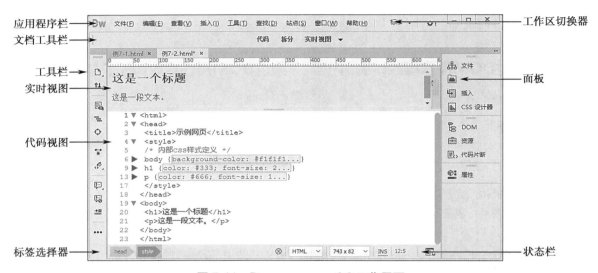

图 7-11　Dreamweaver CC 工作界面

通过在面板名称上双击可以实现展开或折叠面板的功能。若需要的面板未显示在面板区内，可以在"窗口"菜单中选择需要打开的面板。每个面板都有相应的选项，例如"属性""文件""行为"等。

(二) 互联网信息服务管理器

开发一个网站需要搭建一个合适的网站开发环境，互联网信息服务管理器（Internet Information Services, IIS）是目前最常用的 Web 服务器之一，可以根据浏览器的请求提供文件服务。

1. 安装 IIS　安装步骤：单击"开始"→控制面板→程序和功能→启用或关闭 Windows 功能→Windows 功能对话框→"Internet Information Services"（逐级单击选择每个选项）→"确定"→完成 IIS 组件的安装。

2. 配置 IIS　网站中的网页必须放在 Web 服务器可以识别的目录下才能运行，这些目录被称为站点目录。

每个 Web 服务器都会有一个根目录（也称为主目录），也称为物理路径。对于 IIS，Web 服务器根目录默认是"C:\Inetpub\wwwroot"，用户也可以根据需要更改根目录。

配置步骤：单击"开始"→控制面板→管理工具→"Internet Information Services"（IIS）（图 7-12）→双击计算机名称（左侧连接面板）→双击"网站"→Default Web Site（默认网站）→基本设置（右侧操作面板）→"编辑网站"对话框→物理路径，在本实例中设置为"D:\website"，如图 7-13 所示。

(三) 创建站点

在 DW 中，通过配置站点可以更好地组织、开发、管理和维护网站项目。站点提供了一系列功能和工具，使得网站开发过程更加高效、便捷，并更好地满足个人或团队的需求。创建站点的步骤如下：

1. 站点（左侧列表）→新建站点→"站点设置对象"对话框→站点名称为"health"→本地站点文件夹为"D:\website"（与 IIS 设置的默认网站文件夹相同），如图 7-14 所示。

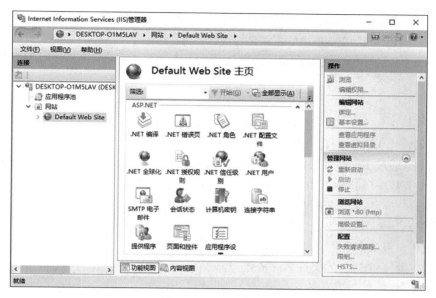

图 7-12 IIS 配置界面

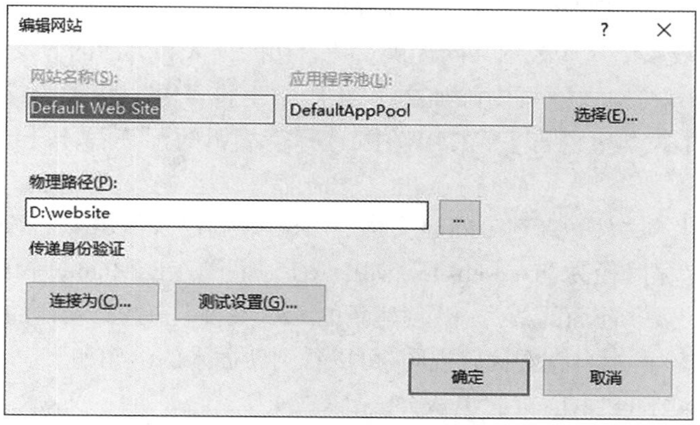

图 7-13 IIS 基本设置

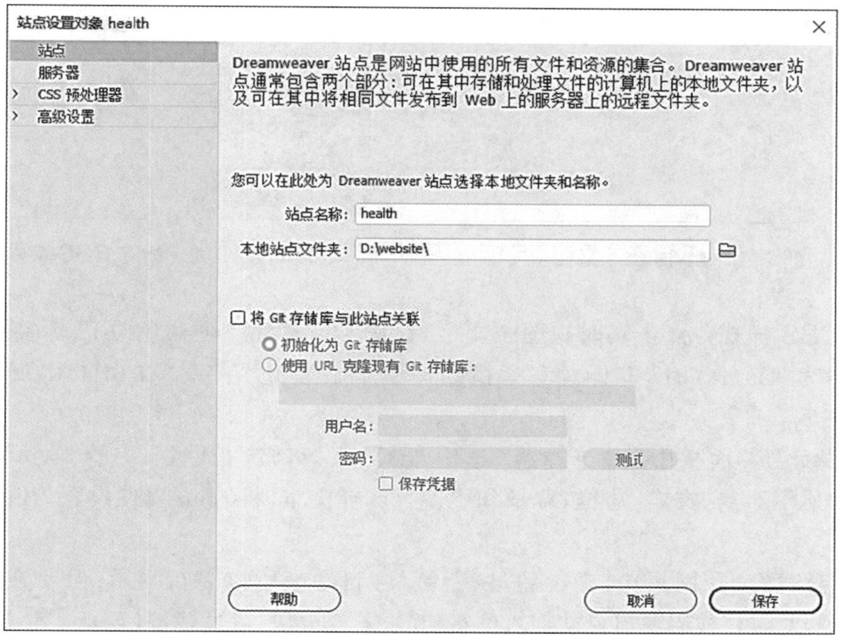

图 7-14 "站点设置对象"对话框

2. 服务器（左侧列表）→"+"→服务器名称：website→连接方法：本地 / 网络→服务器文件夹：D:\website→WebURL：http://localhost/→"保存"。

3. 高级设置（左侧列表）→本地信息→默认图像文件夹为 D:\website\image→"保存"→站点配置完成。

二、Dreamweaver 网页设计基础

一个网页通常由 HTML 构建。在 DW 中，可以使用代码编辑器或可视化设计模式来创建和编辑 HTML 结构。本节通过实例详细讲解 DW 中可视化添加网页元素、页面布局及设置 CSS 样式的方法。

例 7-6　在 DW 中，利用可视化方法制作与 7-1.html 相同的网页。

1. **新建文件**　文件→新建→新建文档→文档类型选择"HTML"→框架选择"无"→输入文档标题为"医学生誓言"→文档类型为"HTML5"→点击"创建"按钮，完成网页的新建。

2. **保存文件**　新建的网页文件名称为"Untitled-1.html*"，其中"*"代表网页未保存，此时需要保存网页，并为网页取一个适合的文件名。步骤为：文件→保存→保存路径为"D:\website"→文件名为"7-6.html"→"保存"。

3. **查看视图**　文档工具栏提供了四种视图模式，包括设计视图，提供所见即所得的设计环境；代码视图，允许直接编辑和查看网页的源代码；拆分视图，整合了设计视图和代码视图的优势；实时视图，提供了真实的预览效果。这些视图共同提供了一个功能强大和灵活的开发平台。

4. **插入标题元素**　在空白网页内添加文字"【医学生誓言】"。步骤为：插入菜单/插入面板→标题→标题 1→输入"【医学生誓言】"，在 DW 中，选择待编辑的标签后，按【Enter】键可以进入编辑状态，如输入文字等。

5. **创建 CSS 文件**　文件→新建→新建文档→CSS→"创建"，创建一个新的 CSS 文档，保存 CSS 文档名为"style.css"，保存路径为"D:\website"，如图 7-15 所示。在 7-6.html 窗口中，单击打开面板中的"CSS 设计器"，点击"源"前面的"+"→"创建新的 CSS 文件"→选择新建的"style.css"文件→"链接"→"确定"，如图 7-16 所示。查看代码视图，可以看到新插入的语句如下。

〈link href="style.css" rel="stylesheet" type="text/css"〉

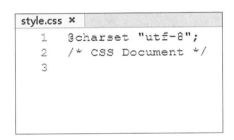

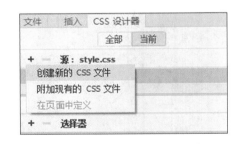

图 7-15　style.css 文档　　　　　　图 7-16　创建新的 CSS 文件

6. **设置 CSS 样式**　点击实时视图→文字"【医学生誓言】"→蓝色"h1"标签后面的"+"→输入 CSS 类名为"f1"→"h1"左侧的三条横线按钮用于编辑当前对象的 HTML 属性，如图 7-17 所示。

在"CSS 设计器"面板中的"选择器"选中".f1"，去掉勾选"属性"中的"显示集"，此时，属性下方列表中显示布局、文本、边框、背景和更多。选择文本，将 color 属性设置为红色，如图 7-18 所示。

7. **换行与段落**　在网页中，文本超过一行就会自动换行以多行显示，但要强行换行，可按【Shift+Enter】键，此时在代码窗口自动加入标签 〈br〉；若要分段，可直接按【Enter】键或者插入段落，此时在代码窗口加入标签 〈p〉。

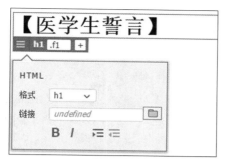

图 7-17　设置 CSS 类

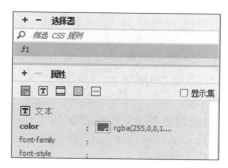

图 7-18　设置文本颜色

操作过程：在网页中，选择文字"【医学生誓言】"→插入→段落→在主窗口选择插入位置列表中的"之后"（在当前标签后面插入新标签，如图 7-19 所示）→在段落内输入"OATH FOR A MEDICAL STUDENT"→设置标签 ⟨p⟩ 的类为 f2（方法同设置 CSS 样式），设置 f2 的样式为：color：红色；font-weight：bold；font-size：18px；。

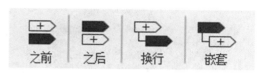

图 7-19　插入位置

8. 插入水平线　选择段落→"插入"面板→水平线→位置列表中的"之后"。

9. 插入 div 块标签　⟨div⟩ 标签是 HTML 中常用的块级元素，用于创建一个独立的容器，用于组织、布局和样式化网页中的内容。通过结合 CSS 和其他元素，标签可以用于创建复杂的布局和设计，为网页增加结构和样式。

操作过程："插入"面板→标题→标题 2→"之后"→再打开"插入"面板→div→换行，此时在 ⟨div⟩ 标签内嵌套 ⟨h2⟩ 标签，双击页面中的 h2 内部，进入编辑状态，输入医学生誓言内容的文字，在适当的位置按【Shift】+【Enter】换行。

10. 添加环绕标签　选择文字"健康"→鼠标右键→快速标签编辑器→列表中双击选择"big"，代码视图可见 ⟨big⟩ 标签环绕已选择文字。

11. 插入图像　图像是网页中的重要元素，可以美化网页，可以根据图像特点选择适当的格式，如 JPEG、PNG 或 GIF。

操作过程：在网页中，插入一个新段落，在段落内打开"插入"面板→image→嵌套，选择 image 文件夹中的"tb.jpg"。

选择图片，在属性面板（"窗口"菜单→属性）中可以查看并修改图片的属性，设置图片的高度和宽度为 width="23"，height="20"。在段落中输入"相关资讯"（可以在代码视图中，⟨img⟩ 标签后输入文字）。

12. 插入表格　表格在 DW 中具备多种作用，包括数据展示、布局和定位、表单设计、网页结构和排版、数据比较和分析，以及响应式设计。

操作过程：打开"插入"面板→table→"之后"→在表格对话框中设置表格为 3 行 2 列，500px 宽，边框宽度为 0，如图 7-20 所示。在表格输入数据内容。复制表格上方的 ⟨p⟩ 标签，在标签指示器中选择 table，在下方粘贴，修改文字为"分享心得"。

13. 插入表单　表单在 Web 开发中承担着多种重要作用，包括收集用户输入数据、提交数据到服务

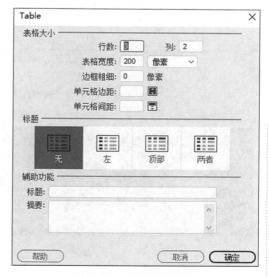

图 7-20　设置表格属性

器、支持用户交互、进行数据验证以及用户登录和身份验证。通过合理利用表单,能够实现丰富的用户互动和数据处理功能。

操作过程:插入→表单→"表单"对象→"之后"。在表单内添加三个段落,并在段落内分别添加表单中的文本、文本区域和按钮三个对象,如图 7-21 所示。

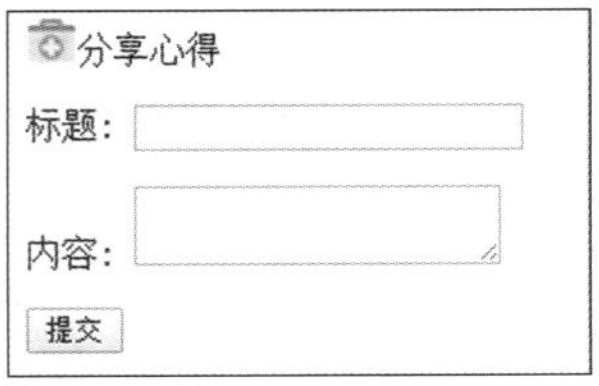

14. 设置背景图像　设置对象的背景图像,先选中 body 对象。页面中,在标签指示器中选择 body,设置类名为"b1",在 CSS 设计器中,设置"b1"的背景图像为 image 文件夹中"bg1.jpg"。

图 7-21　设置表单

15. 保存网页文件　按【Ctrl】+【S】保存网页。按【F12】,在浏览器中预览网页,如图 7-22 所示。

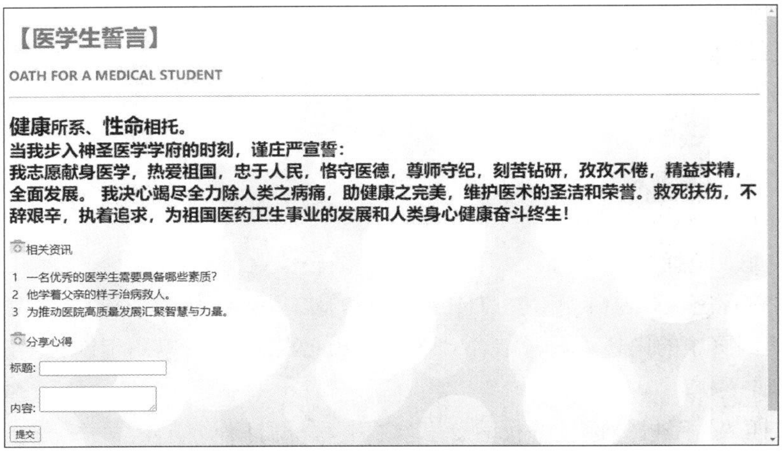

图 7-22　预览效果图

三、案例设计

响应式设计(responsive design)是一种设计方法,可以帮助开发者创建适应不同设备和屏幕尺寸的响应式网页。响应式布局网页具有弹性、自适应、模块化、触摸友好等特点,使网页能够在不同的设备上提供一致的用户体验。下面通过实例介绍响应式设计的方法和过程。

例 7-7　制作网页"秋日的花园",实现响应式设计中的媒体查询、弹性布局、响应式图片、触觉反馈、优化文本和图片展示,并使用 JavaScript 动态调整元素的高度和宽度的功能。网页在不同设备上预览效果如图 7-23 所示。

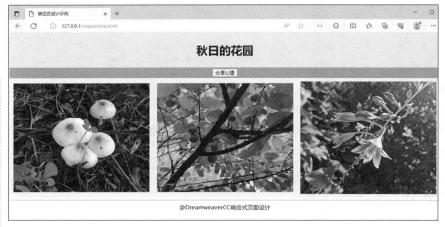
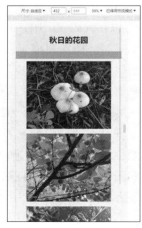

图 7-23　响应式网页桌面端和移动端预览效果

1. 新建网页 文件→新建→新建文档→HTML→设置网页标题为"响应式设计示例"→保存网页名为"responsive.html"→"保存"。

2. 链接 CSS 文件 "CSS 设计器"面板→源→创建新的 CSS 文件→"链接"→新建 autumn.css 样式文件→"确定"。

3. 定义页眉 插入→header→插入→标题→标题1→嵌套→输入"秋日的花园",删除其他文字。此时,⟨header⟩ 中嵌套了一个 ⟨h1⟩ 标签。

4. 设置body 的边距 在实时视图中为 body 添加新类,类名为 mainbody。"CSS 设计器"面板→.mainbody→margin→0px。

5. 插入按钮 在 ⟨header⟩ 标签之后插入 ⟨main⟩ 标签,然后在其中嵌入 ⟨div⟩ 标签,设置 div 的类名为"button_container",在代码窗口中,⟨div⟩ 标签内输入"⟨button id="moodButton"⟩分享心情 ⟨/button⟩"。

6. 插入图片 在 div 下方插入新 div,其类命名为"flex-container",用于实现弹性布局。在其中插入三个类名为"flex-item"的 div,每个 div 中插入一个图片,分别是"Autumn1.jpg""Autumn2.jpg""Autumn3.jpg",image 标签的类名为"responsive-image"。HTML 代码如图 7-24 所示。

```html
<div class="flex-container">
  <!-- 使用弹性布局实现自适应排列 -->
  <div class="flex-item"> <img class="responsive-image" src="image/Autumn1.jpg" alt="蘑菇" > </div>
  <div class="flex-item"> <img class="responsive-image" src="image/Autumn2.jpg" alt="杏"  > </div>
  <div class="flex-item"> <img class="responsive-image" src="image/Autumn3.jpg" alt="紫萼玉簪"> </div>
</div>
```

图 7-24 弹性布局 HTML 代码

7. 定义页脚 在 ⟨main⟩ 标签下方插入水平线,再插入 ⟨footer⟩ 标签,输入"@DreamweaverCC 响应式页面设计"。下面将设计完成弹性布局的样式表。

8. 设置样式实现弹性布局

(1)设置页眉样式:"CSS 设计器"面板→添加"选择器"→输入"header"→height→100px,选择背景中的 background-color→rgba(217,233,245,1)。在代码视图 autumn.css 中添加 header 的样式,如图 7-25 所示。其中,弹性布局的属性和值需要手动在代码视图中输入(display:flex;)。CSS 样式解释如下。

1)rgba(217,233,245,1);:颜色函数,带有透明度的淡蓝色。

2)display:flex;:布局模式设置为 Flexbox 布局。

3)align-items:center;:将 ⟨header⟩ 的子元素垂直居中对齐。

4)justify-content:center;:将 ⟨header⟩ 的子元素在水平居中对齐。

(2)设置按钮容器样式:"CSS 设计器"面板→添加"选择器"→输入".button_container",设置样式规则如图 7-26 所示。其中,背景颜色为橙色,同样使用 Flexbox 布局。

```css
header {
    background-color: rgba(217, 233, 245, 1);
    height: 100px;
    display: flex;
    align-items: center;
    justify-content: center;
}
```

图 7-25 header 的样式规则

```css
.button_container {
    height: 30px;
    background-color: rgba(240, 110, 10, 1);
    display: flex;
    align-items: center;
    justify-content: center;
}
```

图 7-26 button_container 的样式规则

(3)设置图片容器样式:在 autumn.css 中设置".flex-container"和".flex-item"的样式规则如图 7-27 所示。CSS 样式解释如下。

1)flex-wrap:wrap;:指定当 Flex 子项排列超过容器宽度时,将其折行到下一行。

```
/* 使用弹性布局实现响应式布局 */
.flex-container {
    display: flex;
    flex-wrap: wrap;
    background-color: rgba(245, 241, 235, 1);
}
.flex-item {
    flex: 1 0 33.3%; /* 分三列显示 */
    padding: 10px;
    box-sizing: border-box;
    display: flex;
    align-items: center;
    justify-content: center;
}
```

图 7-27　图片容器的样式规则

2）flex：1 0 33.3%；：子元素将占据可用空间的33.3%，可以缩小但不能增大。这样可以将子元素平均地分成三列。

3）padding：10px；：子元素的内边距为 10 像素。

4）box-sizing：border-box；：子元素的盒模型为 border-box。这意味着元素的内边距和边框不会增加元素的宽度和高度，以确保元素在布局时依然保持指定的大小。

（4）响应式图片样式："CSS 设计器" 面板→添加 "选择器"→输入 ".responsive-image"→max-width：100%。

（5）设置页脚样式：设置页脚为 Flexbox 布局，字体大小为 medium，如图 7-28 所示。

（6）应用媒体查询：媒体查询是一种用于在不同设备或不同屏幕尺寸下为网页应用不同样式规则的 CSS 技术。本页面中实现屏幕宽度小于 600 像素，不显示按钮，则需要在 autumn.css 中 @media（max-width：600px）{} 内添加相应的按钮样式设置，如图 7-29 所示。

```
footer {
    display: flex;
    align-items: center;
    justify-content: center;
    font-size: medium;
}
```

图 7-28　页脚的样式规则

```
@media only screen and (max-width: 600px) {
#moodButton {
    display: none;
}
}
```

图 7-29　媒体查询样式

9. 动态调整　JavaScript 脚本检测屏幕大小并动态调整元素的高度和宽度。文件→新建→新建文档→JavaScript→"创建"→保存文件名为 "autumn.js"。详细 JS 代码如图 7-30 所示。在 footer 下方，插入→HTML→Script→选择 "autumn.js"，将 JS 嵌入网页内部，生成代码为 <script src="autumn.js"></script>。

```
1    // 使用JavaScript检测屏幕大小动态调整元素的高度和宽度
2    //添加事件监听器来监听 resize 事件,
3    window.addEventListener('resize', handleResize);
4    //窗口大小发生变化时会触发 handleResize 函数
5  ▼ function handleResize() {
6        var screenWidth = window.innerWidth;//获取窗口宽度
7        var screenHeight = window.innerHeight;//获取窗口高度
8
9        // 根据屏幕宽度调整元素大小
10       //elements存储所有具有responsive-image类的元素
11       var elements = document.querySelectorAll('.responsive-image');
12       //循环遍历每个元素
13 ▼     for (var i = 0; i < elements.length; i++) {
14           var element = elements[i];
15           //根据屏幕宽度的80%来动态设置元素的最大宽度
16           element.style.maxWidth = screenWidth * 0.8 + 'px';
17       }
18   }
```

图 7-30　检测屏幕大小并动态调整元素

10. 触觉反馈　通过添加事件监听，实现触觉反馈。根据设备类型设置容器的样式，详细代码如图 7-31 所示。

通过以上在 DW 中进行响应式设计的介绍，可以帮助开发者创建适应不同设备和屏幕尺寸的响应式网页。

```
20    // 触觉反馈,添加了一个click事件监听器
21    document.getElementById('moodButton').addEventListener('click', handleClick);
22    //定义了handleClick 函数,当按钮被点击时, 会弹出一个提示框
23 ▼ function handleClick() {
24        alert('秋日的风, 轻柔温暖');
25    }
26    //通过检查navigator.userAgent判断当前设备是否是移动设备
27 ▼ function isMobileDevice() {
28        return /Android|webOS|iPhone|iPad|iPod|BlackBerry|IEMobile|Opera
          Mini/i.test(navigator.userAgent);
29    }
30    // 获取包含图片的容器
31    var container = document.querySelector('.flex-container');
32 ▼ if (isMobileDevice()) {
33        // 移动设备, 纵向显示
34        container.style.flexDirection = 'column';
35 ▼ } else {
36        //非移动设备横向显示。
37        container.style.flexDirection = 'row';
38    }
```

图 7-31　触觉反馈和根据设备类型设置容器样式

第三节 | Python Web 开发起步

一、Python Web 概述

Python 是一种常用编程语言,具备丰富的 Web 框架,并提供了各种工具和库来构建功能强大的 Web 应用程序。常见的 Python Web 框架包括 Django、Flask、Tornado 等,每个框架都有其特点和适用场景。其中,Django 是一个全功能的 Web 框架,适用于大型项目,Django 具有强大的数据库集成、安全性和灵活的模型、视图和模板系统。本节重点讲解 Django 框架。

二、Python Web 程序开发流程

(一) 搭建 Web 开发虚拟环境

在开始使用 Django 进行开发之前,需要搭建环境。在 PyCharm 中新建项目时,即可建立虚拟环境,如图 7-32 所示。可以通过选择 File→Settings→Project Interpreter,查看已安装的虚拟环境。

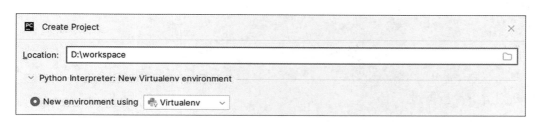

图 7-32　搭建虚拟环境

(二) 创建 Web 应用程序的一般流程

1. 安装 Django　首先,需要安装 Django 框架。安装命令为:

pip install django

2. 创建 Django 项目　在一个合适的目录下,使用以下命令创建一个新的 Django 项目:

django-admin startproject myproject

这将在当前目录下创建一个名为 "myproject" 的 Django 项目。

创建一个名为 "myproject" 的 Django 项目后,通常会包括如图 7-33 所示的文件和目录。

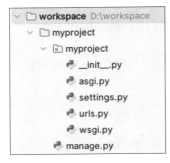

图 7-33　新建项目目录结构

其中，manage.py 和 myproject/ 是项目的主要文件和目录。其他的文件是 myproject 目录下的子文件或子目录。在这个基础上，还可以根据需要添加其他文件、目录和应用程序来满足具体项目的需求。

3. **进入项目目录**　通过运行以下命令进入项目目录：

cd myproject

4. **创建 APP**　在 Django 中，应用程序（APP）是一个具有特定功能的模块。使用以下命令创建一个名为"myapp"的 APP：

python manage.py startapp myapp

这将在项目目录下创建一个名为"myapp"的 APP，目录结构如图 7-34 所示。

5. **配置数据库**　在 settings.py 文件中，设置数据库连接和其他相关配置。

6. **定义模型**　在"myapp"目录下的 models.py 文件中定义数据模型，包括数据表的结构和字段。

7. **运行数据库迁移**　通过运行以下命令将模型映射到数据库：

python manage.py makemigrations

python manage.py migrate

8. **创建视图**　在"myapp"目录下的 views.py 文件中定义视图，处理来自用户的请求并返回相应的内容。

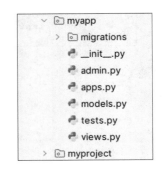

图 7-34　新建应用目录结构

9. **创建 URL 映射**　在 myproject 目录下的 urls.py 文件中，将 URL 映射到相应的视图函数。

10. **编写模板**　在"myapp"目录下的 templates 目录中，创建 HTML 模板文件，用于渲染动态内容。

11. **运行开发服务器**　使用以下命令启动 Django 开发服务器：

python manage.py runserver

这将在本地主机上运行开发服务器，默认端口号为 8000。

12. **访问应用程序**　在浏览器中访问 http://localhost:8000/，即可查看 Django 应用程序。

Django 还有很多强大的功能和特性，如认证、表单处理、静态文件管理等。Django 强大而成熟的 Python Web 框架为开发者提供了许多功能和特性，让开发者能够快速构建可扩展、安全和高效的 Web 应用程序。

第四节 ｜ Django 应用

一、Django 配置

在 Django 中，配置选项通常存储在设置文件（settings.py）中，该文件位于 Django 项目的根目录下。以下是一些常见的 Django 配置选项。

1. **数据库配置**　在项目的 settings.py 文件的 DATABASES 中，需要配置数据库连接。根据使用的数据库类型（如 SQLite、MySQL、PostgreSQL 等），提供相应的设置，如数据库名称、主机名、用户名、密码等，如图 7-35 所示。

2. **应用程序配置**　在 settings.py 文件的 INSTALLED_APPS 中，需要注册应用程序，将应用程序（myapp）添加到列表中，如图 7-36 所示。

除了上面的配置，Django 的配置还包括静态文件和媒体文件配置、URL 配置、中间件配置等。开发者可以根据项目需求和文档进一步配置这些选项。

```
DATABASES = {
    'default': {
        'ENGINE': 'django.db.backends.mysql',
        'NAME': 'mydatabase',
        'USER': 'myuser',
        'PASSWORD': 'mypassword',
        'HOST': 'localhost',
        'PORT': '3306',
    }
}
```

图 7-35　配置数据库连接

```
INSTALLED_APPS = [
    'django.contrib.admin',
    'django.contrib.auth',
    'django.contrib.contenttypes',
    'django.contrib.sessions',
    'django.contrib.messages',
    'django.contrib.staticfiles',
    'myapp',
]
```

图 7-36　配置应用程序

二、Django 工具

Django 采用了 MTV（model-template-view）设计模式，分为模型、模板和视图三个组件。模型处理数据和业务逻辑；模板定义页面结构和内容，即网页文件；视图负责连接模型和模板，并处理用户请求和逻辑。这种分离的设计使得代码更易于维护、测试和扩展。除了 MTV 设计模式，Django 有三种重要的工具：模板（template）、表单（form）和视图（view），下面介绍这三种工具。

（一）Django 模板

Django 模板是一个用于呈现动态 Web 页面的强大工具。它使用了一种简单的语法，允许在 HTML 中插入变量和标签，从而控制页面的内容和布局。Django 的模板使用了一个名为"Django 模板语言"（DTL）的模板系统。以下是 Django 模板中的一些基本概念。

1. 变量　使用双大括号 {{ }} 包围变量名，用于在模板中插入动态数据。例如，{{ name }} 将在模板中插入名为"name"的变量的值。

2. 标签　使用大括号 {% %} 包围标签名称和参数，以执行特定的操作。例如，{% for item in items %} 将遍历名为"items"的列表，并在每次迭代中将"item"的值插入模板中。

3. 过滤器　使用管道符号 | 将过滤器应用于变量，以修改其输出。例如，{{ name|upper }} 将把名为"name"的变量的值转换为大写字母。

4. 模板继承　使用"extends"标签和"block"标签，创建一个基本的模板，并在其他模板中继承它。这样可以在多个页面中重用共享的布局和代码片段。

Django 的模板系统还有很多其他功能，如自定义标签和过滤器、模板标签库等，在模板中可以添加 HTML、CSS、JavaScript 或其他适用的标记、语法和代码片段。

如图 7-37 所示，模板文件中使用了模板语法来插入变量、进行条件判断。user.is_authenticated 用来判断用户是否登录。在视图（views.py）中渲染模板时，可以传递相关的上下文数据，比如 {"title": "My Website"} 和 {"user": request.user}。

```
<html>
  <head>
    <title>{{ title }}</title>
  </head>
  <body>
    <h1>Welcome to {{ title }}!</h1>
    {% if user.is_authenticated %}
      <p>Hello, {{ user.username }}!</p>
    {% else %}
      <p>Please log in to continue.</p>
    {% endif %}
  </body>
</html>
```

图 7-37　模板示例

（二）Django 表单

表单（form）是用于处理用户输入数据的组件，它可以生成 HTML 表单并验证用户提交的数据。Django 提供了方便的表单类来帮助处理表单的创建、验证和处理。如图 7-38 所示是一个简单的示例。

示例中，定义了一个登录表单类 LoginForm，它包含了两个字段：username 和 password。每个字段都可以指定不同的验证规则和 HTML 小部件（widget），如文本框、复选框、单选按钮等。

```
from django import forms


class LoginForm(forms.Form):
    username = forms.CharField(label='Username')
    password = forms.CharField(label='Password', widget=forms.PasswordInput)
```

图 7-38 表单示例

（三）Django 视图

Django 视图用于定义应用程序的行为，负责处理业务逻辑、访问数据库、渲染模板以及构建和返回 HTTP 响应。在 Django 中，视图可以采用函数和基于类的两种方式实现。

1. 函数视图 函数视图是指基于函数的方式来定义视图，接收 HTTP 请求作为参数，并返回一个 HTTP 响应。具体的业务逻辑在函数体内部实现。

如图 7-39 所示，在函数视图的示例中，my_view 函数接收一个 request 参数，表示 HTTP 请求。在函数体内部，定义了一个 name 变量，并返回一个 HttpResponse 对象，其中包含了一个简单的欢迎消息和动态的 name 变量。

2. 类视图 类视图是指基于类的方式来定义视图。类视图可以通过重写类中的方法来实现具体的业务逻辑。如图 7-40 所示，在类视图的示例中，定义了一个名为"MyView"的类视图，继承自 View 基类。类视图中的 get 方法处理 HTTP GET 请求，并返回一个 HttpResponse 对象。

```
from django.http import HttpResponse


def my_view(request):
    # 业务逻辑
    name = "John Doe"
    return HttpResponse(f"Hello, {name}!")
```

图 7-39 函数视图

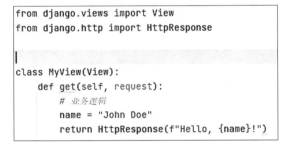

```
from django.views import View
from django.http import HttpResponse


class MyView(View):
    def get(self, request):
        # 业务逻辑
        name = "John Doe"
        return HttpResponse(f"Hello, {name}!")
```

图 7-40 类视图

视图负责处理路由中指定的 URL，并执行对应的处理逻辑。在处理逻辑中，视图可以与模型和模板进行交互，以实现数据的查询、操作和渲染。

要将视图与 URL 进行关联，需要在 Django 的 URL 配置中将 URL 模式与视图绑定。这样，当用户访问特定 URL 时，将调用相应的视图处理请求。

三、Django 数据库操作

Django 提供了强大且易用的数据库操作功能，它使用对象关系映射（ORM）来管理和操作数据库。以下是一些常见的 Django 数据库操作示例。

（一）定义模型

Django 的模型是用来描述数据结构和表之间关系的 Python 类。通过定义模型，可以实现数据库表的创建和结构定义。

以下是一个简单的模型定义示例：

from django.db import models

class Drug（models.Model）：

    name = models.CharField（max_length=200）

    manufacturer = models.CharField（max_length=100）

expiration_date = models.DateField（ ）

这段代码定义了一个名为"Drug"的模型，它继承自 Django 的 models.Model 类。通过这个模型，可以在 Django 中创建一个名为"Drug"的表。

（二）数据库迁移

Django 提供了数据库迁移工具，它可以自动创建、修改和应用数据库的变更。迁移用于保持模型定义与数据库结构的同步，并且可以在不丢失数据的情况下进行数据库模式更改。通过运行以下命令，可以生成并应用数据库迁移：

python manage.py makemigrations　 # 生成迁移文件

python manage.py migrate　 # 应用迁移文件

这将在数据库中创建或修改表，以反映最新的模型定义更改。

（三）数据查询

Django 提供了丰富的查询 API，能够轻松地执行数据库查询。可以使用这些查询方法来获取、过滤、排序和限制数据库中的数据。这些查询方法允许按特定条件检索数据库中的数据。图 7-41 是一些常见的查询示例。

```
drugs = Drug.objects.all()
# 获取特定制造商的药品
manufacturer_drugs=Drug.objects.filter(manufacturer="APha")
# 根据名称进行排序
sorted_drugs = Drug.objects.order_by("name")
# 统计满足条件的药品数量
drug_count = Drug.objects.filter(expiration_date__year=2023).count()
```

图 7-41　常见查询示例

（四）创建、更新和删除数据

除了查询数据，Django 还提供了简单的方式来创建、更新和删除数据库中的数据。以下是一些常见的数据操作示例。

1. 创建新药品

new_drug = Drug（name="Panadol"，manufacturer="ABC Pharmaceuticals"）

new_drug.save（ ）

2. 更新药品信息

drug = Drug.objects.get（id=1）

drug.name = "Ibuprofen"

drug.save（ ）

3. 删除药品

drug = Drug.objects.get（id=1）

drug.delete（ ）

这些操作可以在模型对象上进行，他们将自动反映到数据库中。

Django 的数据库操作提供了方便和灵活的方法来与数据库交互。通过模型定义、数据库迁移、查询和数据操作，可以轻松地管理和操作数据库中的数据。

四、案例设计

Django 框架是 Python Web 程序开发中的重要工具，下面通过实例，学习利用 Django 框架快速搭建 Web 应用程序。

例 7-8　使用 Django 框架搭建 "医疗百宝箱" Web 应用项目,实现医疗资讯、养身食材、个人信息注册、登录及查看功能,项目首页页面如图 7-42 所示。

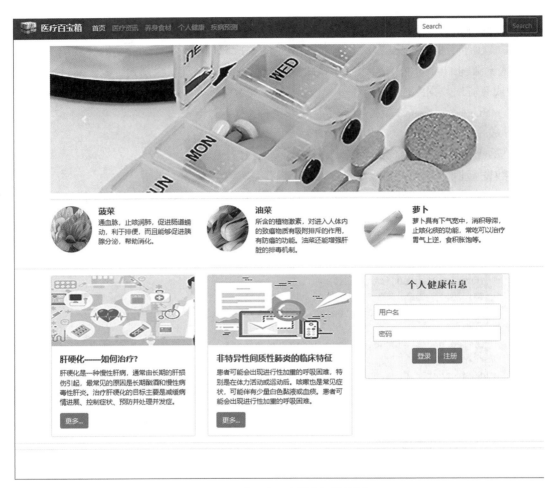

图 7-42　"医疗百宝箱" 网站首页

1. 需求分析

(1) 首页展示(index.html):首页展示网站的相关信息,包括专家介绍、最新的健康资讯、登录等。

(2) 用户注册(register.html):用户注册一个账号,包含用户名、密码以及其他健康信息(如身高、体重等)。

(3) 个人信息展示(person.html):用户登录后可以查看个人健康信息,系统会从用户表(user)中获取相应的用户信息并进行展示。

(4) 数据库操作:使用 Django 支持的 MySQL 数据库,数据库名为 "userdata",其中包括一个存放用户信息的表,表名为 "user"。系统需要实现对用户表数据读取、添加、修改和删除等基本数据库操作功能。

(5) 页面样式与交互:项目需要提供美观的页面样式,使用 HTML、CSS 和 JavaScript 等技术进行开发,并实现良好的用户交互体验。

(6) 安全性与权限控制:系统在用户注册、登录等操作涉及用户隐私信息时,需要保证数据的安全性,并进行权限控制。

2. 系统设计

(1) 项目结构:创建一个名为 "Health" 的 Django 项目。在项目目录下创建一个名为 "Healthcare" 的应用。

（2）数据库设计：使用 Django 框架支持的 MySQL 数据库。设计用户表（user）用于存储用户的注册信息，包括 ID、用户名、密码等。

（3）URL 路由：在"Healthcare"应用的 urls.py 中定义处理首页、用户登录、注册和显示个人信息的 URL 路由。

（4）视图函数：在"Healthcare"应用的 views.py 中编写处理"医疗百宝箱"网站首页的视图函数，渲染生成首页的 HTML 页面；编写处理用户注册、登录和显示个人信息的视图函数，实现用户的注册、登录和个人信息展示。

（5）模板：在"Healthcare"应用中的 templates 目录下编写对应的 HTML 模板，用于展示相应的页面。

（6）静态文件处理：静态文件包括图片、CSS 文件、JavaScript 文件等，在"Healthcare"应用中建立 static 文件夹，将静态文件存入此文件夹。在项目的 settings.py 中配置静态文件的路径，包括 CSS 文件、JavaScript 文件等。在相应的 HTML 模板中引用静态文件。

（7）数据库操作：在 views.py 文件中使用 Django 的数据库 ORM，编写处理数据库操作的代码。

3. 项目实现

（1）index.html 模板：首页页面使用 Bootstrap 模板制作，Bootstrap 提供了许多预制的模板和主题，可以用来快速搭建网页。

操作步骤：启动 DW，新建→启动器模板→Bootstrap 模板→Bootstrap 房地产→"创建"，保存文件名为"index.html"。在 Bootstrap 模板中修改文字和图片，删除不需要的页面项目。

（2）person.html 模板：个人健康信息注册页页面如图 7-43 所示，表单 form1 中包含与数据库中 user 表内字段对应的文本字段。

（3）搭建 userdata 数据库：在 MySQL 官网下载并安装适合 Windows 操作系统的 MySQL，然后下载并安装数据库管理和开发工具 MySQL Workbench。建立数据库和表的操作步骤如下所示。

1）启动 Workbench，Database→Connect to Database→设置参数 Hostname：localhost、Port：3306、Username：root→"OK"，如图 7-44 所示。

2）在左侧 Schemas 列表中，在空白处点右键新建 Schemas（userdata），在 userdata 中 Tables 上点右键新建表，在右侧主窗口中输入表名 user，并单击"Apply"按钮，完成创建表。

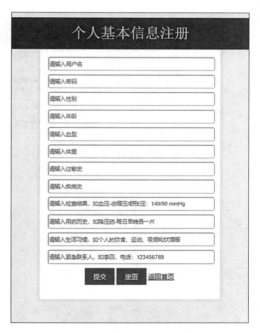

图 7-43　个人健康注册和信息页

3）在左侧 Schemas 列表中，选择 user 表，点击其右侧的第二个修改表结构按钮（⊗），设置表的结构，设置完毕点击"Apply"按钮，如图 7-45 所示。

4）在左侧 Schemas 列表中，选择 user 表，然后点击其右侧的第三个按钮（▥）进入数据表视图，在其中可以输入表的记录。

（4）搭建项目：启动 PyCharm，新建项目"personal-health"，按照本节 Python Web 程序开发流程，搭建 Django 项目及添加应用程序和静态文件及模板文件，项目结构如图 7-46 所示。

（5）设置路由文件：分别配置 health/urls.py 和 healthcare/urls.py 文件，程序如图 7-47 和图 7-48 所示。

（6）设置系统配置文件：打开 settings.py。在 Django 中，settings.py 文件用于配置应用程序的各种设置，例如数据库连接、静态文件路径、身份验证设置等。

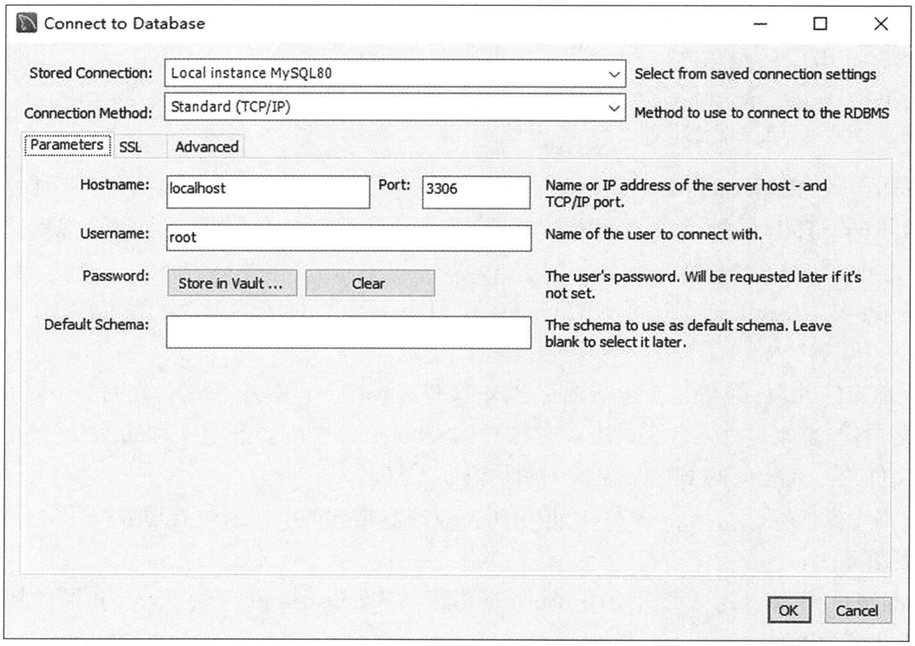

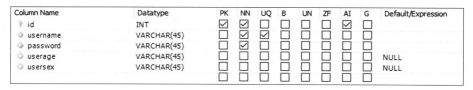

图 7-44　设置数据库参数

Column Name	Datatype	PK	NN	UQ	B	UN	ZF	AI	G	Default/Expression
id	INT	☑	☑	☐	☐	☐	☐	☑	☐	
username	VARCHAR(45)	☐	☑	☑	☐	☐	☐	☐	☐	
password	VARCHAR(45)	☐	☑	☐	☐	☐	☐	☐	☐	
userage	VARCHAR(45)	☐	☐	☐	☐	☐	☐	☐	☐	NULL
usersex	VARCHAR(45)	☐	☐	☐	☐	☐	☐	☐	☐	NULL
		☐	☐	☐	☐	☐	☐	☐	☐	

图 7-45　user 表部分结构设置

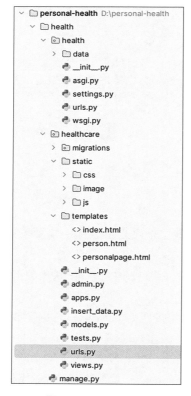

图 7-46　项目结构

```
from django.contrib import admin
from django.urls import include, path

urlpatterns = [
    path('admin/', admin.site.urls),
    path('', include('healthcare.urls')),
]
```

图 7-47　配置项目路由

```
from django.urls import path
from .views import personal_page, register, login, index
urlpatterns = [
    path('register/', register, name='register'),
    path('', index, name='index'),
    path('login/', login, name='login'),
    path('personalpage/', personal_page, name='personalpage'),
]
```

图 7-48　配置应用路由

本例中 settings.py 的配置包括数据库配置、应用程序列表配置、静态文件配置，如图 7-49 所示。

（7）定义数据库模型：打开 models.py，本案例中模型类设置如图 7-50 所示。

```
INSTALLED_APPS = [
    'django.contrib.admin',
    'django.contrib.auth',
    'django.contrib.contenttypes',
    'django.contrib.sessions',
    'django.contrib.messages',
    'django.contrib.staticfiles',
    'healthcare',
]
DATABASES = {
    'default': {
        'ENGINE': 'django.db.backends.mysql',
        'NAME': 'userdata',
        'USER': 'root',
        'PASSWORD': '123456',
        'HOST': 'localhost',
    },
}
STATIC_URL = '/static/'
STATICFILES_DIRS = [
    os.path.join(BASE_DIR, 'healthcare','static')
]
```

图 7-49　系统配置

```
from django.db import models


5 usages
class User1(models.Model):
    objects = None
    DoesNotExist = None
    username = models.CharField(max_length=100)
    password = models.CharField(max_length=100)
    usersex = models.CharField(max_length=100)
    userage = models.CharField(max_length=100)
    userblood = models.CharField(max_length=100)

    class Meta:
        db_table = 'user1'
```

图 7-50　user1 模型类

（8）设置视图函数：views.py 包含了处理 HTTP 请求和生成 HTTP 响应的视图函数。视图函数负责处理用户的请求，并将结果以适当的方式呈现给用户。

1）index（）函数：在函数体内，使用 render 函数来生成一个包含 index.html 模板内容的 HTTP 响应，并将该响应返回给用户，代码如图 7-51 所示。render 函数的第一个参数是请求对象 request，是必需的；第二个参数是要使用的模板名称，这里是 "index.html"。

```
from django.contrib import messages #导入 Django 的消息模块
from django.shortcuts import render, redirect #导入 Django 的快捷函数，用于渲染模板和重定向到其他页面
from .models import User1 #导入当前应用程序中定义的 User1 模型类


def index(request):
    return render(request, 'index.html')
```

图 7-51　导入模块及 index（）函数

2）register（）函数：用于处理用户注册的请求，代码如图 7-52 所示。无论是 GET 请求还是 POST 请求，都会调用 render 函数返回一个渲染过的 person.html 页面作为响应，用于显示注册结果或显示注册表单。

3）login（）函数：通过检查请求的方法来决定进行用户登录还是返回登录页面，代码如图 7-53 所示。如果是 POST 请求，会获取提交的用户名和密码，并与数据库中的用户进行匹配。如果匹配成

```
def register(request):#处理用户注册请求
    if request.method == 'POST':  #判断请求方式是否是POST
        username1 = request.POST.get('username')
        password1 = request.POST.get('password')
        usersex1 = request.POST.get('usersex')
        userage1 = request.POST.get('userage')
        userblood1 = request.POST.get('userblood')
        if User1.objects.filter(username=username1).exists(): #检查用户名是否已经被使用
            messages.error(request, '用户名已存在,请选择不同的用户名。')
            return redirect('register')
        #创建一个新的User1对象,并将用户提交的数据存入对应属性
        user2 = User1(username=username1, password=password1, usersex=usersex1, userage=userage1, userblood=userblood1)
        user2.save()
        messages.success(request, '注册成功!') #返回注册成功提示信息
    return render(request, 'person.html')
```

图 7-52　register( )函数

```
def login(request):
    if request.method == 'POST':  # 如果是 POST 请求
        username1 = request.POST['username']
        password1 = request.POST['password']
        try:
            #查找与给定用户名匹配的用户对象,如果存在,则进一步判断密码是否匹配
            user = User1.objects.get(username=username1)
            if user.password == password1:
                #用户重定向到个人页面,页面URL中包含具体用户的唯一标识符
                return redirect('/personalpage/?id={}'.format(user.id))
            else:
                #如果密码不匹配,设置userError上下文变量,通过render()函数显示带有错误消息的首页
                userError = True
                context = {'userError': userError}
                return render(request, 'index.html', context)
        except:
            #如果用户名不存在,设置userNotExist上下文变量,通过render()函数显示带有错误消息的首页
            userNotExist = True  # 设置 flag 变量的值
            context = {'userNotExist': userNotExist}
            return render(request, 'index.html',context)
    else:  # 如果是 GET 请求
        return render(request, 'index.html')
```

图 7-53　login( )函数

功,则重定向到用户的个人页面;如果匹配失败,则在登录页面显示错误消息。如果是 GET 请求,则直接返回登录页面。整体目的是实现用户登录功能并进行相应的页面导航和错误处理。

4)personal_page( )函数:如图 7-54 所示,代码根据用户 id 查询数据库,将用户对象 user 封装到一个字典 context 中,以便在模板中使用。

```
def personal_page(request):
    user_id = request.GET.get('id')
    user = User1.objects.get(id=user_id)  # 获取所有的 User1 数据
    context = {'user': user}  # 将数据封装到字典中
    return render(request, 'personalpage.html', context)
```

图 7-54　personal_page( )函数

（9）模板中配置静态文件:在网页模板中读取静态文件如图片、CSS 文件、JavaScript 文件时,可以使用 {% load static %} 标签加载静态文件,此标签添加在网页代码前面。使用静态文件的位置使用代码如 {% static 'images/logo.png' %} 进行设置,如图 7-55 所示。

在 <link> 标签中,href 属性的值是使用 <static> 标签来引用静态 CSS 文件的路径。通过模板中的双大括号语法 {{ user.username }},可以将相应字段值渲染到页面中。预览效果如图 7-56 所示。

```
1   <!DOCTYPE html>
2   {% load static %}
3   <html>
4   <head>
5   <meta charset="utf-8">
6   <title>个人健康信息</title>
7     <link href="{% static 'css/person.css' %}" rel="stylesheet" type="text/css">
8   </head>
9
10  <body>
11  <header class="setheader">
12    <p> 个人健康信息</p>
13  </header>
14  <main class="setmain">
15    <div>
16      <ul>
17        <li>用户名: {{ user.username }}</li>
18        <li>性别: {{ user.usersex }}</li>
19        <li>年龄: {{ user.userage }}</li>
20        <li>血型: {{ user.userblood }}</li>
21        <!-- 其他需要显示的用户数据字段 -->
22      </ul>
23    </div>
24  </main>
25  <footer class="setfooter">
26    健康百宝箱 |×××  版权所有</footer>
27  </body>
28  </html>
```

图 7-55　静态文件设置

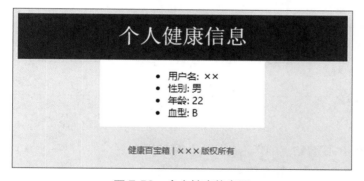

图 7-56　个人健康信息页

（10）在 Terminal 窗口中，进入项目目录，通过 Python manage.py runserver 命令启动开发服务器，在浏览器中输入 http://127.0.0.1:8000/ 查看 Django 项目。

本章小结

本章主要介绍了 Python Web 开发的基础知识。首先概述了 Web 开发的概念和原理，然后介绍了前端技术（HTML、CSS、JavaScript）的基本知识；其次，讲解了 DW 工具的使用和配置；重点讲解了 Python Web 开发的入门知识；最后，详细介绍了 Django 框架的使用，包括配置、工具和数据库操作等。通过学习本章内容，掌握构建网页和开发 Web 应用的基础技能，并通过案例了解 Django 的应用。深入的学习和实践将进一步提升 Python 应用能力和技术水平。

（王欣萍）

思考题

1. 静态网页和动态网页的区别有哪些?

2. 在 DW 中创建一个空白网页时,HTML 标签的基本结构是什么?

3. 要在 〈p〉 标签中设置文字样式为蓝色并居中,请将下列代码补充完整。

    〈style〉

        p {

        }

    〈/style〉

4. 请分析执行如图 7-57 所示的 HTML 页面后,页面上的文本内容会发生什么变化?

```
1    <!DOCTYPE html>
2 ▼  <html>
3 ▼  <head>
4       <title>Python</title>
5      </head>
6 ▼  <body>
7 ▼    <div id="container">
8         <p class="text">Hi! </p>
9         <p class="text">Python.</p>
10      </div>
11 ▼   <script>
12        var container = document.getElementById("container");
13        container.innerHTML = "<p class='text'>Python is very interesting.</p>";
14
15        var paragraphs = document.getElementsByClassName("text");
16 ▼      for (var i = 0; i < paragraphs.length; i++) {
17            paragraphs[i].style.color = "red";
18        }
19      </script>
20    </body>
21    </html>
```

图 7-57　**JS 程序**

5. 在 DW 中,配置站点的作用是什么?

6. 响应式布局网页有什么特点?

7. 启动 Django 开发服务器的命令是什么?

8. 假设开发一个学生管理系统,其中有一个 Student(学生)模型,包含以下字段:name (姓名)、age(年龄) 和 grade(班级)。通过 Django 的 ORM 完成以下任务:创建一个 Student 模型类(在 models.py 文件中),并定义相应的字段。运行数据库迁移命令, 创建相应的数据库表。编写一个 Django 视图函数,用于显示所有学生的姓名和年 龄。这个视图函数应该将数据传递给一个模板进行渲染。在模板中,使用适当的 模板标签和过滤器,将学生的姓名和年龄展示在页面上。

第八章 | 小程序开发

近年来小程序应用迅速发展,遍及各行各业,医学相关专业的学生掌握小程序开发可以帮助学生了解跨学科知识、拓宽未来医学服务场景,掌握新兴医疗技术应用,提升学生的多元化技能。本章介绍微信小程序。

第一节 | 小程序简介

小程序是一种无须下载、依托于平台运行的轻量级应用程序,用户可以通过扫描二维码、分享等方式进入并使用。小程序的开发框架通常基于 JavaScript、CSS 和 WXML(一种类似于 HTML 的标记语言)来构建跨平台的应用程序。设计小程序要遵循简洁、高效、美观、易用的原则,确保在不同设备上能够正常运行和显示。

一、小程序概述

(一)小程序发展历程

2015 年初,小程序发布了一整套网页开发工具包,开放了拍摄、录音、语音识别、二维码、地图、支付、分享、卡券等几十个应用程序接口(API)。从 2018 年开始,小程序进入了快速发展期,用户量和活跃度大幅提升,各种创新应用不断涌现。目前小程序已经涵盖电商、餐饮、出行、教育等领域,满足用户便捷、高效的需求,成为移动生态的重要组成部分。

(二)小程序的主要特点

1. **使用便捷** 用户可以通过扫描二维码或搜索关键词直接使用,无须打开其他应用。

2. **跨平台通用** 小程序可以在微信内直接使用,也可以通过平台提供的 API 与其他应用进行集成,实现了跨平台通用。

3. **开发成本低** 基于平台提供的丰富的 API 和开发工具,开发流程相对简单。

4. **用户基数大** 平台拥有庞大的用户基数,这为小程序提供了广阔的市场和发展空间。

5. **具有社交性** 小程序可以通过分享、邀请等社交方式进行传播,提高了用户黏性和活跃度。

6. **安全性高** 小程序采用了数据加密、身份验证、权限控制等较为严格的安全机制,较好的保障了用户数据和隐私的安全性。

(三)小程序的发展前景

近年来,小程序继续创新发展,推出了新的功能和接口,如云开发、小游戏等,加强了与移动支付、公众号等其他移动生态的整合。

在医疗健康、公共卫生等领域,小程序具有广泛应用前景。通过小程序,医疗机构可以快速发布医疗服务信息,建立线上问诊平台,实现远程医疗;公共卫生部门可以开展健康宣传,提供在线健康服务,提高公共卫生管理效率。患者可以通过小程序进行在线预约、挂号、缴费等操作,优化患者就诊流程。同时,小程序还可以提供健康管理、药品查询、健康咨询等服务,为用户的健康提供更加全面的保障。未来,随着技术的不断发展,小程序将会在智慧医疗和智慧健康领域发挥更加重要的作用。

二、申请小程序的流程

(一) 注册方法

进入公众平台的小程序官网后,注册一个小程序有两种方式,一是通过已有公众号快速关联注册,二是通过线上常规流程完成公众号注册。根据公众号的主体类型不同,平台提供了不同功能的小程序开发 API。

然后在小程序的官方页面上,填写相关注册信息,包括小程序的名字、AppID、小程序的描述、头像、服务类目等。接着,需要完成小程序的开发者认证,这个过程需要提供一些资质证明和开发者信息。

完成小程序开发者绑定、开发信息配置后,在小程序开发页面中下载并安装小程序开发者工具,该工具可以帮助进行小程序的开发、调试和预览。在开发者工具中创建小程序项目,并按照小程序的开发规范和要求进行开发。完成小程序开发后,提交代码至平台团队审核,审核通过后就可以发布小程序了。

(二) 注意事项

1. 可以创建测试号,免注册快速体验小程序开发。本章后续示例均基于测试号开发。

2. 注册小程序需要进行一定的审核和等待,同时也需要满足一定的条件和规定,例如需要实名认证和支付设置等。

3. 平台官方文档中提供了完整的开发指南。

三、小程序的设计

小程序是在平台环境下运行的,因为空间和资源有限,功能相对手机 APP 而言更加受限。因此,小程序开发应符合一些基本的设计原则,从而创建出用户友好、易于使用并且具有良好用户体验的小程序。

1. 简洁明了　设计应该简洁而不复杂,避免过多的视觉元素和复杂的操作流程。界面应该清晰明了,易于理解和使用。

2. 以用户为中心　在设计过程中应该始终考虑用户的需求和体验。界面应该符合用户的习惯和预期,提供清晰的操作指引和帮助。

3. 响应式设计　小程序应该适应不同的设备和屏幕尺寸,确保良好的用户体验和界面一致性。

4. 信息架构合理　设计应该有一个清晰的信息架构,确保用户可以快速找到所需的信息和功能。导航和页面设计应该符合用户的浏览和搜索习惯。

5. 交互设计优秀　小程序应该提供简单、直观、自然的交互方式,例如点击、滑动、输入等,并确保操作的反馈和响应。

6. 色彩和风格统一　设计应该保持色彩和风格的统一,以增强品牌的认知度和用户的信任感。

7. 平台适配性强　小程序的设计应该符合平台的特点和规范,包括界面风格、交互方式等,能够适应不同的系统环境和设备类型,以确保在不同运行环境中,小程序都能够正常运行和提供良好的用户体验。适配性原则主要包括:能够自适应不同屏幕大小和分辨率;能够适配不同移动设备的操作系统、硬件和网络环境。例如,对于手机和平板设备,需要考虑触摸屏操作的手势和交互方式的不同,以及不同网络环境下的加载速度和数据传输量的差异。

在面向医疗健康领域开发小程序时,还要特别关注信息、隐私保护的原则。在医疗健康领域,保护用户的个人信息和隐私至关重要。设计应该遵循相关的隐私保护法规和政策,确保用户数据的安全性和保密性。

第二节 │ 环境搭建与开发工具介绍

一、小程序开发流程及框架

小程序的具体开发过程需根据项目的实际情况进行调整和优化。一般包括以下几个步骤。

1. 注册和开通开发权限 在公众平台上注册小程序账号,并获得开发权限。

2. 需求分析和规划 根据小程序的目标和用户需求,进行市场调研和需求分析,制订小程序的功能规划和设计风格。

3. 开发环境搭建 安装开发者工具,创建小程序项目,配置相关参数和权限。

4. 界面设计和开发 根据需求分析和规划,进行小程序的界面设计和开发,包括页面布局、交互设计、样式编写等。

5. 功能实现 根据需求文档和设计稿,实现小程序的功能模块,包括页面跳转、数据请求、数据处理等。

6. 测试和调试 进行小程序的功能测试、性能测试、兼容性测试等,并及时修复问题和调整代码。

7. 提交审核和发布 完成小程序的开发和测试后,提交至平台进行审核,审核通过后即可发布小程序。

8. 后期维护和更新 定期进行小程序的数据分析、用户体验优化、功能更新等,以保持小程序的生命力和竞争力。

小程序基于脚本语言 JavaScript、样式描述语言 WXSS(类似于级联样式表 CSS)和页面描述语言 WXML(类似于超文本标记语言)来构建跨平台的应用程序。

小程序框架的主要特点包括:组件化结构、视图层和逻辑层分离、提供数据绑定机制、应用级生命周期和页面级生命周期、较完善的 API 支持和云开发。

二、开发者工具

开发者工具是指一套集成开发环境,用于开发和调试小程序。它提供了丰富的开发工具和功能,包括代码编辑器、模拟器、调试工具、预览和发布等。开发者可以使用该工具快速创建和开发小程序,提高开发效率和代码质量。

(一)安装

在开发者工具官方网站的工具页面,根据操作系统的版本,下载适合版本。安装后,双击桌面快捷键,进入登录界面,使用已注册的账户扫码后,选择拟开发的小程序,进入开发界面。

(二)界面

下面以 Windows 64 位版本为例,介绍开发者工具的界面。如图 8-1 所示。

(三)小程序的开发实例

例 8-1 使用测试号生成一个小程序。

1. 小程序的目录结构 小程序包含一个描述整体程序的 APP 和多个描述各自页面的 page。一个小程序主体部分由小程序逻辑文件(app.js)、小程序公共配置文件(app.json)、小程序公共样式表(app.wxss)三个文件组成,这些文件都放在项目的根目录。每个小程序的页面由多个组件构成,通过页面的配置文件(如.json 文件)将组件组合在一起。一个典型的页面由四个文件组成:.js(逻辑处理)、.wxml(页面结构)、.wxss(样式表)和.json(配置文件)。

2. 创建项目 在微信开发者工具中,新建项目→输入项目名称为"HelloWorld"→AppID 为申请获得的测试号→开发模式为小程序→后端服务为不使用云服务→并选择模板为基础.js。

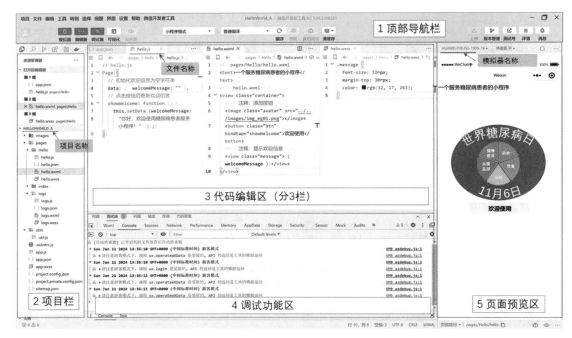

图 8-1　微信开发者工具的界面

3. 页面管理　在开发者工具的文件树中,找到 pages/ 目录→新建文件夹 Hello→新建 page 按钮→新增 hello 文件。系统会同时新建 hello.json, hello.js, hello.wxml, hello.wxss 四个文件,如图 8-1 中的"项目栏"部分所示。

4. 页面设计和布局　在新建的 hello.wxml 文件中,编写活动内容简介的展示界面代码。使用〈text〉标签描述小程序功能,使用〈view〉创建一个的容器。容器中包含一个〈image〉标签、一个〈button〉按钮、一个名为 "welcomeMessage" 的消息类对象。如图 8-1 "代码编辑区"中的 "hello.wxml" 所示。

5. 逻辑处理　在新建的 hello.js 文件中,使用 Page 构造器注册简单的页面。设置获取活动内容数据的逻辑如图 8-1 "代码编辑区"中的 "hello.js" 所示。当页面单击按钮 "showWelcome" 时,调用函数将本页定义的 data 中的 welcomeMessage 对象的值,设定为 "你好,欢迎使用糖尿病患者服务小程序!"。

6. 样式设置　在新建的 hello.wxss 文件中,设置活动内容简介界面的样式如图 8-1"代码编辑区"中的 "hello.wxss" 所示。例如,使用拾色器设置颜色为蓝色、字体大小 32rpx。这里,rpx 是响应式像素,小程序中的一个相对长度单位,用于在不同屏幕尺寸上实现自适应布局。

7. 页面跳转　在系统的 app.json 文件中,设置 "pages" 对应的值列表的第一项为 "pages/Hello/hello",如图 8-2 所示。

8. 调试和预览　在开发者工具中,使用预览按钮,即可在模拟器中预览并进行调试和测试。使用"添加自定义屏幕"可以修改开发者工具的内置模拟器选项如图 8-1 的"页面预览区"所示。

(四) 发布上线

当获得小程序的注册号后,可以在开发者工具中,点击上传或提交代码按钮来上传代码至开放平台。在公众平台开发者中心中,按照平台指引进行小程序的审核和发布流程。审核通过后,小程序就可以正式上线。

以上是一个小程序的大致的流程,具体的开发过程中可能还会涉及调试、优化、测试等其他步骤。同时,根据实际需求,需要进行一些额外的配置和开发工作。

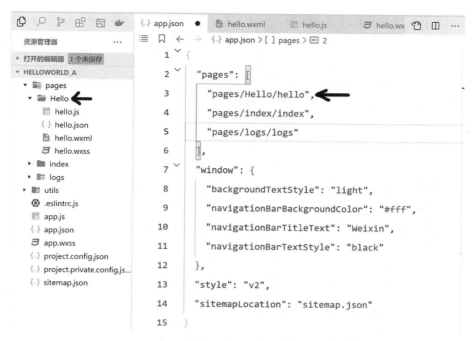

图 8-2　app.json 文件配置小程序启动顺序

第三节 │ 小程序开发基础

小程序主要使用简化的 Java 脚本（JavaScript）语言进行开发，也可以借助小程序前端开发框架 WePY、Taro 等进行开发。小程序支持各种用户事件，如点击、触摸、滚动等，可以在组件的属性中添加对应的事件处理函数，实现交互功能。小程序支持数据绑定机制，可以将数据与视图进行关联。通过在 Java 脚本中改变数据，可以自动更新页面上相应的视图。小程序还提供了一系列的组件和 API（application programming interface），用于构建小程序界面和实现功能。

一、组件

小程序官方提供了一系列组件以帮助开发者快速构建小程序界面，满足各种需求。主要的组件类别包括：视图容器、基础内容、表单组件、导航、媒体组件、地图、画布、无障碍访问、导航栏等。开发者还可以通过自定义组件和第三方库来扩展小程序的组件库。

（一）视图容器

视图容器组件在小程序开发中扮演了重要的角色，通过嵌套使用、样式控制和事件绑定，可以实现丰富的界面交互和布局效果。常用视图容器组件及其功能如表 8-1 所示。

表 8-1　常用视图容器组件及其功能

名称	功能
view	最基本的视图容器组件，类似于 HTML 中的标签。 可以用来包裹其他组件，实现布局结构和样式的控制
scroll-view	可滚动视图容器
swiper	滑块视图容器，可以进行左右滑动切换页面
movable-view	可移动的视图容器，可以进行手动拖动、缩放、旋转等操作
cover-view	覆盖在原生组件上方的容器，可添加遮罩层、文本、按钮等元素

小程序的视图容器组件支持以下常用的事件。

1. **点击事件**（bindtap）　当用户点击视图容器时触发的事件。

2. **长按事件**（bindlongpress）　当用户长按视图容器时触发的事件。

3. **触摸开始事件**（bindtouchstart）　当用户触摸视图容器开始时触发的事件。

4. **触摸移动事件**（bindtouchmove）　当用户触摸视图容器并移动手指时触发的事件。

5. **触摸结束事件**（bindtouchend）　当用户触摸视图容器结束时触发的事件。

6. **触摸取消事件**（bindtouchcancel）　当触摸动作被打断，如系统通知栏被拉出、弹窗等情况下触发的事件。

7. **滚动到顶部事件**（bindscrolltoupper）　当视图容器滚动到顶部时触发的事件。

8. **滚动到底部事件**（bindscrolltolower）　当视图容器滚动到底部时触发的事件。

9. **滚动事件**（bindscroll）　当视图容器滚动时触发的事件，可以用于实时监听滚动位置。

（二）基础内容类组件

基础内容类组件提供了一些常用的基本元素，用于展示文本内容、图标、进度等，同时也可以与其他组件进行组合使用，实现更丰富的界面效果。开发者可以通过设置组件属性和样式来自定义它们的外观和行为，以适应具体的小程序设计和功能需求。常用基础内容类组件及其功能如表 8-2 所示。

表 8-2　**常用基础内容类组件及其功能**

名称	功能
text	展示文本内容，支持设置字体样式、大小、颜色等属性，可以用于显示标题、段落、标签等文本信息
icon	展示图标
progress	展示进度条，可用于显示任务进度、加载进度等

小程序的 text 组件、icon 组件和 progress 组件并不直接提供事件。它们属于基础内容组件，主要用于展示文本、图标和进度等内容，并没有内置的交互功能。但是，可以将它们嵌套在其他支持事件的组件中，从而实现针对文本、图标或进度的事件处理。

（三）表单组件

表单组件用于收集用户的输入信息和进行数据交互。小程序的常用表单组件包括 input 组件（文本输入框）、picker 组件（下拉选择器）、checkbox 组件（多选框）、radio 组件（单选按钮）、switch 组件（开关按钮）和 slider 组件（滑动选择器）。

小程序的表单组件和 HTML 的控件在用途、事件机制、数据绑定、样式控制等方面都很相似。两者的主要区别在于组件的命名、组件层级结、CSS 样式单位的写法和部分样式属性的适用程度等方面略有不同，具体可以参考官方文档。

此外，小程序的表单组件还提供了与一般网站开发不同的、与平台开放能力相关的功能。如表 8-3 所示，可以设置 button 组件 open-type 属性的不同取值，实现点击按钮，弹出授权框，用户确认授权后，获取不同的用户授权信息的功能。还可以通过对应的事件处理函数（例如 bindgetuserinfo、bindgetphonenumber 等）来处理获取到的用户信息或执行相应的逻辑操作。不同的开放能力需要用户的授权或在开发者平台进行相应的配置。

（四）媒体组件

小程序提供了多种媒体组件，用于实现音频和视频播放等功能。其中包括 audio 组件用于音频播放，video 组件用于视频播放，image 组件用于显示图片，camera 组件用于调用摄像头拍摄照片或录制视频。需要注意的是：由于安全限制，在小程序中需要将视频文件上传到服务器，并获取可公开访问的在线链接，然后使用组件来播放视频。摄像头组件只能在用户明确授权的情况下才能访问摄像头，保障了用户的隐私安全。

表 8-3　button 组件常用 open-type 属性取值及其功能

open-type 属性值	功能
getUserInfo	获取用户信息,可以通过 button 组件的回调函数 bindgetuserinfo 来获取用户的信息,如头像、昵称等
getPhoneNumber	获取用户手机号,可以通过 button 组件的回调函数 bindgetphonenumber 来获取用户的手机号
contact	打开客服会话页面,与客服进行即时对话交流
openSetting	跳转到小程序的权限设置页面,由用户更改设置
launchApp	打开其他已安装的小程序
agreePrivacyAuthorization	用户同意隐私协议按钮。只有用户点击一次此按钮后,所有已声明过的隐私接口才可以正常调用
getRealtimePhoneNumber	手机号实时验证,快速填写和实时验证手机号

(五) 组件示例

例 8-2　使用小程序组件实现活动简介和报名。

本例实现了一个简单的报名活动页面,包括展示活动信息、接收用户输入的报名信息和展示动态数据。用户可以在输入框中输入姓名和手机号码后,点击提交按钮进行表单提交。

1. 创建项目　在开发者工具中,新建项目→输入项目名称为 "EG_COMPONENT"。其余步骤与例 8-1 相同。

2. 页面管理　在 pages/ 目录中,新建→新建文件夹 eg_comp_01→新建 page 按钮→新增 eg_comp_01 相关文件。其余步骤与例 8-1 相同。同理,新建页面 eg_comp02。

3. 页面设计和布局　在新建的 eg_comp_01.wxml 文件中,编写活动内容简介的展示界面代码。完整代码如图 8-3 "代码编辑区" 中的 "eg_comp_01.wxml" 所示。

〈view class="container"〉组件用于创建一个内容展示的视图容器,〈view class="form"〉组件用于创建一个表单展示的视图容器,〈view class="input-wrapper"〉组件用于创建一个输入的视图容器,默认的 〈view〉组件用于创建一个图片展示的视图容器。

〈text〉组件用于显示本页的提示信息,〈text class="content"〉组件、〈text class="header"〉组件、〈text class="intro"〉组件用于显示不同类别的文字信息。〈text〉{{get_name}}〈/text〉组件,以动态数据的形式显示变量 get_name。

〈form bindsubmit="submitForm"〉组件用于创建一个表单,绑定表单提交事件 "submitForm",可以对照.js 文件中的 submitForm(e) 函数来理解。〈input〉组件用于创建输入框,用于用户输入报名信息。〈button〉组件用于创建提交按钮。

组件用于显示图片。src="../images/logo.png" 中的 ".." 表示返回上级路径。因为 eg_comp_01.wxml 在文件夹 pages 的子目录 eg_comp_01 中,而 logo.png 在文件夹 pages 的另一个子目录 images 中。

4. 逻辑处理　在 eg_comp_01.js 文件的 Page 构造器中,定义 submitForm 函数如下所示:

submitForm(e){

　　const formData = e.detail.value;// 输出姓名和手机号码到控制台

　　console.log('姓名:', formData.name);

　　console.log('手机号码:', formData.phone)

// 更新数据,将姓名和手机号码设置为动态数据,对照 eg_comp_01.wxml 文件中的动态数据绑定来理解

```
        this.setData({
            get_name: formData.name,
            get_phone: formData.phone
        })
    }
```

当单击提交按钮 "btn" 时,调用函数将在调试器和当前页面的最下方同时显示用户输入姓名和手机号码。

5. 样式设置　在 eg_comp_01.wxss 文件中,设置活动内容简介界面的样式。样式名称要与 eg_comp_01.wxml 文件中使用的相对应。页面中定义的样式会覆盖 app.wxss 中同名的样式的效果。

6. 页面跳转　在 app.json 文件中,设置 "pages" 对应的值列表的第一项为 "pages/eg_comp_01/eg_comp_01"。

图 8-3 给出了该示例的页面预览效果。

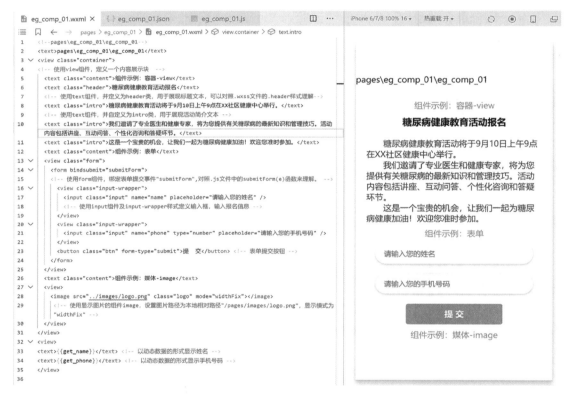

图 8-3　小程序组件示例

二、应用程序接口

(一) 应用程序接口功能简介

小程序提供了丰富的应用程序接口(API),用于实现各种功能和交互,主要 API 分类及其功能如表 8-4 所示。

每个 API 都有对应的参数和回调函数,可以根据业务需求进行具体配置和使用。具体的使用方法和详细参数说明可参考小程序官方文档,文档中有完整的 API 列表。这里给出一些常用 API 的说明和使用示例。

(二) 媒体 API

媒体 API 是开放平台提供的一组接口,用于管理和操作公众号或小程序上的媒体资源(例如图

表 8-4　主要 API 分类及其功能表

API 分类	功能
基础	提供小程序生命周期、错误处理、全局配置等基本功能
路由跳转	用于实现页面之间的跳转、重定向和返回上一页等操作
转发	实现小程序页面的转发功能,让用户分享当前页面给其他用户
界面	包括弹窗、加载提示、交互等功能,提供友好的用户界面体验
网络	发起网络请求、上传下载文件、WebSocket 通信等网络操作
支付	实现支付功能和第三方支付平台的支付功能
数据缓存	提供本地数据的存储和读取功能,方便实现数据的持久化存储
数据分析	用于数据的收集和分析,使开发者了解用户行为和优化小程序
画布	在小程序中绘制 2D 图形,包括绘制图片、文本、图表等功能
媒体	实现音视频的录制、播放、选择功能,提供丰富的多媒体操作
位置	获取用户的地理位置信息,用于实现定位和位置相关的功能
文件	提供文件的读写、上传下载等功能,实现对文件的操作和管理
开放接口	实现与开放平台的集成,包括登录、授权、分享等功能
设备	获取设备信息、加速计、罗盘、震动等设备相关的操作和控制
AI	实现与平台 AI 能力的集成,如语音或人脸识别、图像识别等
第三方平台	用于与第三方平台的接口进行交互,实现集成和共享功能

片、语音、视频等)。通过媒体 API,可以上传、下载和管理这些媒体资源,以及获取它们的链接用于展示或分享。一些常用功能和应用场景如下所示。

1. 图片管理

(1) wx.chooseImage(OBJECT):从本地相册选择图片或使用相机拍照获得图片,图片将被存放在设备的临时路径,在小程序本次启动期间可以正常使用。

(2) wx.previewImage(OBJECT):预览图片,wx.aetlmagelnfo(OBJECT):获取图片信息,wx.saveImageToPhotosAlbum(OBJECT):保存图片到系统相册,需要用户授权并设置 scope.writePhotosAlbum 为 True。

2. 录音管理

(1) wx.getRecorderManager():获取全局唯一的录音管理器 recorderManager。

(2) wx.createInnerAudioContext():创建并返回内部 audio 上下文对象 innerAudioContext。

3. 相机管理　wx.createCameraContext()可以创建一个相机上下文对象。拍摄照片时需要使用该对象的 takePhoto 方法,同时可以设置拍照的成像质量 quality(取值为:high 高质量,normal 普通质量,low 低质量,original 原图),是否开启镜像 selfieMirror(取值为:true,false),接口调用成功的回调函数 success,接口调用失败的回调函数 fail 和调用结束的回调函数 complete。

(三) 网络和文件 API

平台提供了丰富的网络 API,让开发者能够方便地进行网络请求、上传文件、下载文件等操作。

wx.request 用于发起网络请求,支持 GET、POST 等常见的 HTTP 请求方法。可以设置请求头、请求参数、响应数据类型等。wx.uploadFile 可以将本地文件上传到服务器。可以设置请求参数、文件路径、文件类型等。wx.downloadFile 可以从服务器下载文件到本地。可以设置下载地址、下载进度监听、下载成功失败的回调等。

小程序提供了 WebSocket 接口,可以实现实时的双向通信。可以实现实时的消息推送、聊天应用、数据更新等功能。需要注意的是,使用 WebSocket 需要服务器端也支持 WebSocket 协议。

小程序提供了丰富的文件 API,用于进行文件的读取、写入、上传、下载等操作。wx.getFile-SystemManager( )获取全局唯一的文件管理器,并返回文件管理器对象 FileSystemManager。该对象支持 open、close、copyFile、getFileInfo、getSavedFileList、read 等常用方法。

(四) API 示例

例 8-3　使用小程序 API 组件实现活动报名和信息上传。

本例实现了一个活动报名和信息上传的页面,包括接收用户输入的报名信息和上传信息到服务器端的功能。用户输入姓名和手机号码,点击提交按钮后,使用 Django 将信息上传到服务器端的数据库中。用户选择个人头像图片后,将信息上传到服务器端的文件夹。

1. **实现后台接口**　参考第七章内容,安装 Django,建立 Web 项目。配置数据库和模型。

2. **创建项目**　在开发者工具中,新建项目→输入项目名称为 "EG_API"。其余步骤与例 8-1 相同。

3. **页面管理**　与例 8-1 相同,在 pages/ 目录中,新增 eg_API_01 文件夹及相关页面文件,新建页面 menu 文件夹及相关页面文件。

4. **页面设计和布局**　在新建的 eg_API_01.wxml 文件中,编写活动内报名的展示界面代码。页面设计步骤与例 8-2 相似。

5. **逻辑处理**　在 eg_API_01.js 文件的 Page 构造器中,定义了表单提交事件处理函数 formSubmit(e)并在其中调用了 wx.request(网络 API)发起网络请求,调用了 onShareAppMessage 和 onShareTimeline(转发 API)设定页面分享效果。

当页面单击提交按钮时,调用函数将用户昵称和手机号码上传到网络服务器,并存储在相应数据库中。注意,这里使用了本地地址(http://127.0.0.1:8000)作为小程序的服务端测试环境。在实际的小程序应用中,应使用基于网络的服务器作为小程序的服务端。完整代码如图 8-4 "代码编辑区" 中的所示。

6. **样式设置**　在 eg_API_01.wxss 文件中,设置与例 8-2 相似的活动报名页面的样式。

7. **页面跳转与导航**　在 app.json 文件中,设置 "pages" 对应的值列表的第一项为 "pages/eg_API_01/

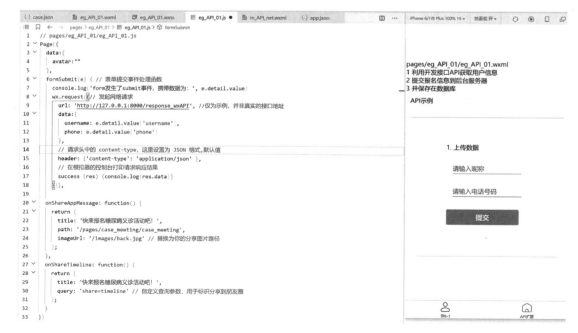

图 8-4　小程序 API 示例

eg_API_01"。并新增 "tabBar" 键值对，实现页面导航功能。本例中包括两个导航按钮 "例 8-3" 和 "API 扩展"。"tabBar" 键值对的使用效果如图 8-4 所示。tabBar 是一个对象，其中包含 position、selectedColor 和 list 这三个属性。position 属性用于设置 tabBar 的位置，这里设置为底部。selectedColor 属性用于设置选中状态下文本的颜色。list 是一个数组，每个数组元素都是一个对象，表示一个 tabBar 的项。

第四节 ｜ 小程序实例——健康宣传和管理

本节给出了一个小程序的实例，主要功能是面向糖尿病患者进行健康宣传和管理。该实例通过菜单页进行页面导航，共提供六个功能：专家简介、活动宣传、活动报名、风险评估、健康建议和药品搜索。在实现中使用开发者工具开发移动端页面、使用 Python 和 Django 开发服务器端响应程序，使用 MySQL 存储和管理数据。该实例综合使用了小程序的多种组件和 API。

一、功能设计

1. **导航页**　页面通过组件与样式的控制，设置前往六个功能页面的图标、文字。

2. **专家简介**　页面包括一个返回导航页面的按钮，标题为"专家简介"。使用上下翻页来展现，每位专家都有一张图片和一段文字简介。

3. **活动宣传**　页面介绍了一个面向患者的义诊活动，活动的时间、地点和报名方式都在页面中展示。

4. **活动报名**　页面提供了自动获取用户昵称、记录用户基本信息、选择参加义诊活动的时间的功能。

5. **风险评估**　页面借鉴发表在专业期刊上的中国成人 10 年心血管疾病风险预测模型，根据用户输入的性别、年龄、是否有糖尿病史、吸烟史、身高、体重、收缩压、胆固醇检验结果等信息，计算用户可能的心血管疾病风险。

6. **健康建议**　页面图文并茂地展示对糖尿病患者的健康管理的建议。本实例中展现了营养治疗、运动治疗、戒烟三个建议，后续开发中可以根据需要扩展。通过左右滑动切换不同建议的展示。

7. **药品搜索**　页面能够根据用户输入，检索后台数据并展示相关药品的基本信息。

二、小程序端主要技术实现

（一）导航页面 "pages/case/case"

在 case.wxml 的设计中，主要构造了一个包含多个导航链接的容器视图。每个导航链接都包含一个图标和相应的文字标签。分别链接到六个具体的功能页面。这里，使用了开源的第三方图标来增加页面的可视化。可以在图标库网站上，浏览并下载需要的字体文件，将下载的图标库文件解压缩，将字体文件（通常为".ttf"或".woff"格式）增加到小程序的 app.wxss 文件中，就可以在页面进行调用。

例如：在 app.wxss 文件中增加 FontAwesome 的字体文件后，可以在页面通过 <label class="fa fa-heartbeat" style="color:#fa1515"></label>，调用了 fa 图标库中的心脏图标。具体可以参考实例代码中的 app.wxss 文件和 pages/case/case.wxml 文件。

在 case.js 文件中，使用 navigator 组件，实现在小程序中不同页面跳转，但 navigator 跳转不会跳转到在 tabBar 中使用的页面。

（二）专家简介页面 "pages/case_intro/case_intro"

case_intro.wxml 页面在设计中使用了一个名为 container 的视图，用于包裹整个模块的内容，容纳专家的头像、姓名和简介。该页面还使用了页面重复渲染技术。页面渲染指的是将 wxml 模板文件与相应的数据进行组合,并最终生成可视化的页面展示给用户的过程。页面重复渲染使用 wx:for 配合 data 中定义的可迭代对象使用。例如使用以下代码绑定一个 array 对象,使用 wx:for-index 定义一个索引变量 index,用于显示当前数据的索引。

如图 8-5 所示,<view class="expert" wx:for="{{ experts }}" wx:key="index"> 根据 data 中定义的 experts 数组的元素数量,动态生成相应的列表项。index 显示当前数据的索引。其中,<image class="avatar" src="{{ item.avatar }}"></image> 会动态生成专家头像的图片,其中 item.avatar 根据 experts 数组中每个元素的 avatar 属性来获取头像的地址。

```
1   <!--pages/case_intro/case_intro.wxml-->
2
3 ∨ <view class="container">
4     <text>专家简介</text>
5 ∨   <view class="content">
6 ∨     <view class="expert" wx:for="{{ experts }}" wx:key="index">
7         <image class="avatar" src="{{ item.avatar }}"></image>
8         <view class="name">{{ item.name }}</view>
9         <view class="intro">{{ item.intro }}</view>
10      </view>
11    </view>
12 </view>
```

图 8-5　页面渲染技术的 wxml 页面

在 case_intro.js 文件中,使用 data 保存页面中需要动态更新的数据。通过该对象,可以在页面的视图层(case_intro.wxml 文件)中绑定数据,实现数据与视图的双向绑定。case_intro.js 文件中的 data 定义了 experts 对象。其取值为一个数组,每个元素包括三个属性:avatar,name,intro。这里,avatar 是常用属性名,用于存储用户的头像地址(比如一个图片的 URL)。name 属性存储姓名,intro 属性存储个人简介。

(三)活动宣传页面 "pages/case_meeting/case_meeting"

在 case_meeting.wxml 页面中,定义了顶部的标题栏和内容区域组成。内容区域包含了活动的时间、地点和报名方式等信息,并展示了活动的二维码和联系电话。

在 case_meeting.wxss 文件中,定义了多种常用的样式。例如在 ".info" 的样式中,使用了四种常用样式定义了一个带有边框和圆角的容器。

1. border:1px solid rgb:#eee　表示给元素添加一个 1 像素宽的实线边框,颜色为 #eee,即浅灰色。

2. border-radius:10rpx　表示给元素的边框添加一个圆角效果,圆角半径为 10rpx。

3. padding:20rpx　表示给元素的内容区域添加上、下、左、右各自为 20rpx 的内边距,增加内容与边框的间距。

4. margin-bottom:20rpx　表示给元素添加一个下外边距,值为 20rpx,在元素的底部留出一定的空白间距,用于与其他元素之间的间隔。

在 case_meeting.js 文件中,使用 onShareAppMessage 函数,用于定义点击右上角分享按钮时的分享内容,可以配置分享的标题、路径和图片等参数。使用 onShareTimeline 函数,定义用户点击右上角分享到朋友圈按钮时的分享内容,可以根据用户的特定操作生成不同的分享内容。

(四)活动报名页面 "pages/case_register/case_register"

在 case_register.wxml 页面中主要使用了条件渲染技术与 open-data 组件,如图 8-6 所示。条件渲

```
12    <button wx:if="{{canIUseGetUserProfile}}" bindtap="getUserProfile">
      获取头像昵称 </button>
13    <button wx:elif="{{canIUse}}" open-type="getUserInfo"
      bindgetuserinfo="getUserInfo"> 获取头像昵称 </button>
14    <view wx:else> 请使用1.4.4及以上版本基础库 </view>
```

图 8-6　条件渲染技术与开放接口

染 wx:if、wx:elif、wx:else 可以根据条件动态展示不同的内容,从而使用内嵌的脚本程序语法来实现动态展示数据、逻辑控制等功能。其中,<block> 标签用于条件判断,wx:if 代表条件语句,判断是否可以使用 open-data 组件中的 getUserInfo 等组件。

用户授权访问是微信常用的功能,推荐使用 wx.getUserProfile 获取用户信息,开发者每次通过该接口获取用户个人信息均需用户确认,开发者妥善保管用户快速填写的头像昵称,避免重复弹窗。

在 case_register.js 中,通过调用 wx.canIUse('open-data.type.userAvatarUrl') 和 wx.canIUse('open-data. type.userNickName') 这两个接口,可以获取用户公开数据的授权。获取授权后,可以使用 <image bindtap = "bindViewTap" class = "userinfo-avatar" src = "{{userInfo.avatarUrl}}" mode = "cover"></image> 来获取用户头像,使用 <text class = "userinfo-nickname"> {{userInfo.nickName}} </text> 获取用户昵称。

(五) 风险评估页面 "pages/case_risk/case_risk"

在 case_risk.wxml 页面中,主要使用了表单组件来构造用户的糖尿病并发症风险的特征采集和分析。

1. **单选按钮组**　使用 radio-group 组件实现单选按钮组,通过 bindchange 绑定了名为 genderChange 的事件处理函数,根据 gender 变量的值来确定选中状态。

2. **滑块组件**　使用 slider 滑块组件,通过 bindchange 属性绑定了 ageChange 事件处理函数,min、max 属性分别设定取值的最小值和最大值,step 属性设定每次滑动的数据增减量,value 绑定了 age 变量的值,并显示出数值。使用 slider 组件实现了选择血压、身高、体重和胆固醇指标,并绑定了相应的事件处理函数,同时显示出数值。

3. **开关组件**　通过 switch 开关选择是否有糖尿病和是否吸烟,并绑定了相应的事件处理函数。

4. **页面渲染**　表单提交后,使用了 wx:if 指令,根据用户输入的性别,渲染生成不同的绝对风险参考值表格内容。使用 wx:for 指令遍历 maleTableData 和 femaleTableData 数组,并渲染每一行的数据。

在 case_risk.js 页面中,使用给定的用户数据,根据预定的风险评分映射表(scoreMap),计算出用户的风险评分。根据性别和风险评分,从 numberMap 对象中获取对应的风险比例。

主要步骤包括:①根据用户输入的身高和体重计算 BMI,保留一位小数,并在控制台打印计算出的 BMI 值;②在计算风险的函数 calculateRisk 中,定义一个 numberMap 对象,存储不同性别和风险评分的对应关系;③调用 this.getRisk(e)来获取风险评分,根据性别和风险评分,使用 risk=numberMap [gender][this.data.score],从 numberMap 对象中获取对应的风险比例。

(六) 健康建议页面 "pages/case_advice/case_advice"

在 case_advice.wxml 页面中使用 <swiper> 标签创建滑动轮播图的容器,展示几个生活方式干预的糖尿病治疗措施。页面实现不同的图片,在滑动后下方展示相应的文字提示。<swiper-item> 标签是 <swiper> 的子标签,用于设置轮播图的每一页内容。每个 <swiper-item> 都包含一个 <view class= "slide-content">,用于设置轮播图中的内容布局。在 <view class= "slide-content"> 中,使用了 <image> 标签来显示图片,图片路径通过 src 属性指定。在 <view class="slide-title"> 和 <view class="slide-description"> 中使用了模板插值的语法 {{}} 来动态展示对应页面的标题和描述。

在 case_advice.js 页面中,data 对象中包含了 currentTab、slideTitles 和 slideDescriptions,分别用于存储当前页面索引、页面标题数组和页面描述数组。代码中还定义了 swiperChange 函数,用于监听滑动轮播图的变化。当轮播图发生变化时,会触发该函数,通过 setData( )方法更新当前页面的索引,从而实现切换页面时下方文字提示的更新。

(七) 药品搜索页面 "pages/case_drug_search/case_drug_search"

在 case_drug_search.wxml 页面中使用条件渲染和循环遍历实现一个药品查询功能的界面显示。界面使用 input 组件供用户输入药品名称,点击提交 button 组件绑定 onSubmit 事件用于触发药品查询操作。当查询结果不为空时,显示一个可滚动的视图,其中每个药品项包含索引号、产品名称、大类、药理、剂型分类名称和规格等信息。如果某些信息不存在,会显示 "无该信息"。如果药品列表为空,则显示 "暂无药品信息"。

在 case_drug_search.js 页面中,通过 onSubmit 函数实现与后台服务器的数据交换。主要步骤如下所示。

1. 创建变量　定义一个指向当前上下文的变量 that,以便在回调函数内部使用。

2. 发送请求　向测试地址 http://127.0.0.1:8000/searchDrug/ 发送 GET 请求并携带 this.data.drugname 作为查询参数。

3. 结果处理　如果请求成功,会在控制台输出 "查询成功",并将响应数据中的药品列表赋值给变量 drugList。使用 that 变量调用 setData 方法,将 drugList 设置为页面中的数据项 drugList,并触发页面的数据更新。如果请求失败,会在控制台输出 "查询失败"。

4. 后台控制　将 drugList 中的每个药品项的信息输出到控制台。

三、服务器端主要技术实现

在 PyCharm 中新建一个 DjangoProject,名为 "wxMiniAppDemo_S"。并在该项目中新建一个 app01。下面以药品搜索功能为例,介绍服务器端的实现。

在项目的 settings.py 中,添加 MySQL 数据库(本例中为本地),在 app01 项目的 models.py 添加数据库表定义,并建立表视图。例如,药品搜索功能中使用的表定义如图 8-7 所示。

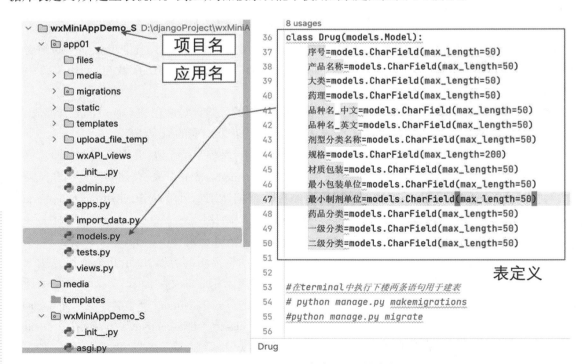

图 8-7　项目 app01 中表 drug 的定义

在"wxMiniAppDemo_S"的 urls 文件中，添加 path（'searchDrug/'，views.searchDrug），用于响应项目的 views.py 文件中，添加 searchDrug 函数如下图 8-8 所示。

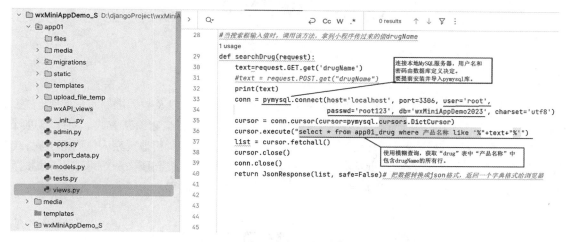

图 8-8　药品搜索功能的服务器端实现

本章小结

通过本章的学习，我们了解了小程序的基本开发方法，包括小程序的基本概念、开发环境的搭建，以及编写小程序的主要风格和设计原则。完成下载并安装小程序的开发者工具后，可以通过代码编辑、预览和调试等功能，方便地进行开发和调试。此外，还需要注册一个开放平台的账号，用于创建和管理小程序。掌握了小程序的基本开发方法、小程序的文件特点和代码结构。最后，通过一个完整的示例项目，演示了小程序的基本开发过程。希望同学们在此基础上进一步尝试、拓展开发练习，在实践中掌握并提高小程序的开发技术。

（万　程）

思考题

1. 设想一个医学健康管理类的微信小程序，用户可以通过该小程序记录自己的饮食、运动、睡眠等健康数据，并生成个性化的健康报告。请设计该小程序的用户界面，包括主要页面结构以及用户与系统进行数据交互的流程。
2. 如果你是一家医疗机构的信息科技工程师，你会如何设计一个微信小程序，以便患者可以通过该小程序方便地预约医生的门诊时间？请描述你会设计的主要功能以及与用户进行交互的流程。

第九章 | 医学图像处理

医学图像可以帮助医生了解受检者体内病变的部位、范围、形状以及与周围器官的关系信息,扩展了医生的感官,影像已经成为临床诊断的重要依据,极大地改变了临床诊断方式。对图像进行处理,可以帮助医生更清楚地观察图片;或者结合三维重构技术,所见即所得地观察人体内部空间;或者结合人工智能技术,实现精准的辅助诊断;甚至还可以优化成像流程,提高成像分辨率缩短采集时间。医学图像处理的发展改变了临床诊疗的形式,加速了医学智能化的进程。

第一节 | 医学图像处理的基本概念

一、医学图像的来源

图像(image)是物体发出或者反射的电磁波能量强度的连续多维空间信息的记录,也是人对视觉感知的物质再现。图像可以由人为创作,如手工绘画;也可以由光学设备获取,如照相机。图像既可以是可见光波段的,也可以是红外、紫外甚至是对原始信号进行处理后得到的数据,如热成像仪、荧光显微镜、雷达等。图像可以分为静态图像(图片、照片等)和动态图像(视频等),本章所指的图像都是静态图像。

医学图像通常来自 X 线平片、DR、CT、MRI、超声、PET 等医学影像设备。X 线的本质是一种电磁波,它具有光的一切性质,可以在均匀的、各向同性的介质中沿直线传播。X 线照射到人体后,其能量会被吸收或转移,这就是 X 线强度的衰减。由于人体各种组织、器官在密度、厚度方面存在差异,对投照其上的 X 线的衰减也不相同,使透过人体的 X 线强度分布发生变化,从而携带人体信息,形成 X 线影像。现代的 CT 通过多通道的 X 射线束管与多排探测器采集信号,并通过滤波反投影变换、卷积反投影变换、数据重排、螺旋插值等算法获取人体断层图像,其分辨率比 X 线平片(包括 DR)有了显著提升。MRI 则利用磁共振现象测量人体内的氢原子核的分布密度,通过设置不同的序列,可以获得质子密度、T_1 弛豫时间、T_2 弛豫时间、扩散系数、磁化系数等多种复杂的人体信息。超声成像设备通过换能器发射和接收超声波来探测人体内部器官交界面的情况,超声对软组织成像效果较好。此外,医学图像还包括通过显微镜采集的病理图像,通过红外设备采集的热分布图像,甚至来自多个设备的数据融合后生成的多模态图像,如 PET-CT 等。

图像可以记录在纸上,也可以保存在胶片上,现在越来越多的图像以数字形式存储。医院内的医学图像通常以符合 DICOM 标准的形式在 PACS 中传输和存储。

二、数字图像的基本概念

一幅图像可以定义为一个二维函数 $f(x,y)$,在计算机中可以以二维数组形式存储,数组的每一个元素称为像素(pixel)。显然图像的分辨率越高,所表示的空间细节就越多,其数据量也就越大,存储在计算机中所占空间也就越大。

在单一电磁波段内测量每个像素亮度得到的图像就是灰度(gray scale)图像。每个像素都使用一个数值来表示其亮度。例如,日常应用中用 0 表示最暗的黑色,用 1 表示最亮的白色,在 0 和 1 之间都是灰色,可以线性分成不同的值来表示其亮暗的程度,称为灰度值(gray value);在 Windows 系统中,采用 0 表示最暗的黑色,用 255 表示最亮的白色,其间分成 256 等份,称其灰度级为 256 级,或

8 位色深（2^8=256）。1 个 8 位色深的像素正好占 1 字节的存储空间，这样就非常利于图像存储和处理。人眼对于灰度的分辨能力最多在 30 级左右，因此 8 位色深完全可以满足日常应用。

在 CT 成像中采用与灰度类似的 CT 值（Hounsfield unit，HU）进行表示，将蒸馏水与空气在标准温度与标准压力下的 CT 值设为 0HU 和 –1 000HU，等分后可以计算出骨皮质的 CT 值约为 2 000HU。CT 值与灰度值可以进行线性转换，例如，将 –1 024HU 记为灰度值 0，将 3 071HU 记为灰度值 4 095，便可以毫无损失地将 CT 值转换为图像处理中常见的正数范围的灰度值。色深越大，图像的灰度细节表现越精细，例如将 CT 图像按照 0 至 255 的灰度值范围进行转换，则要损失灰度细节，对于微小病灶的辨别非常不利。CT 阅片时常采用视窗技术来调整图像显示的灰度值范围，增强对组织细节的表现能力，其本质也是灰度值映射。

使用二维数组表示图像时，数组的索引可以用来表示像素的位置，在不同的编程语言或者不同的开发库中，像素位置的索引会有区别。例如，Python 的图像处理库 PIL（Python Imaging Library）或 OpenCV（Open Source Computer Vision Library）都将图像左上角像素点的位置定义为（0，0）；在 PIL 中，前边的索引 x 在图像的宽度方向取值，后面的索引 y 在图像的高度方向取值；在 OpenCV 中，前边的索引 x 在图像的高度方向取值，后面的索引 y 在图像的宽度方向取值。

下面的示例代码说明了图像读入和对像素进行索引的方法。

```
# 导入 PIL 库
from PIL import Image
# 使用 PIL 库的 open（）函数打开图像，''内是待处理图像的文件路径
image = Image.open（'image.jpg'）
# 获取左上角像素点位置
top_left_pixel = image.getpixel（（0，0））
# 获取左下角像素点位置
width，height = image.size
bottom_left_pixel = image.getpixel（（0，height−1））
# 导入 OpenCV 库
import cv2
# 使用 OpenCV 库的 imread（）函数打开图像，''内是待处理图像的文件路径
image = cv2.imread（'image.jpg'）
# 获取左上角像素点位置
top_left_pixel = image［0，0］
# 获取左下角像素点位置，image.shape 返回的是一个元组，包含图像的高度、宽度和通道数
height，width，_ = image.shape
bottom_left_pixel = image［height−1，0］
```

三、彩色图像

彩色图像也是医学图像中的一个重要部分，如显微镜拍摄的 HE 组织切片图像。彩色视觉是基于光的波长（或频率）区分物体的能力，人类可以分辨数千种不同的颜色。人类色彩感知的生理学机制是视网膜上存在三种不同的光谱敏感的视锥细胞，它们对不同的色彩的光线的响应能力不同，并产生差异化的输出，进而在大脑的视觉皮层和其他相关区域中完成复杂的色彩感知。

色彩空间（色彩模型）是按照特定的标准对色彩进行的标记，色彩空间是坐标系统，系统中的每一个点都表示一种颜色。

（一）RGB 色彩空间

RGB 色彩空间是一种加色模型，将红（R）、绿（G）、蓝（B）三原色的色光以不同的比例相加，合成

产生各种彩色光,是图像处理中最常见的色彩模型。由于人眼对不同颜色的敏感度不同,在将 RGB 空间转变为灰度值时常采用下面的公式:

$$Gray=0.299R+0.587G+0.114B$$

这样得到的灰度图像更符合人眼感知。

(二) HSI 色彩空间

HSI 色彩空间的分量分别是色调、饱和度和亮度。色调描述了纯色的颜色属性;饱和度描述了纯色被白光稀释的程度;亮度描述了光的强度。HSI 色彩空间可以将色彩信息(色调和饱和度)与强度信息分开,特别适合描述颜色的图像处理算法。

RGB 色彩空间向 HSI 色彩空间可以按照下面公式转换。

$$H=\begin{cases}\theta, & B\leqslant G\\2\pi-\theta, & B>G\end{cases}$$

其中,

$$\theta=\cos^{-1}\frac{\frac{1}{2}\left[\left(R-G\right)-\left(G-B\right)\right]}{\left[\left(R-G\right)^2+\left(R-B\right)\left(G-B\right)\right]^{\frac{1}{2}}}$$

$$S=1-\frac{3}{R+G+B}\left[\min\left(R+G+B\right)\right]$$

$$I=\frac{1}{3}\left(R+G+B\right)$$

HSI 色彩空间向 RGB 色彩空间可以按照下面公式转换。

1. 当 $0°\leqslant H<120°$ 时

$$R=I\left[1+\frac{S\cos H}{\cos\left(60°-H\right)}\right]$$

$$B=I\left(1-S\right)$$

$$G=3I-R-B$$

2. 当 $120°\leqslant H<240°$ 时

$$R=I\left(1-S\right)$$

$$G=I\left[1+\frac{S\cos\left(H-120°\right)}{\cos\left(180°-H\right)}\right]$$

$$B=3I-R-G$$

3. 当 $240°\leqslant H<360°$ 时

$$B=I\left[1+\frac{S\cos\left(H-240°\right)}{\cos\left(300°-H\right)}\right]$$

$$G=I\left(1-S\right)$$

$$R=3I-G-B$$

彩色图片在计算机中是分别独立存储了 3 个通道的数值,有时还会增加透明度通道,组成 RGBA 的形式,来表示图层或者图像融合等应用。此外,在荧光显微图片中,由于红外或者紫外通道的光强不能直接被人眼观察,因此这样的信号对于人类视觉来说没有色彩意义,只被光学传感器检测到信号强度(灰度值);但为了使图像更加符合人类观察习惯,分别将不同通道赋予不同的色彩进行显示。利用 Python 中的 PIL 库实现彩色图像转换为灰度图像。

NOTES

```
import cv2
import matplotlib.pyplot as plt
# 读取彩色图像
image = cv2.imread('d:\\3.jpg')
# 将彩色图像转换为灰度图像
gray_image = cv2.cvtColor(image, cv2.COLOR_BGR2GRAY)
# 显示彩色图像和灰度图像
plt.subplot(1, 2, 1)
plt.imshow(cv2.cvtColor(image, cv2.COLOR_BGR2RGB))
plt.title('Color Image')
plt.subplot(1, 2, 2)
plt.imshow(gray_image, cmap='gray')
plt.title('Grayscale Image')
plt.show()
```

(三) 伪彩色

伪彩色(也称假彩色)就是基于指定的规则对灰度辅以颜色的处理,因人类眼睛对于彩色图像更为敏感,伪彩色主要用于方便视觉观察或序列图像中的灰度级事件。灰度分层和彩色编码是伪彩色图像处理最常见的方法,例如在彩色多普勒超声上使用伪彩色表示血液的流动方向;在医学影像图片上用伪彩色标记可能异常的位置,提示医生重点检查。

灰度分层是将特定灰度级间的灰度值编码为一种彩色,其他位置灰度值编码成另一种彩色。更通用的表示,令 $[0, L-1]$ 表示灰度级,令 l_0 表示黑色 $[f(x,y)=0]$,并令 l_{L-1} 表示白色 $[f(x,y)=L-1]$。假定垂直于灰度轴的 P 个平面定义为灰度级 $l_1, l_2, \cdots, l_P$。然后,假定 $0<P<L-1$,P 个平面将灰度值分为 $P+1$ 个区间 $V_1, V_2, \cdots, V_P$。灰度级到彩色编码如下:

$$f(x, y)=c_k \quad f(x, y)\in V_k$$

其中 c_k 是与第 k 个灰度区间 V_k 有关的颜色。V_k 位于 $l=k-1$ 和 $l=k$ 的分割平面间。

彩色编码更为通用,也更能拓展伪彩色结果的范围。它对输入的任何像素的灰度值执行三个独立变换。该合成图像的彩色内容由变换函数的特性调制。

彩色图像的处理既可以分别处理每一幅分量图像,再将处理过的图像合成一幅彩色图像;也可以直接处理彩色像素。

第二节 | 医学图像处理的基本方法

一、图像的简单变换

(一) 几何变换

图像几何变换是指通过对图像进行几何或像素级别的处理,改变图像的外观和视觉效果。平移是最简单的图像变换之一,通过将图像的每个像素沿指定的方向和距离进行移动,改变图像的位置。旋转是一种常见的图像变换,可以围绕图像的中心点或指定点按照指定的角度对图像进行旋转。缩放是调整图像大小的常见手段。它可以按照一定的比例因子放大或缩小图像,也可以根据指定的目标尺寸进行调整。翻转是在水平或垂直方向上反转图像像素的操作,在镜像对称的图像分析中,翻转也是一种常用的操作。剪切是通过删除图像的一部分来调整图像大小。仿射变换是一种线性变换,通过组合平移、旋转和缩放来进行图像变换。透视变换是一种非线性变换,多用于三维场景重建、图像校正和虚拟现实等任务。

(二) 基于函数的灰度变换

图像灰度变换是将图像每一点灰度值按一定变换关系进行转化的过程,它是图像的点运算(只针对图像的某一像素点)。如果变换后的灰度值更高,那么图像就会更亮,反之更暗。下面是几种简单的图像灰度变换。

图像反转的通用形式是

$$s = L - 1 - r$$

可以得到灰度级为 $[0, L-1]$ 的图像,这个效果类似于照片底片。图像反转比较适合黑色面积较大的图像,一边显示按区域中的图像细节。

对数变换的通用形式是

$$s = c \log(1 + r)$$

其中 c 是一个常数,并假设 $r \geqslant 0$。对数变换可以将输入中范围较窄的低灰度值映射为输出中范围较宽的灰度值,相反地对高的输入灰度值也是如此。

幂变换(伽马变换)的基本形式是

$$s = cr^{\gamma}$$

其中 c 和 γ 是正常数,在考虑偏移量时可以写成 $s = c(r+\varepsilon)^{\gamma}$。幂变换与对数变换类似,可以将输入中范围较窄的低灰度值映射为输出中范围较宽的灰度值。

分段变换是通过调整设置映射函数上的关键点,扩展灰度级动态范围。

(三) 直方图变换

直方图变换是对图像的直方图进行分析,来调整图像的灰度。直方图表示图像灰度值的频率分布,其横轴表示像素值的范围,纵轴表示该像素值范围内像素的数量或频率。观察直方图,如果直方图的范围较宽,表示图像具有较高的对比度,反之则对比度较低;如果频率集中在灰度值较高的部分,则图像较亮,反之较暗。彩色图像可以分别计算不同颜色通道的直方图。

直方图均衡化是最常见的直方图处理方法之一。它通过重新分布图像的像素值,使得图像的直方图在灰度范围内均匀分布,可以增加图像的对比度,提高图像的视觉效果。在 Python 中使用 OpenCV 库可以方便地实现直方图均衡化处理灰度图像。

```
import cv2
import matplotlib.pyplot as plt
# 读取图像
image = cv2.imread('d:\\imagetest.jpg', 0)
# 进行直方图均衡化
equalized_image = cv2.equalizeHist(image)
# 显示原始图像和均衡化后的图像
plt.subplot(1, 2, 1)
plt.imshow(image, cmap='gray')
plt.title('Original Image')
plt.subplot(1, 2, 2)
plt.imshow(equalized_image, cmap='gray')
plt.title('Equalized Image')
plt.show()
```

二、图像的空间滤波

空间滤波是一种基于图像像素及其周围邻域信息的处理方法。空间滤波器由一个领域(通常是一个较小矩形),对该邻域包围的图像像素执行预定操作。滤波产生新像素,新像素的坐标等于邻域中心的坐标,像素的灰度值是滤波的结果。即滤波器的中心点 $w(0,0)$ 对准图像位置 (x,y) 像素,对于一个 $m×n$ 的模板,假设 $m=2a+1,n=2b+1$,其中 a 和 b 为正整数,使用 $m×n$ 的滤波器对大小为 $M×N$ 的图像进行线性空间滤波,可以用下式表示:

$$g(x,y) = \sum_{s=-a}^{a} \sum_{t=-b}^{b} w(s,t)f(x+s,y+t)$$

平滑空间滤波通过对图像中的像素及其周围邻域像素进行加权平均或其他操作调整像素的灰度值,从而实现图像的平滑效果。平滑空间滤波器是一种低通滤波器,可以有效地去除图像中的高频噪声,同时保留图像的低频信息。

均值滤波:对于每个像素,用它周围邻域像素的平均值来替代它的灰度值,从而实现图像的平滑处理。均值滤波对于去除高斯噪声等均匀分布的噪声效果较好,但容易导致图像细节丢失。在 Python 中,可以使用 OpenCV 库来实现均值滤波算法,示例如下。

```python
import cv2
import matplotlib.pyplot as plt
# 读取图像
image = cv2.imread('d:\\imagetest.jpg')
# 定义均值滤波器的大小
kernel_size=(9,9)
# 使用 cv2.blur() 函数进行均值滤波
blurred_image = cv2.blur(image, kernel_size)
# 显示原始图像和均值滤波后的图像
plt.subplot(1,2,1)
plt.imshow(image, cmap='gray')
plt.title('Original Image')
plt.subplot(1,2,2)
plt.imshow(blurred_image)
plt.title('Blurred Image')
plt.show()
```

中值滤波将像素周围邻域的像素值排序,并将中间值作为新的像素值,是一种非线性滤波方法,可以减少图像中的椒盐噪声或其他离群值。OpenCV 库使用 medianBlur() 函数进行中值滤波操作。

高斯滤波通过对图像中的每个像素周围的邻域像素进行加权平均来实现。OpenCV 库使用 GaussianBlur() 函数进行高斯滤波。

拉普拉斯滤波器是一种常见的锐化空间滤波器,通过计算像素与其周围邻域像素之间的二阶导数来实现图像的锐化,增强图像的边缘和细节,用于检测图像中的边缘和轮廓。OpenCV 库使用 Laplacian() 函数对图像进行拉普拉斯滤波,以检测图像边缘。

三、图像的频率滤波

频率滤波是指对图像进行傅里叶变换,将图像由图像空间转换到频域空间,然后在频率域中对图像的频谱进行分析处理,以改变图像的频率特征。

傅里叶变换可以将图像域转换为频率域,傅里叶指出任何周期或函数都可以表示为不同频率的正弦和/或余弦之和的形式,每个正弦和/或余弦乘以不同的系数(称该和为傅里叶级数)。对于二维连续域上的信号:

$$F(u,v)=\int_{-\infty}^{\infty}\int_{-\infty}^{\infty}f(x,y)e^{-j2\pi(ux+vy)}\,\mathrm{d}x\mathrm{d}y$$

$$f(x,y)=\int_{-\infty}^{\infty}\int_{-\infty}^{\infty}F(u,v)e^{j2\pi(ux+vy)}\,\mathrm{d}u\mathrm{d}v$$

记为 $f(t)\overset{F}{\leftrightarrow}F(\omega)$。

中心的两个角频率都为0(直流分量),越靠近中心,两个方向的角频率越低,合成的角频率与到中心的距离成正比,所以中心是低频分量,外部是高频分量。幅度决定图像的强弱,相位决定图像的像素。这一点在 CT 和 MRI 图像重建中有明显体现。图像的频率滤波步骤如图 9-1 所示。

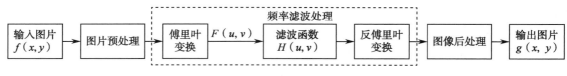

图 9-1　图像的频率滤波步骤

常见的滤波器有理想低通滤波器、巴特沃茨低通滤波器、高斯低通滤波器、理想高通滤波器、巴特沃茨高通滤波器、高斯高通滤波器、拉普拉斯滤波器等,还有特殊设计的滤波器。

第三节 ｜ 影像组学

随着计算机算力的提升和以机器学习(包括深度学习)为代表的人工智能算法的发展,智能化医学图像分析方法在临床中迅速得到应用,影像组学就是使用机器学习方法分析医学图像的框架,它将图像转化为高通量特征,再进行后续分析以提供决策支持。传统的图像处理方法仅仅将图片用于可视化解释,而影像组学方法则会计算一阶、二阶、高阶等特征,并将这些特征与患者的疾病状态和预后进行关联分析,实现对疾病的个体化诊断、治疗和预后评估的目标。虽然影像组学在某些方面可以看作是计算机辅助诊断(CAD)系统的延伸,但两者存在很多不同:CAD 系统的目标是提供单一的答案(诊断结论);而影像组学的目标是开发决策支持的工具。

一、机器学习框架

影像组学的模型通常是机器学习模型,是根据影像学经验(数据)进行分析,使用学习算法(框架),总结(训练)出规律(模型)的过程。根据标记数据的形式,可以分为有监督学习、无监督学习和强化学习。有监督学习的数据集包括专家标注的标签,即学习的过程是拟合输入变量 X 与输出变量 Y 的函数映射。根据数据是连续型还是离散型,可以进一步分为回归问题和分类问题,如分类问题可以判断某个样本是否患病或者还有何种类型的疾病;而回归问题则可以判断某个样本患病的严重程度或给出患病的概率。此外,集成学习也是一种有监督学习,它可以将多个不同的相对较弱的机器学习模型的预测组合起来,用来预测新的样本。scikit-learn 是机器学习中常用到的 Python 开发包。

(一)有监督学习

有监督学习(supervised learning)是指利用一组已知类别的样本调整分类器的参数,使其达到所要求性能的过程,是从标记的训练数据来推断一个功能的机器学习任务,也称为监督训练或教师学习。常见的有监督学习方法有线性模型、线性和二次判别分析、内核岭回归、支持向量机、随机梯度下降、最近邻算法、高斯过程、交叉分解、朴素贝叶斯、决策树等。

线性模型:简单的线性模型可以表示为

$$\hat{y}(w,x) = w_0 + w_1 x_1 + \cdots + w_p x_p$$

这里 $\hat{y}$ 表示预测值,特征向量是 $x = (x_1 + \cdots + x_p)$,w_0 是截距,模型的目标值是特征的线性组合。线性回归就是拟合回归系数 $w = (w_1 + \cdots + w_p)$,使得数据的实际观测值和线性近似预测的预测值之间的残差平方和最小。其数学形式是

$$\min_{w} \| Xw - y \|_2^2$$

如 scikit-learn 中 LinearRegression 类使用 fit 方法去拟合模型,并将其回归系数存储在它的 coef_ 中,截距存储在 intercept_ 中,关键代码如下所示。

```
from sklearn import linear_model
import numpy
model = linear_model.LinearRegression()
X=numpy.array([[6],[8],[10],[14],[18]]).reshape(-1,1)
y=[7,9,13,17.5,18]
model.fit(X,y)
a=model.coef_
b=model.intercept_
print('y=',a[0],'x+',b)
输出
y= 0.9762931034482755 x+ 1.965517241379315
```

在根据 5 个样本的计算后,拟合到模型 y 与 x 线性关系为 $y=0.976x+1.966$。

(二) 无监督学习

无监督学习(unsupervised learning)是没有给定事先标记过的训练样本,模型自动对输入的资料进行分类或分群的一种机器学习方法,也称非监督式学习。也就是目标属性是不存在的,也就是所说的不存在 "y" 值,根据内部存在的数据特征,划分不同的类别,使得类别内的数据比较相似。主要有降维(dimensionality reduction)、聚类分析(cluster analysis)等方法。

以降维为例,主成分分析(PCA)、线性判别分析(LDA)和 t 分布随机邻域嵌入算法(t-SNE)都是常用的降维方法。下面是三种方法对手写数字数据集进行降维和可视化的运行效果,参见图 9-2。

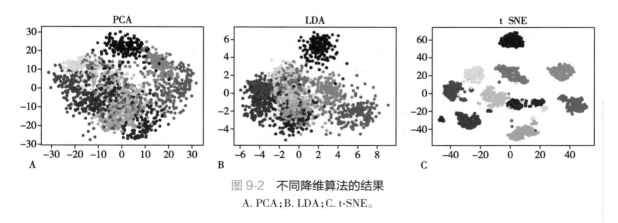

图 9-2　不同降维算法的结果
A. PCA;B. LDA;C. t-SNE。

```
import matplotlib.pyplot as plt
from sklearn.datasets import load_digits
```

```
from sklearn.decomposition import PCA
from sklearn.discriminant_analysis import LinearDiscriminantAnalysis
from sklearn.manifold import TSNE
# 加载 Digits 数据集
digits = load_digits（）
data = digits.data
target = digits.target
print（data.shape）
# 显示数据
def figoutput（new_data，target，label）:
plt.title（label）
plt.scatter（new_data［:，0］，new_data［:，1］，c=target）
plt.show（）
# PCA 降维
pca = PCA（n_components=2）.fit（data）
pca_data = pca.transform（data）
figoutput（pca_data，target，'PCA'）
# LDA 降维
lda = LinearDiscriminantAnalysis（n_components=2）.fit（data，target）
lda_data = lda.transform（data）
figoutput（lda_data，target，'LDA'）
# t-SNE 降维
tsne = TSNE（n_components=2，init='pca'，random_state=0）
tsne_data = tsne.fit_transform（data）
figoutput（tsne_data，target，'t-SNE'）
```

二、影像组学的基本流程

要开展影像组学建模，首先要有数据。记录数据的集合称为数据集（data set），数据通常是来自临床图像，并附有或没有临床专家对数据的标注（labeling）信息。数据集中的每一条记录称为样本（sample）或者示例（instance）。反映样本在某些方面的表现或者性质的事项称为特征（feature）或者属性（attribute），特征的取值称为特征值，由特征所构成的空间称为特征空间，描述样本的一组特征，在特征空间对应为一个坐标点，称为特征向量。影像组学的工作流程包含以下几个关键步骤，如图 9-3 所示。

1. **图像获取和预处理** 首先获取不同类型的医学影像，如 X 射线平片、CT 扫描、MRI、PET 扫描等。然后对这些影像进行预处理，包括去除噪声、增强对比度、标准化等操作，以确保影像的质量和一致性。

2. **图像的分割和重组** 图像分割是提取数据的前提，分割的准确性直接决定着所提取特征数据的准确性。分割的方法有手动、半自动及全自动三种，目前还没有针对图像分割的标准和指南，也没有能同时满足高通量、高重复性及高度一致的分割方法，因此即使自动化或半自动化操作，必要时也要辅以手动编辑，确保分割结果的准确性和可重复性。

3. **特征提取** 从预处理后的影像中提取大量的定量特征，包括形状特征（如体积、表面积）、灰度直方图特征以及纹理特征（如熵、对比度、均匀性）等。特征提取是影像组学的核心步骤。

4. **特征选择** 由于影像组学提取了大量特征，因此需要对这些特征进行选择，筛选出与疾病状态相关的重要特征。特征选择可以采用统计方法、机器学习算法等。

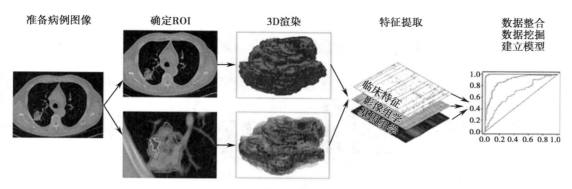

准备病例图像　　　确定ROI　　　3D渲染　　　　特征提取　　　数据整合
数据挖掘
建立模型

图 9-3　影像组学方法流程图

5. 建立模型和分析　特征选择后,使用这些特征建立模型,进行疾病状态的预测、分类或预后评估。常用的模型包括支持向量机、随机森林、深度学习等。

6. 验证和应用　对建立的模型进行验证,使用新的数据集来测试模型的性能和泛化能力,如果模型表现良好,则可应用于临床实践,帮助医生做出更准确的诊断和治疗决策。

三、影像组学中的图像特征

用于影像组学建模的图像特征有基于形状特征、基于统计学特征、基于变换特征等类型,进行建模时,还可以增加非图像特征,如临床数据、基因数据等。pyradiomics 就是医学图像处理中经常使用的一种开源特征提取开发包。

常见图像特征有以下几种类型。

1. 一阶统计学特征（First Order Statistics）　基于单像素或单体素分析,包括灰度均值、最大值、最小值、方差、百分位数、偏度、峰度等。因其统计描述符是基于全局灰度直方图,也称直方图特征。

2. 三维形状特征（3D Shape-based）　是兴趣区域（ROI）的三维尺寸和形状的描述符,这些特征大部分从三角形网格定义的近似形状中计算。

3. 二维形状特征（2D Shape-based）　是 ROI 的二维大小和形状的描述符,这些特征大部分从圆周网格定义的近似形状派生出来。

4. 灰度共生矩阵（Gray Level Co-occurence Matrix,GLCM）　是二阶灰度直方图,GLCM 在不同方向（2D 分析的水平、垂直或对角线或 3D 分析的 13 个方向）以及像素或体素之间的预定义距离,捕获具有预定义灰度强度的像素对或体素对的空间关系。如熵反映了灰度级不均匀性或随机性;角二阶矩（也称均匀性或能量）反映了灰度级的均匀性或有序性;对比度反映了像素或体素对之间灰度差。

5. 灰度游程矩阵（Gray Level Run-Length MatrixGLRLM）　提供了关于具有相同灰度级的连续像素在一个或多个方向上,二维或三维的空间分布的信息。如长期强调和短期强调（逆）矩,分别针对长期和短期运行的数量进行加权。

6. 灰度大小区域矩阵（Gray Level Size Zone Matrix,GLSZM）　与 GLRLM 类似,但 GLSZM 采用的矩阵基础是由具有相同灰度级的互连相邻像素或体素的组（所谓的区域）的数量的计数构成的,因此更均匀的纹理将导致更宽、更平坦的矩阵。GLSZM 不是针对不同方向计算的,而是可以针对定义邻域的不同像素或体素距离计算。

7. 邻域灰度差矩阵（Neighbouring Gray Tone Difference Matrix,NGTDM）　量化像素或体素的灰度级与其在预定义距离内的相邻像素或体素的平均灰度级之间的差异总和。如粗糙度反映中心像素或体素与其邻域之间的灰度差异,从而捕捉灰度强度变化的空间速率。

8. 灰度依赖矩阵（Gray Level Dependence Matrix, GLDM）　基于中心像素或体素与其邻域之间的灰度关系。如果在定义的灰度级差范围方面满足相关性标准,则将预定距离内的相邻像素或体素视为连接到中心像素或体素。

第四节 | 图像处理中的深度学习方法

深度学习是机器学习领域的一个重要分支,是一种以人工神经网络为架构,对资料进行表征学习的算法。早期的神经网络由于计算机的计算能力有限,网络结构普遍简单,并不能成为通用分类器,也称浅层学习(shallow learning);而具有非多项式激活函数和一个无限宽度隐藏层的深度网络却可成为通用分类器。使用深度学习框架对医学图像进行处理和分析已成为趋势。

一、深度学习框架

随着计算机硬件和算法的改进,特别是反向传播算法的发明,训练多层神经网络变得可行,网络结构开始具有多个隐藏层,因此被称为"深度神经网络"。深度学习中的"深度"是指神经网络的层数,现在大型的深度学习网络可以包括数百甚至上千个连续的隐含层,这些层的信息将从训练数据中自动学习。深度神经网络可以提取丰富的特征信息,使得机器能够自动地发现数据中的重要特征和规律,而无须事先手动提取特征,以应对复杂的模式识别、分类和预测任务。深度神经网络框架有很多,卷积神经网络(CNN)是医学图像处理中应用最多的框架之一。

典型的卷积神经网络是由输入层(input layer)和输出层(output layer)以及多个隐藏层组成,隐藏层可分为卷积层(convolution layer)、池化层(pooling layer)、激活函数层(activation layer)和全连接层(full-connection layer)等。

以图像为例,输入层的主要工作就是输入图像信息,将其转换为对应的二维矩阵,这个二维矩阵就是由图像每一个像素的灰度值大小组成的。

卷积层是卷积神经网络的核心,卷积层的核心部分是卷积操作。它将图像(不同的数据窗口数据)和滤波矩阵(一组固定的权重)进行卷积操作,也是卷积神经网络的名字来源。

池化层的作用是对输入特征图进行下采样,如最大池化是输出每个通道的最大值。下采样可以较少需要处理的特征图的元素个数,通过让连续卷积层的观察窗口越来越大(即覆盖原始输入的越来越大),从而引入空间滤波器的层级结构。

全连接层在整个神经网络中起到分类器的作用,它将经过卷积层、池化层、激活函数处理得到的数据映射到样本标记空间。

值得注意的是,虽然神经网络一词来自生物学,但目前的深度学习模型并不是人脑模型,也没有证据表明两者的工作机制相同。

PyTorch 是一个开源的 Python 机器学习库,基于 Torch,是医学图像处理中常用的 Python 开发环境。

下面是一个使用 PyTorch 编写的深度学习网络示例代码。

```
import torch.nn as nn
import torch
classifier = nn.Sequential(
        nn.Linear(512*7*7, 4096),
        nn.ReLU(True),
        nn.Dropout(p=0.5),
        nn.Linear(4096, 4096),
        nn.ReLU(True),
        nn.Dropout(p=0.5),
        nn.Linear(4096, num_classes)
        )
```

二、用于医学图像处理的深度学习方法

图像处理是深度学习应用最广泛的领域之一。图像修复、目标识别、区域分割、图像配准等任务都可以通过深度学习方法实现,尤其在医学图像分割方面表现突出。通过深度神经网络的多层次处理,模型可以自动地从医学图像中学习到复杂的特征和模式,无需事先手动提取特征。这使得医学图像分割变得更加准确和高效。

基于深度学习框架设计的图像分割算法有很多,下面是几个常见的例子。

1. 用于图像分割的 U-Net 框架 U-Net 是一种专门用于图像分割的深度学习架构,其结构由一个编码器和一个对应的解码器组成,中间连接、跳跃连接用于融合特征。通过跳跃连接层将底层位置信息与深层语义信息相融合,适用于小量数据集任务训练。图 9-4 为 U-Net 模型结构,是一个 U 形的编码器-解码器结构,其中编码器使用由两个 3×3 的卷积层和两个 2×2 的最大池化层组成的下采样模块进行特征提取,解码器使用由上采样卷积层、跳跃连接层和两个 3×3 的卷积层构成的上采样模块来恢复特征图的原始分辨率。U-Net 的基本结构如图 9-4 所示,使用 PyTorch 编码的 U-Net 模型关键代码如下。

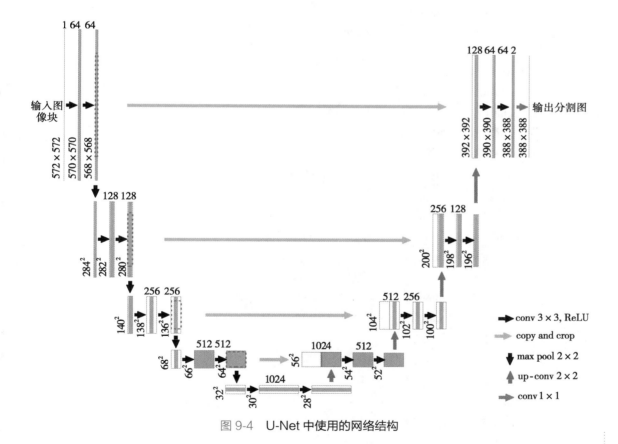

图 9-4 U-Net 中使用的网络结构

```
import torch
import torch.nn as nn
import torch.nn.functional as F
class DoubleConv ( nn.Module ):
    def __init__ ( self, in_ch, out_ch ):
        super ( DoubleConv, self ).__init__ ( )
        self.conv = nn.Sequential (
```

```
                nn.Conv2d（in_ch, out_ch, 3, padding=1）,
                nn.BatchNorm2d（out_ch）,
                nn.ReLU（inplace=True）,
                nn.Conv2d（out_ch, out_ch, 3, padding=1）,
                nn.BatchNorm2d（out_ch）,
                nn.ReLU（inplace=True）
            ）
    def forward（self, x）:
        x = self.conv（x）
        return x
class Down（nn.Module）:# 编码器
    def __init__（self, in_ch, out_ch）:
        super（Down, self）.__init__（）
        self.mpconv = nn.Sequential（
            nn.MaxPool2d（2）,
            DoubleConv（in_ch, out_ch）            ）


    def forward（self, x）:
        x = self.mpconv（x）
        return x
```

上采样模块的代码实现：

```
class Up（nn.Module）:# 解码器
    def __init__（self, in_ch, out_ch, bilinear=True）:
        super（Up, self）.__init__（）
        # 定义了 self.up 的方法
        if bilinear:
            self.up = nn.Upsample（scale_factor=2, mode='bilinear', align_corners=True）
        else:
            self.up = nn.ConvTranspose2d（in_ch // 2, in_ch // 2, 2, stride=2）
        self.conv = DoubleConv（in_ch, out_ch）
    def forward（self, x1, x2）:
        x1 = self.up（x1）
        diffY = x2.size（）[2] − x1.size（）[2]
        diffX = x2.size（）[3] − x1.size（）[3]
        x1 = F.pad（x1,（diffX // 2, diffX − diffX // 2, diffY // 2, diffY − diffY // 2））
        x = torch.cat（[x2, x1], dim=1）
        x = self.conv（x）
        return x
```

以下是 U-net 网络的代码实现：

```
class InConv（nn.Module）:# 输入的第一层
    def __init__（self, in_ch, out_ch）:
        super（InConv, self）.__init__（）
        self.conv = DoubleConv（in_ch, out_ch）
```

```
        def forward ( self, x ):
            x = self.conv ( x )
            return x
class OutConv ( nn.Module ):# 网络的最后一层
    def __init__ ( self, in_ch, out_ch ):
        super ( OutConv, self ).__init__ ( )
        self.conv = nn.Conv2d ( in_ch, out_ch, 1 )
    def forward ( self, x ):
        x = self.conv ( x )
        return x


class Unet ( nn.Module ):
    def __init__ ( self, in_channels, classes ):
        super ( Unet, self ).__init__ ( )
        self.n_channels = in_channels
        self.n_classes = classes
        self.inc = InConv ( in_channels, 64 )
        self.down1 = Down ( 64, 128 )
        self.down2 = Down ( 128, 256 )
        self.down3 = Down ( 256, 512 )
        self.down4 = Down ( 512, 512 )
        self.up1 = Up ( 1024, 256 )
        self.up2 = Up ( 512, 128 )
        self.up3 = Up ( 256, 64 )
        self.up4 = Up ( 128, 64 )
        self.outc = OutConv ( 64, classes )
    def forward ( self, x ):
        x1 = self.inc ( x )
        x2 = self.down1 ( x1 )
        x3 = self.down2 ( x2 )
        x4 = self.down3 ( x3 )
        x5 = self.down4 ( x4 )
        x = self.up1 ( x5, x4 )
        x = self.up2 ( x, x3 )
        x = self.up3 ( x, x2 )
        x = self.up4 ( x, x1 )
        x = self.outc ( x )
        return x
```

2. **用于目标检测的 YOLO 框架** YOLO 系列模型是一阶段目标检测算法,直接生成物体的类别概率和位置坐标值。YOLO v1 是该系列的基础,更高的网络皆由此做出改变。YOLO v1 模型通过一个全卷积网络实现端到端的物体检测,将图像划分成多个网格,如果某个对象的中心落在这个网格中,则这个网格就负责预测边界框并给出相应概率。YOLO 框架的基本结构如图 9-5 所示,使用 PyTorch 编码的 YOLO 框架关键代码如下。

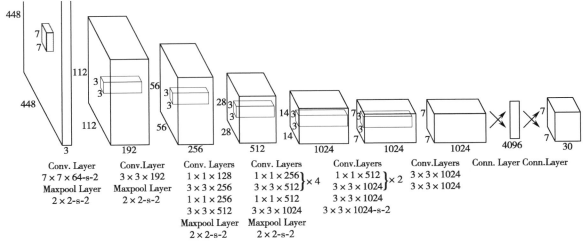

图 9-5 YOLO 中使用的网络结构

```python
import torch
import torch.nn as nn
import torch.nn.functional as F


class Yolov1(nn.Module):
    def __init__(self, in_channel=3):   # 默认输入图像 shape 为(3,448,488)
        super(Yolov1, self).__init__()
        # 每一个 block 对应论文结构图中每一列
        layers1 = []
        layers1.append(nn.Conv2d(in_channel, 64, 7, 2, 3))
        layers1.append(nn.LeakyReLU(0.1))
        layers1.append(nn.MaxPool2d(2, 2))
        self.block1 = nn.Sequential(*layers1)
        layers2 = []
        layers2.append(nn.Conv2d(64, 192, 3, 1, 1))
        layers2.append(nn.LeakyReLU(0.1))
        layers2.append(nn.MaxPool2d(2, 2))
        self.block2 = nn.Sequential(*layers2)
        layers3 = []
        layers3.append(nn.Conv2d(192, 128, 1, 1, 0))
        layers3.append(nn.LeakyReLU(0.1))
        layers3.append(nn.Conv2d(128, 256, 3, 1, 1))
        layers3.append(nn.LeakyReLU(0.1))
        layers3.append(nn.Conv2d(256, 256, 1, 1, 0))
        layers3.append(nn.LeakyReLU(0.1))
        layers3.append(nn.Conv2d(256, 512, 3, 1, 1))
        layers3.append(nn.LeakyReLU(0.1))
        layers3.append(nn.MaxPool2d(2, 2))
        self.block3 = nn.Sequential(*layers3)
```

```
            layers4 = [ ]
            for i in range ( 4 ):
                    layers4.append ( nn.Conv2d ( 512, 256, 1, 1, 0 ) )
                    layers4.append ( nn.LeakyReLU ( 0.1 ) )
                    layers4.append ( nn.Conv2d ( 256, 512, 3, 1, 1 ) )
                    layers4.append ( nn.LeakyReLU ( 0.1 ) )
            layers4.append ( nn.Conv2d ( 512, 512, 1, 1, 0 ) )
            layers4.append ( nn.LeakyReLU ( 0.1 ) )
            layers4.append ( nn.Conv2d ( 512, 1024, 3, 1, 1 ) )
            layers4.append ( nn.LeakyReLU ( 0.1 ) )
            layers4.append ( nn.MaxPool2d ( 2, 2 ) )
            self.block4 = nn.Sequential ( *layers4 )
            layers5 = [ ]
            for i in range ( 2 ):
                    layers5.append ( nn.Conv2d ( 1024, 512, 1, 1, 0 ) )
                    layers5.append ( nn.LeakyReLU ( 0.1 ) )
                    layers5.append ( nn.Conv2d ( 512, 1024, 3, 1, 1 ) )
                    layers5.append ( nn.LeakyReLU ( 0.1 ) )
            layers5.append ( nn.Conv2d ( 1024, 1024, 3, 1, 1 ) )
            layers5.append ( nn.LeakyReLU ( 0.1 ) )
            layers5.append ( nn.Conv2d ( 1024, 1024, 3, 2, 1 ) )
            layers5.append ( nn.LeakyReLU ( 0.1 ) )
            self.block5 = nn.Sequential ( *layers5 )
            layers6 = [ ]
            layers6.append ( nn.Conv2d ( 1024, 1024, 3, 1, 1 ) )
            layers6.append ( nn.LeakyReLU ( 0.1 ) )
            layers6.append ( nn.Conv2d ( 1024, 1024, 3, 1, 1 ) )
            layers6.append ( nn.LeakyReLU ( 0.1 ) )
            self.block6 = nn.Sequential ( *layers6 )
            layers7 = [ ]
            layers7.append ( nn.Linear ( 7 * 7 * 1024, 4096 ) )
            layers7.append ( nn.Linear ( 4096, 7 * 7 * 30 ) )
            self.block7 = nn.Sequential ( *layers7 )
    def forward ( self, x ):
            x = self.block1 ( x )    # ( B, 3, 448, 488 ) --> ( B, 64, 112, 112 )
            x = self.block2 ( x )    # ( B, 64, 112, 112 ) --> ( B, 192, 56, 56 )
            x = self.block3 ( x )    # ( B, 192, 56, 56 ) --> ( B, 512, 28, 28 )
            x = self.block4 ( x )    # ( B, 512, 28, 28 ) --> ( B, 1024, 14, 14 )
            x = self.block5 ( x )    # ( B, 1024, 14, 14 ) --> ( B, 1024, 7, 7 )
            x = self.block6 ( x )    # ( B, 1024, 7, 7 ) --> ( B, 1024, 7, 7 )
            x = torch.flatten ( x, 1 )   # ( B, 1024, 7, 7 ) --> ( B, 1024*7*7 )
            x = self.block7 ( x )    # ( B, 1024*7*7 ) --> ( B, 30*7*7 )
            x = x.view ( -1, 30, 7, 7 )   # ( B, 30*7*7 ) --> ( B, 30, 7, 7 )
            return x
```

3. **图像处理领域的大模型 SAM** SAM 模型（Segment Anything Model）是一种可提示的图形分割模型,由图像编码器、提示词编码器和掩膜解码器三个部分组成,通过输入提示来完成任意目标的快速分割,提示可以是点、框、遮罩、任意形式的文本或任何指示图像中需要进行分割的信息,依据给定提示返回至少一个对象的掩膜,对于对应于多个对象的模糊提示,SAM 可以输出多个有效的掩膜和相关的置信度分数。

SAM 使用了有史以来最大的分割数据集 Segment Anything 1-Billion mask dataset（SA-1B）进行训练,其内包含了 1 100 万张图像,总计超过 10 亿张掩码图,通过众多分割任务上的评估,模型的性能甚至超过以往的全监督学习模型效果,在部分领域实现了小样本和零样本迁移学习能力,如图 9-6 所示。SAM2 模型进一步优化,可以分割包括视频在内的多种形式数据,而且分割更准确,速度更快。

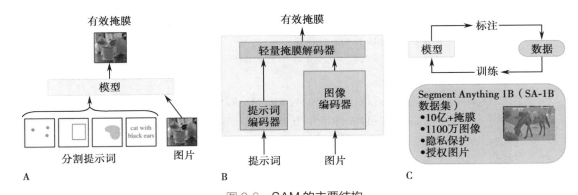

图 9-6 **SAM 的主要结构**
A. 任务:命令分割;B. 模型（SAM）;C. 数据:数据引擎（上）、数据集（下）。

这些基于深度学习的医学图像分割方法不仅在准确度上有了显著的提高,而且大大减少了人工标注的工作量,使得医学图像分割在临床实践中更具可行性和实用性。然而,这些方法在应用过程中仍面临一些挑战,如数据稀缺、模型解释性等问题。

三、图像数据集

图像处理领域中,数据集扮演着至关重要的角色。一个好的图像数据集不仅仅是一组图片的集合,它代表着真实世界的视觉信息,并为算法的训练、评估和推广提供了重要的基础。习惯上按照 8 : 2 或者 7 : 3 的比例划分训练集和测试集。

根据需求,数据集通常已经做好了标记（即勾画）,如果自行勾画,则需要借助专用的工具。

（一）常用的公开数据集

1. **ImageNet** ImageNet 数据集是一个用于图像分类、定位、检测的常见数据集,包含 1 400 多万图像,2 万多个目标类别,是目前最大的图像数据集。其中超过百万的图片有着明确的类别和位置信息的标注,可以下载的数据包括原始图像、尺度不变特征变换（SIFT）、目标边框和目标属性等。

ImageNet 数据集在图像处理中有着重要价值。2012—2017 年,连续进行的 ImageNet 大规模视觉识别挑战赛（ImageNet Large Scale Visual Recognition Challenge, ILSVRC）极大地推动了深度学习和计算机视觉领域的发展,中国团队也在该竞赛中屡屡获得奖项。

2. **COCO 数据集** 是大型的图像识别、图像分割、语义标注的数据集,图像的标注信息包括类别、位置和语义文本描述。数据集以场景理解为目标,主要从复杂的日常场景中截取,图像中的目标进行了精确的分割勾画,包括 91 类目标,32.8 万张图片和 250 万个标签,是目前最大的语义分割数据集。数据集分为三个部分:训练集 165 482 张,验证集 81 208 张,测试集 81 434 张。

在 ImageNet 竞赛停办后,COCO 图像识别挑战赛（Microsoft Common Objects in COntext Challenge）就成为当前目标识别、检测等领域的一个最重要的比赛。

3. **VOC 数据集** 是一个用于图像分类、识别、分割的数据集。VOC 数据集包括 1 万多张图片，20 个目标类别，标注信息以 XML 形式保存。

（二）常用的图像标注程序

1. **LabelMe** 是使用 Python 语言编写的免费标注程序，并将跨平台图形用户界面库 Qt 用于其图形界面，方便进行交互式标注。它可以对图像进行多边形、矩形、圆形、多段线、线段、点形式的标注，以适应目标检测和图像分割等任务。LabelMe 可以通过其在 github 上的链接下载。

2. **ImageJ** 是使用 Java 语言开发的开源图像处理软件，能够显示、编辑、分析、处理、保存、打印 8 位、16 位、32 位的图片，支持 TIFF、PNG、GIF、JPEG、BMP、DICOM、FITS 等多种格式，ImageJ 支持图像栈功能，即在一个窗口里以多线程的形式层叠多个图像，并行处理。ImageJ 支持用户自定义插件和宏，并且导入了 Java 的编译器，实现了简单的 IDE 功能。

使用 ImageJ 进行标记需要选择 Overlay 模式（菜单 Image→Overlay）。之后可以在工具栏中选择相应的工具进行标记。

四、医学图像处理的评价方法

目前临床中应用较多的图像处理算法以分类和分割任务为主，设计项目时通常以医生的临床诊断或者人工勾画标注作为金标准。根据预测值与金标准的一致性可以将数据（病例）分为四类（表 9-1）。

表 9-1　预测值与金标准一致性判断

		预测值	
		+	−
金标准	+	真阳性 TP	假阴性 FN
	−	假阳性 FP	真阴性 TN

准确率（accuracy）或精度用于评价在测试集中，分类正确的样本数占总样本数的比例，计算公式如下：

$$Acc = \frac{TP+TN}{TP+FN+FP+TN}$$

准确率是最直观、最基本的评价指标，但有时也存在局限性。第一，不平衡数据问题，假定有阴性样本 990 个、阳性样本 10 个，如模型将所有样本都预测为阴性，准确率为 99.9%，但这样的模型并没有实际价值。第二，准确率也没有考虑假阳性和假阴性样本，在临床中误诊（假阳性）和漏诊（假阴性）带来的损失是不一样的。第三，评价模型泛化性能时也有局限性，此时一般会采用交叉熵来代替。

精确率（precision）或查准率是分类正确的阳性样本数占所有预测的阳性样本数的比例，计算公式如下：

$$Precision = \frac{TP}{TP+TN}$$

精确率存在忽略假阴性影响和不平衡数据的问题。

召回率（recall）或查全率是分类正确的阳性样本个数占实际阳性样本数的比例，一些文献中也把召回率称为灵敏度（sensitivity），用它表示在阳性人群中检测出阳性个体的能力。计算公式如下：

$$Recall = Sensitivity = \frac{TP}{TP+FN}$$

召回率是以真实的阳性样本为基准,精确率是以预测为阳性的样本作为基准,两者往往同时使用。召回率存在忽略假阳性影响和不平衡数据的问题。

特异度(specificity)是正确预测为阴性的样本占所有阴性样本数的比例,计算公式如下:

$$Specificity = \frac{TN}{TN+FP}$$

特异度往往和灵敏度同时使用,还可以用平衡准确度(balanced accuracy)来表示在一定阈值下两者的平均值,计算公式如下:

$$Balanced\ Accuracy = \frac{Specificity+Sensitivity}{2}$$

F1 分数是精确率和召回率的调和平均值,在数据不平衡时,可以比准确率更好地描述模型的特征,计算公式如下:

$$F1 = \frac{2}{\frac{1}{Precision}+\frac{1}{Recall}} = \frac{2\times Precision\times Recall}{Precision+Recall}$$

准确率、精确率、召回率和 F1 分数都是模型在单一情况下的指标。如需观察算法在不同的阈值下模型的整体表现,就需要使用受试者特征(receiver operating characteristic, ROC)曲线,它表示模型在不同特异度情况下的灵敏度。AUC 表示 ROC 曲线下的面积,AUC 面积越大,模型的性能越好;AUC=0.5 时,模型的性能与随机猜测相同,没有预测价值;当 AUC<0.5 时,模型的性能甚至不如随机猜测,但取反后就会优于随机预测。

与 ROC 曲线类似的还有 P-R 曲线,它是准确率和召回率组成的曲线,它更能反映模型在不平衡数据中的表现,如图 9-7。

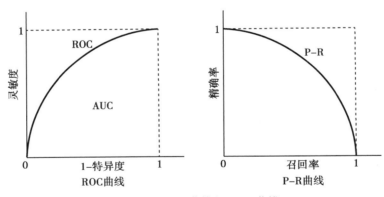

图 9-7　ROC 曲线和 P-R 曲线

多分类任务中,往往会采用混淆矩阵(confusion matrix)来直接描述模型的结果,它的每一列代表预测值,每一行代表的是实际的类别,从混淆矩阵中可以很方便直观地看出哪里有错误。

图像分割问题中还会采用集合相似度(Dice 系数)和交并比(IOU)来评价分割效果。图片分割结果如图 9-8 所示,计算公式如下:

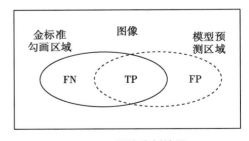

图 9-8　图片分割结果

$$Dice = \frac{2\times TP}{(TP+FN)+(TP+FP)}$$

$$IOU = \frac{TP}{FN+TP+FP}$$

五、医学图像处理的应用、伦理与安全

(一)医学图像处理应用举例

传统的图像处理主要关注改善图像的可视效果,对图像进行标记、测量等。但在分割等较复杂的场景中,传统方法往往依赖于手工设计的特征和规则,难以应对医学图像中的复杂结构和变化。深度学习技术通过学习大量医学图像数据,可以自动地从中学习到病灶的特征和模式,从而实现自动化和准确的病灶检测。以下是基于深度学习的医学图像处理的一些应用场景。

1. **肿瘤检测**　在医学影像中,肿瘤的早期检测对于癌症的治疗和预后至关重要。基于深度学习的病灶检测方法可以自动地在 CT、MRI 等影像中检测出潜在的肿瘤病灶,并帮助医生进行早期诊断和治疗规划。

2. **疾病分型**　不同疾病在医学影像中表现出不同的特征,基于深度学习的病灶检测可以帮助医生将不同类型的疾病进行准确分型和分类,从而指导治疗和药物选择。

3. **器官定位**　在医学影像中,需要对感兴趣的器官进行准确的定位,基于深度学习的病灶检测方法可以帮助医生在图像中快速找到所需的器官位置,提高工作效率。

4. **病理分析**　基于深度学习的病灶检测可以帮助医生对病理组织图像进行分析和诊断,包括细胞形态学、组织结构等特征的检测和分类。

5. **心脏病分析**　基于深度学习的病灶检测可以在心脏影像中检测出心脏病变,包括冠状动脉疾病、心腔扩大等,为心脏病的诊断和治疗提供重要信息。

6. **眼科疾病诊断**　基于深度学习的病灶检测可以在眼底图像中检测和识别出眼科疾病,如黄斑变性、青光眼等,帮助医生进行眼科疾病的早期筛查和诊断。

(二)伦理与安全

隐私保护和数据安全是医学图像处理中极为重要的伦理和安全考虑。由于医学图像涉及患者的敏感个人信息,必须采取措施保护患者的隐私,并确保医学数据的安全性。对于任何医学图像处理项目,应高度重视这些伦理与安全问题,并采取适当的措施保护患者的隐私与医学数据的安全。这样才能确保医学图像处理的合法性与可信度,促进医学科学的进步和创新。只有确保医学图像处理的可靠性和可信度,才能真正为临床诊断和治疗提供有益的信息和支持,促进医学科技的进步和应用。

(三)展望

未来图像处理将结合人工智能技术并产生许多新的突破,但也有许多挑战。如多模态图像处理,将 CT、MRI 和 PET 等不同模态的图像进行有效融合和处理,可以提供更全面的信息,对临床诊断和治疗有着重要意义。研究开发可解释的深度学习模型,使医生能够理解模型的决策过程。医学图像涉及大量的敏感医疗信息,数据隐私保护是一个重要挑战,如何在保护数据隐私的前提下,充分利用大规模医学图像数据进行研究,是一个需要解决的问题。大规模医学图像数据的标注和标准化是一个耗时且复杂的过程,研究、开发更高效的数据标注和标准化方法,将有助于提高医学图像处理的效率和准确性。随着人工智能技术的不断迭代,未来医学图像处理技术也会以全新的面貌成为医生诊断的好帮手。

本章小结

医学图像处理是图像处理技术在医学领域中的应用,通常包括图像恢复、图像增强、超分辨率、图像压缩、图像识别、图像分割、图像描述等细分任务。传统图像处理方法主要针对图像的灰度值、边缘特点设计算法,往往需要扎实的数学基础,但在图像分割等高级任务上仍存在局限性。结合人工智能的医学图像处理方法将图像看成是不同层次的"特征",采用机器学习或者深度学习的通用框架进行

分析,在图像理解等高层次应用中取得了较好的效果,同时也降低了学习门槛。

学习医学图像处理时,同学们应首先掌握图像处理的基本原理,在学习过程中多多结合实际操作,在实践中掌握图像处理程序设计思路。然后进一步熟悉医学图像的特点,设计出临床中有价值的算法。

(常世杰)

? **思考题**

1. 查阅网上资料,说明位图(bitmap)图像的文件结构。

2. 结合实际,说明医学图像处理技术对临床诊疗工作的帮助。

3. 除了已经提到的几何变换形式,还有更复杂一点的仿射变换,请说明其形式。

4. 图像中的高频和低频信息分别具有什么特点?

5. 使用影像组学处理同一组数据集,对比采用不同的机器学习模型的处理效果。

6. 查阅相关文献,说明 YOLO、U-Net 等图像深度学习模型的结构,并尝试在计算机上编写相应的代码。

7. 设想一下图像大模型在临床中的应用场景。

第十章 | 生物信息学应用

生物信息学（bioinformatics）是一门以生物学、数学和信息科学为基础的交叉科学，它通过综合运用数学和信息科学等多领域的方法和工具对生物信息进行获取、加工、存储、分析和解释，来阐明大量数据所包含的生物学意义。

第一节 | 生物信息学概述

一、生物信息学发展简史

生物信息学的发展可以追溯到 20 世纪 50 年代，随着生命科学技术的飞速发展，生物数据资源迅速扩大，催生了对数据管理和分析的需求。这一新兴学科在 1956 年美国的"生物学中的信息理论研讨会"中首次提出，直到 20 世纪 80—90 年代，随着计算机科学和互联网技术的进步，它才迎来了突破性进展。1987 年，其被正式命名为"生物信息学"，1995 年人类基因组计划提供了一个全面的定义：生物信息学是交叉学科，包括信息的获取、加工、存储、分配、分析和解释，综合应用数学、计算机科学和生物学工具，以揭示数据的生物学意义。

生物信息学的发展离不开多学科领域交叉融合，以下几个重要事件共同推动了生物信息学领域的不断发展和进步。1977 年，Fred Sanger 和 Walter Gilbert 发明了第一种 DNA 测序技术，开创了基因组测序的先河。2003 年，人类基因组计划的完成，为研究疾病和个性化医学提供基础。随着 AI 的发展，机器学习和深度学习技术在生物信息学领域崭露头角，AlphaFold 蛋白质结构预测模型的提出，为探索蛋白质功能和生命活动的机制打开了新的大门。这些技术自动化了生物信息学编程任务，提高了效率和准确性，助力研究人员理解和完成生物学问题的解析。

二、生物信息学研究领域

生物信息学的研究领域包括：①分子生物学，从分子水平研究生物大分子的结构与功能从而阐明生命现象本质的科学；②基因组学，致力于理解和解释整个生物体基因组的结构、功能和演化；③蛋白质组学，关注生物体内蛋白质的组成、结构和相互作用，以及与基因组的关联；④结构生物信息学，着眼于研究生物分子的三维结构，如蛋白质、核酸等的结构分析和模拟；⑤系统生物学，探究生物体内分子之间的复杂相互关系，包括基因表达网络、代谢途径等；⑥表观遗传学，研究基因表达调控的表观遗传变化，如 DNA 甲基化和组蛋白修饰。

生物信息学核心研究内容主要包括开发数据库、工具和算法，处理生物学数据，如序列比对、蛋白质结构预测等。通过综合运用计算机科学和数理统计学的技术手段，生物信息学为解析和理解生物学复杂性、预测基因功能、揭示疾病机制等提供了强大的工具，推动了生命科学研究的深入发展。

三、生物信息学应用

生物信息学是一个快速发展的领域，其应用广泛，从数据收集、存储、管理到分析和可视化，涵盖了从数据库构建和整合、序列分析，到比较基因组学、基因和蛋白质的表达分析等多个方面。生物数据库的构建是研究的基础，存在着多样化的公共数据库，如美国国家生物技术信息中心（National

Center for Biotechnology Information，NCBI）、欧洲生物信息学研究所（European Bioinformatics Institute，EBI）、日本核酸数据库（DNA Data Bank of Japan，DDBJ），它们提供了数据存储及数据挖掘功能。

序列分析是生物信息学的核心之一，包括序列比对和基因序列注释，旨在发现序列间的相似性和功能性区域，对物种的进化关系和功能研究具有重要意义。比较基因组学通过分析不同物种间的基因组结构关系，推动基因组功能元件的发现。基因和蛋白质的表达分析借助于高通量技术，如微阵列和质谱分析，促进对生物标本中蛋白质信息的理解。

此外，生物信息学在生物芯片技术、蛋白质结构预测、蛋白质相互作用分析、表型组学、生物系统模拟、代谢网络建模分析、计算进化生物学、生物多样性研究、合成生物学以及生物医学文本挖掘等领域同样发挥了重要作用。这些应用不仅推动了生物学研究和实验技术的发展，也促进了新药开发、基因组编辑、疾病预防和治疗等方面的进步。

第二节 | 生物信息学基本技能

生物信息学核心关注算法、数据库和软件工具的开发与应用，用于管理和挖掘大量生物数据，包括基因组序列、蛋白质结构、代谢途径和基因表达谱等。科学家通过机器学习、数理统计等方法发现隐藏在这些数据中的模式和关系。初学者需有一定生物学和计算机科学理论基础，了解高通量测序技术及 Linux 操作命令，掌握一门编程语言（如 Python 语言或 R 语言），理解数据结构和算法。熟悉常用软件和数据库使用及原理，并通过实际项目提高技能。

一、常用系统平台

在当前流行的系统平台 Windows、MacOS、Linux 和 Unix 中，Unix 与 Linux 因其开源性质和强大的命令行界面，成为生物信息学领域常用的操作系统，这两个操作系统尤其擅长处理庞大的生物学数据集和高效运行各类生物信息学工具，为科研工作者提供了便捷而强大的工作环境。

二、常用编程语言

生物信息学涉及数据处理、模型构建和分析，编程在其中扮演关键角色，是处理大量生物数据的主要工具之一。初学者需具备编程或算法设计能力，选择编程语言需考虑任务性质、个人或团队偏好、可用资源以及生物信息学领域的实践。

Shell 语言广泛用于命令行操作、数据管理和任务自动化。

Perl 语言以文本处理和正则表达式支持著称，适用于文本处理和自动化任务。

Python 语言易学、生态系统强大，广泛应用于数据清洗、序列分析、高通量数据处理和人工智能模型构建。

R 语言专注于统计和数据可视化，常用于测序数据和差异表达分析。

三、常用数据库资源

生物信息学门户站点是公共资源的集中体现，提供了广泛的数据库、分析工具和生物信息教程，同时链接了其他有用的站点和资源，是进行分子生物学研究最基础数据来源。常用的数据库资源非常丰富，包含了各种生物学数据、序列信息、结构数据、功能注释以及其他生物学信息。核酸和蛋白质数据库主要由美国、欧洲和日本的三个系统共同构成 GenBank/ENA/DDBJ 国际核酸序列数据库，通过每日数据交换和同步更新保持一致。关于常用小分子化合物及靶点数据库和常用组学测序及临床表型数据库列举如下。

（一）小分子化合物及靶点数据库

小分子化合物及靶点数据库是用于存储和管理有关生物活性小分子化合物以及这些化合物与生物分子之间相互作用的信息数据库。这些数据库对于药物发现、生物医学研究和药物设计非常重要（表 10-1）。

表 10-1　常用小分子化合物及其靶点综合数据库

数据库	描述
PubChem	全球最大的免费化学信息库,通过名称、分子式、结构和其他标识符搜索化学品,收录 1.16 亿个化合物
ZINC	用于虚拟筛选的市售化合物免费数据库,收录 2.30 亿个化合物分子
DrugBank	药物和药物靶标综合数据库,超过 50 万条记录,1.65 万个药物和 0.49 万个靶点蛋白质
ChEMBL	人工编辑的具有药物类似特性的生物活性分子数据库,汇集了化学、生物活性和基因组数据,240 万个化合物,1.4 万个药物和 1.5 万个靶点蛋白质
BindingDB	收集药物靶点蛋白质和类药小分子之间相互作用亲和力的数据,包括 280 万条数据,120 万个化合物,9 200 个靶点蛋白质

（二）组学测序及临床表型数据库

多组学测序数据库存储高通量测序相关的基因组学、转录组学、蛋白质组学、代谢组学等信息。临床表型数据库是存储患者临床信息的数据库,包括症状、诊断、治疗方案、疾病进展等。它们可帮助科研人员理解疾病的发病机制,加快精准医学的发展(表 10-2)。

表 10-2　常用组学及临床表型综合数据库

数据库	描述
GenBank	一个公共的、全球性的基因序列数据库,包含了来自各种生物物种的 DNA 序列、RNA 序列和蛋白质序列的信息,以及与它们相关的文献著作和生物学注释
SRA	存储和共享高通量测序数据,包含了来自各种生物学研究项目的 DNA 和 RNA 测序数据,包括基因组测序、转录组测序、表观基因组测序等
GEO	基因表达数据库,包含了来自各种生物学实验的基因表达数据,包括微阵列和高通量测序数据
TCGA	癌症基因组学数据和临床信息数据库,包含了 33 种类型癌症的基因组测序、RNA 测序、microRNA 测序、DNA 拷贝数变异、单核苷酸变异、甲基化等信息
cBioPortal	基于 TCGA 数据库开发的集检索、下载、分析、挖掘、整合和可视化多维癌症基因组学数据于一身的数据库
SEER	大型肿瘤数据库,包含大量癌症患者信息资源,旨在帮助研究人员、医生和公众了解癌症的流行病学、诊断、治疗和预后
Biobank	有关致病或预防疾病的基因和环境因子的信息资源库,收集了大约 150 万份血液、尿液和唾液样本

四、常用工具资源

生物信息学软件基于不同目的进行开发,有序列比对、基因预测与功能注释、同源建模、蛋白质结构分析等功能,介绍如下。

（一）序列比对常用工具

序列比对在分子生物学中是一个重要的分析方法,用于发现新序列与已知序列家族的同源性。序列比对包含双序列比对和多序列比对,详见表 10-3。

表 10-3　常用序列比对工具

比对类型	软件	描述
双序列比对	FASTA	序列相似性搜索工具
	BLAST	基于局部比对算法的搜索工具
多序列比对	ClustalW	最常用的多序列比对软件
	T-Coffee	准确度更高的多序列比对工具
	MAFFT	多重序列比对工具
	MUSCLE	速度最快的多序列比对工具之一

(二) 常用基因预测工具

基因预测是生物信息学的重要分支,通过生物实验或计算机识别 DNA 序列上具有生物特征的片段,主要涉及蛋白质编码基因和其他功能因子(如 RNA 和调控因子),它是基因组研究的基础,如表10-4 所示。

表 10-4　常用基因预测工具

预测类型	软件	描述
编码蛋白基因预测	ORF Finder	图形化的序列分析和基因预测工具
	Glimmer	基于隐马尔科夫模型原核生物基因预测工具
非编码 RNA 基因预测	RNAmmer	基于隐马尔科夫模型核糖体 RNA 基因预测工具
	tRNAscan-SE	转运 RNA 基因预测工具

(三) 蛋白质结构分析工具

结构生物信息学主要目标是开发蛋白质结构预测和分析的工具,揭示其物理性质、空间结构和功能,包括蛋白质与小分子和大分子互作、相互作用,以获取对其生物学意义的洞察和新的预测性知识,常用工具见表 10-5。

表 10-5　常见蛋白质结构分析工具

分类	软件	描述
同源建模工具	SWISS-MODEL	同源建模法预测蛋白质结构的在线软件
	AlphaFold	基于深度学习的蛋白质结构预测算法
可视化工具	PyMOL	基于 Python 语言的三维结构可视化软件
	VMD	分子建模与可视化软件
	MOE	商业化的生命科学软件平台
对接工具	AutoDock Vina	可对靶点和配体进行灵活分子对接
	INVDOCK	开源的反向对接软件

第三节　生物信息学分析任务

一、序列比对与同源搜索

序列比对主要用于发现潜在的同源序列,为所查询序列进行功能预测及三维结构建模奠定基础。序列比对可以应用到同源研究、系统进化研究、模式识别、表达序列标签分析、组学研究分析等。BLAST(basic local alignment search tool)是常用的序列比对工具,以下列举了如何利用网页版与本地版的 BLAST 进行核酸的序列比对及同源搜索。

(一) 基于网页版的 BLAST 序列比对

打开 BLAST 首页,进入如图 10-1 所示页面,该页面提供了四种快速进行 BLAST 比对的类型,Nucleotide BLAST、Protein BLAST、blastx 和 tblastn。按照以下四个步骤进行实验。

1. 查询序列　以核酸序列比对为例,点击"Nucleotide BLAST"后,进入 blastn 的初始界面。用户可输入待检序列的 accession number 或 gi,或直接粘贴 FASTA 格式的序列。另外,还可以通过上传序列文件的方式进行输入。这里以如下序列作为输入示例。

query 1

GAACATGATCCAGGCGTTCTTCTTCGACCTCCAGCACATCAACGGCGGCGGCTCCCGCCCCGAGG

GCATCGAGCCGGTCAAGATCAACAAGATCGGTGTGCTC3GCGCGGGCATGATGGGCGCC3GCATCGCC
TACGTCTCGGCCAAGGC

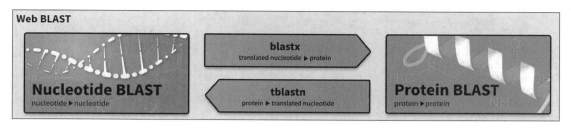

图 10-1　NCBI BLAST 首页

2. **参数设置**　BLAST 在线比对界面提供多种参数选择，包括 Database、Organism、Entrez Query、Gap costs 和 Program Selection。如图 10-2 所示，①输入查询序列，即输入文中 query 1 序列；②选择比对数据库，可选择 Nucleotide collection（nr/nt）作为数据库；③选择比对程序，可选择 Highly similar sequences（megablast）作为比对程序；最后点击 BLAST 按钮提交比对。

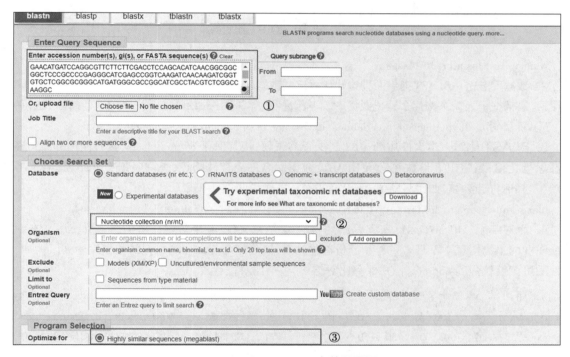

图 10-2　NCBI BLAST 参数设置页面

3. **结果解析**　比对结果分为四个部分（图 10-3）：①列出与查询序列相匹配的数据库序列列表；②简明图形展示数据库中与查询序列相匹配的项；③显示查询序列与目标序列的双序列比对情况；④显示查询序列匹配上的物种层级信息。通过比对，确认本次查询序列完全源自 Mycobacterium avium。

（二）基于本地版的 BLAST 序列比对

网页版 BLAST 提供了直观的用户界面，用户能够轻松输入查询序列、选择数据库和配置比对参数，降低了使用门槛。然而，由于查询序列长度、比对数量和计算资源上的限制，该版本比较适用于简单的序列比对任务，特别适用于不熟悉命令行工具或缺乏强大计算资源的用户。对于复杂且高度自定义的生物信息学任务，以及对数据隐私要求更高的用户，使用本地版 BLAST 可能更为合适。

1. **BLAST 安装**　首先，从 NCBI 官方网站上选择合适版本的 BLAST 软件下载安装，根据比对需求下载或构建比对所需的序列数据库。例如，使用 Ubuntu 系统自动安装 BLAST+ 软件：

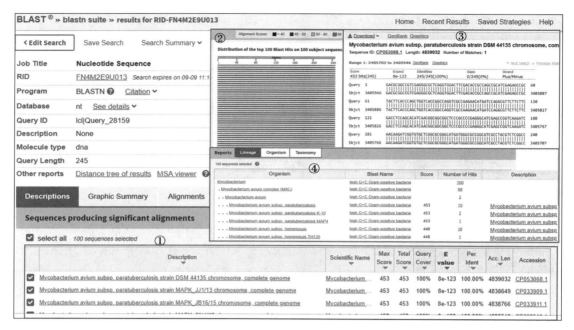

图 10-3　NCBI BLAST 比对结果

```
sudo apt-get install ncbi-blast+
```

2. 数据库准备　BLAST 提供两种构建比对序列数据库的方式：一是直接下载官方网站预构建的数据库；二是根据个人需求构建个性化数据库。下例说明如何使用 makeblastdb 程序构建沙门菌数据库：

```
makeblastdb -dbtype nucl -in dna/SalmonellaGenome.fa -out database/ SalmonellaGenome
```

3. BLAST 比对　本次使用图 10-2 之①查询序列，将其保存为 query.fasta，接着使用 blastn 进行核酸序列比对，指定以下参数并运行 BLAST：数据库名称或文件路径、查询序列文件路径、BLAST 算法类型、其他可选参数，如比对阈值、输出格式等。下例说明如何在命令行中运行 blastn：

```
blastn -query dna/query.fasta -db database/SalmonellaGenome -out output/Salmonella.blastn
```

4. 比对结果　BLAST 运行完成后，会生成一个结果文件，其中包含比对信息。可使用文本编辑器或专业的生物信息学工具来查看和分析这些结果，以确定与查询序列相似的数据库序列。例如，以下使用可读性较强的 outfmt 6 格式保存比对结果，包括比对位置、得分、evalue 等。

Salmonella1	4	97.67	43	1	0	2	44	4383526	4383568	1.74e-12	75.0
Salmonella2	4	100.00	29	0	0	1	29	108133828	1081133858	2.27e-06	54.7
Salmonella3	4	100.00	50	0	0	1	50	85451248	85451297	4.81e-18	93.5
Salmonella4	4	100.00	50	0	0	1	50	56773372	56773372	4.81e-18	93.5
Salmonella5	4	100.00	50	0	0	1	50	56777851	56777900	4.81e-18	93.5
Salmonella6	4	100.00	50	0	0	1	50	56790245	56790294	4.81e-18	93.5

二、基因注释与分析

基因功能注释主要利用已知功能基因信息进行对未知功能基因的推断，常用注释方法为基于 GO 和 KEGG 数据库。基因本体（Gene Ontology，GO）数据库是一个建立基因及产物知识标准词汇的结构化模型，涵盖细胞组分、分子功能和生物学过程。截至 2023 年 9 月，GO 数据库包含 42 887 个有效词条，注释信息多达 7 608 910，覆盖 5 319 个物种。京都基因和基因组百科全书（Kyoto Encyclopedia of Genes and Genomes，KEGG）是系统分析基因功能、基因组信息的数据库。它包含 19 个子数据库，存储基因组信息、高级功能、化学信息、通路模块、药物和疾病信息等。KEGG 是研究者综合研究基因及表达信息的有力工具。

（一）基于 GO 基因本体注释

通过 AmiGo 检索磷脂酰肌醇 -4,5- 二磷酸 -3- 激酶催化亚基（PIK3CA），在①输入 "PIK3CA" 后，检索结果分为 Ontology、Gene and gene products 和 Annotations 三大类（图 10-4 中②）。其中③显示对应检索条数，Ontology 包含 1 个关于 PIK3CA 的 GO 词条；Gene and gene products 包含 23 条 PIK3CA 基因产物的 GO 词条关系；Annotations 主要涉及 PIK3CA 相关 GO 词条及基因产物的注释信息，共有 693 条记录。

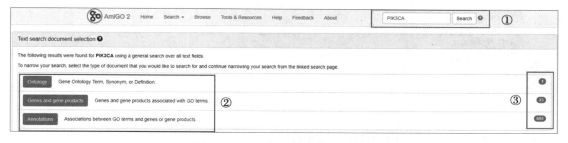

图 10-4　AmiGO 检索结果示例 1

点击按钮 "Ontology"，得到如图 10-5 所示基因 GO 词条名、定义、GO 类型。

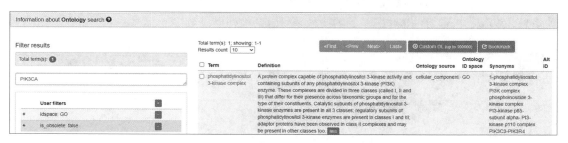

图 10-5　AmiGO 检索结果示例 2

点击蓝色 GO 词条名 "phosphatidylinositol 3-kinase complex"，得到如图 10-6 所示基因产物的 GO 词条具体信息，包括 GO 词条编号、词条名、词条类型、同义词、评论等；而最下面展示了 "PIK3CA" 注释信息（annotation）、可视化视图（graph view）、词条术语系谱（inferred tree view）等窗口信息。

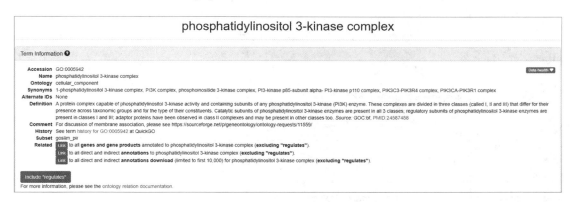

图 10-6　AmiGO 检索结果示例 3

点击蓝色高亮按钮 "Gene and gene products"，如图 10-7 所示，显示了 "PIK3CA" 基因产物在不同物种来源中的注释信息，包括基因名、基因产物全称、物种类型、基因产物类型、注释来源、别名等，在该检索结果中，可自行选择注释物种，过滤多余注释信息。

（二）基于 KEGG 代谢通路注释

以人类编码葡萄糖磷酸变位酶的基因 "*PGM1*" 为例：在 KEGG 检索界面输入 "PGM1"（图 10-8）。

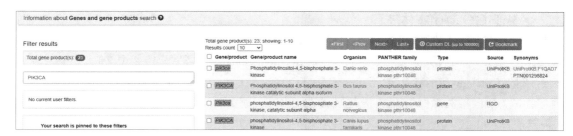

图 10-7 AmiGO 检索结果示例 4

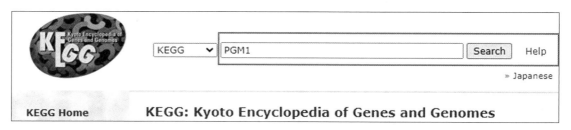

图 10-8 KEGG 检索页面

图 10-9 为基因"*PGM1*"在 KEGG 数据库中的搜索结果,其中"hsa:5236"是人类基因"*PGM1*"的相关信息,除了人类,包含"*PGM1*"基因的物种条目也会被列出。

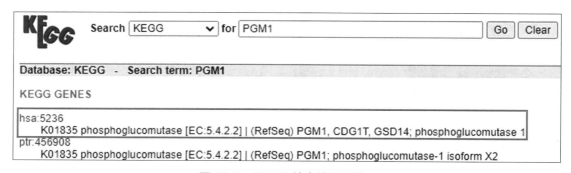

图 10-9 KEGG 检索结果示例 1

点击该条目,显示该基因有关的详细信息(图 10-10),包括基因编号、同义词、酶编号、基因通路以及序列编码信息。在页面的右侧还提供了该基因在其他分子生物学数据库的链接,如 OMIM、NCBI、UniProt、GeneBank 等。

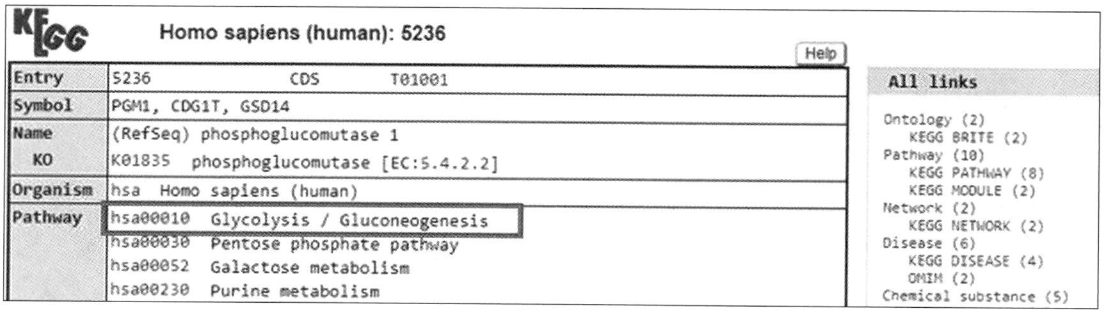

图 10-10 KEGG 通路信息页面

在 Pathway 这一栏中列出了该基因所在的生物学通路,点击 hsa00010 编号,进入图 10-11 所示页面。该页面以简单的几何图形显示出了糖酵解/糖异生相关生物通路过程。图中编号 5.4.2.2 的方框即为基因"*PGM1*"所编码的酶,可通过该酶所在位置以及通路的拓扑结构来综合分析基因。

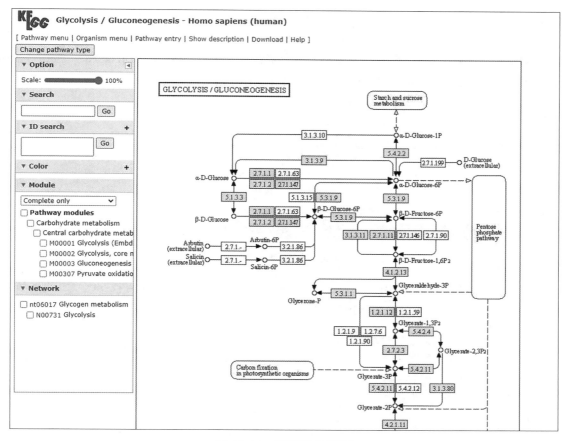

图 10-11　KEGG 通路图

三、蛋白质结构预测与分析

蛋白质在生命活动中扮演着复杂而精细的生物学角色。确定和分析蛋白质结构模型具有广泛的应用，包括点突变的功能分析、酶促反应、蛋白质复合物和活性位点的相互作用分析，以及相近家族的分类、配体药物设计和虚拟筛选等。当前，蛋白质三维结构预测方法主要包括同源建模、折叠识别和从头预测等，其中同源建模是最简便和最常用的方法。下面将介绍如何使用 SWISS-MODEL 进行同源建模。

（一）基于 SWISS-MODEL 同源建模

SWISS-MODEL 是一款在线蛋白质同源建模（protein homology modeling，PHM）软件，可根据用户提供的蛋白质序列信息，自动从超过 200 000 个蛋白质结构数据库中选择适当模板。通过多种比对和优化方法，SWISS-MODEL 能够构建未知蛋白质的结构。

第一步，打开 SWISS-MODEL 首页，点击 "Start Modeling" 按钮（图 10-12），即可进入 SWISS-MODEL 的三级结构建模界面。

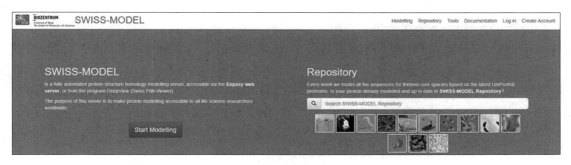

图 10-12　SWISS-MODEL 首页

第二步,以人基质金属蛋白酶 14(matrix metalloproteinase-14,MMP14)为例进行建模。在输入框中输入"MMP14"的 UniProtKB 编号"P50281",网站自动检测并显示其氨基酸序列和全名。在底部填写电子邮箱,可将结果发送至邮箱,或在新网页上直接查看。点击"Search For Templates"按钮寻找相似蛋白质模板,点击"Build Model"按钮即可进行建模(图 10-13)。

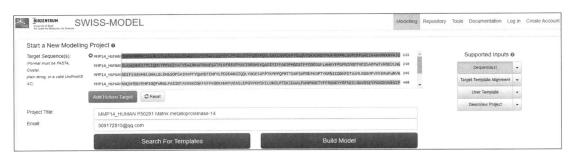

图 10-13　SWISS-MODEL MMP14 检索界面

第三步,点击"Search For Templates"按钮,系统将为目标蛋白"MMP14"寻找 50 个最佳匹配的模板结构。搜索结果按相似性从高到低排列(图 10-14)。

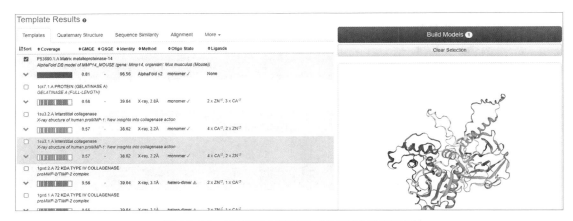

图 10-14　SWISS-MODEL MMP14 模板展示

第四步,若需使用特定模板生成目标蛋白序列的三维结构模型,可点击该模板右上角的"Build Model"按钮。系统默认已选中最佳匹配的模板进行建模。生成后,查看"Modeling Results"页面,显示模型及相关信息(图 10-15)。

(二) 蛋白质结合位点预测

表皮生长因子受体(epidermal growth factor receptor,EGFR)在非小细胞肺癌治疗中是关键靶点。以下介绍如何使用 Autodock Vina 预测 EGFR 和奥希替尼(osimertinib)配体的结合位点和相互作用。

1. 受体与配体准备　在 PDB 搜索框中输入"EGFR",获得 625 个结构。这些结构涵盖了不同课题、年份和测定方法,图 10-16 展示了 EGFR 在不同条件下的结构差异。通过右侧标签进行进一步筛选,如选择 2022—2024 发表年份和分辨率在 1.0-1.5Å 的蛋白结构。

在筛选后,选择 EGFR 结构分辨率最高的"8A27"(图 10-17)。"Structure Summary"板块提供了该结构的基本信息,包括实验方法、物种来源、解析时间和参考文献。通过①实验参数,了解到该结构的 X 射线衍射分辨率为 1.07Å,其中 Å 是衡量结构准确度的常用单位,数值越小表示分辨率越高。此外,"Download File"提供多种格式,点击②"PDB Format"可下载 EGFR 蛋白质的 pdb 格式文件。

打开 PyMOL 软件,点击 File—Open,选择"8a27.pdb",PyMOL 将呈现 EGFR 结构(图 10-18)。在显示窗口(①)中以默认方式显示蛋白质、水分子、NO_3 和配体等小分子,点击 Display—Sequence 显示所有分子序列,点击 Display—Sequence Mode—Residue Names 以分子名称呈现分子序列。为获得干

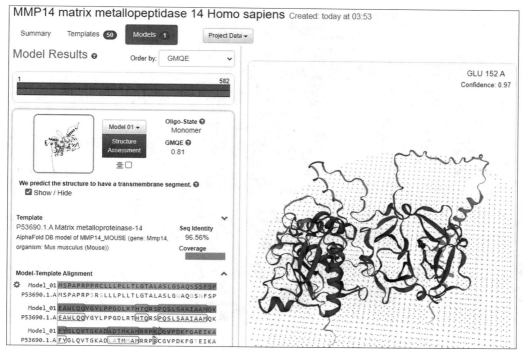

图 10-15　SWISS-MODEL MMP14 建模结果

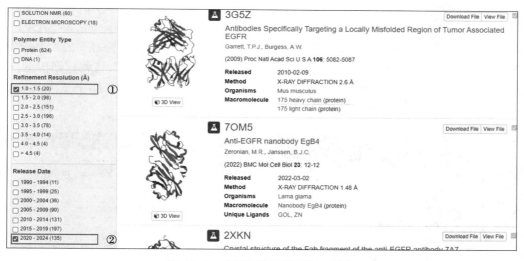

图 10-16　PDB 数据库查询 EGFR

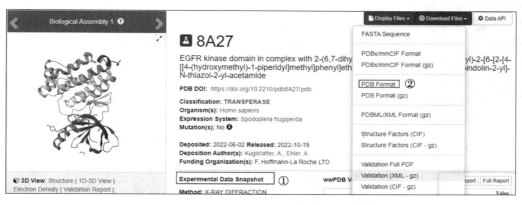

图 10-17　PDB 数据库 EGFR 结构详情页

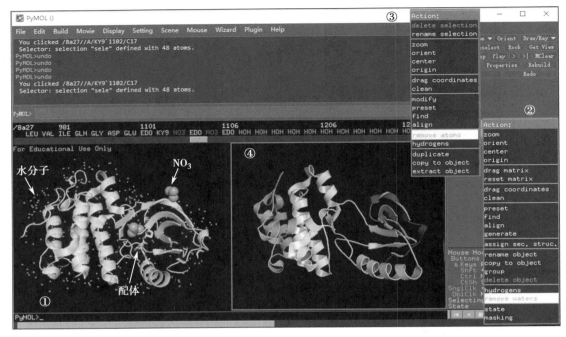

图 10-18　PyMOL 受体操作界面

净的 EGFR 蛋白分子,点击右侧工具面板 all 的 Action—remove waters(②),删除水分子,选中其他小分子和配体,在右侧工具面板(sele)中点击 Action—remove atoms(③),删除所有化合物分子。最后,点击 File—Export Molecule...,选择 PDB Options 将 EGFR 蛋白分子保存为"receptor.pdb"文件(④)。

　　以 osimertinib 配体为例,osimertinib 通过竞争性结合 EGFR 基因酪氨酸激酶域中的 ATP 结合位点,抑制 EGFR 的表达。如图 10-19,首先在 DrugBank 网站①搜索"osimertinib",得到详细信息,包括药物名称、商品名、背景等(②)。在"Download"下选择 PDB 格式,保存 osimertinib 分子为"ligand.pdb"(③),使用 PyMOL 软件打开配体结构(④)。

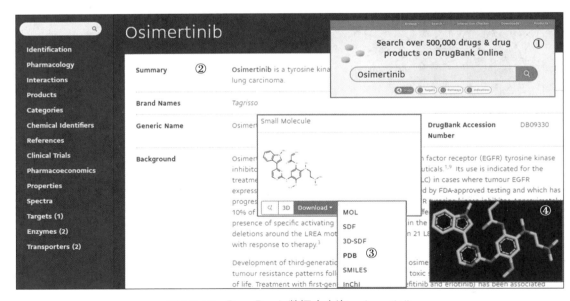

图 10-19　DrugBank 数据库查询 osimertinib

　　2. 对接前预处理　接下来使用 MGLTools 软件对蛋白质受体和配体进行预处理,比如加氢原子、计算电荷等操作。打开 MGLTools 软件(图 10-20),点击 File—Read Molecule,选择"receptor.pdb"文件,在①中可查看和编辑蛋白质氨基酸序列的显示情况,点击 Edit—Hydrogens—Add,添加极性氢分子

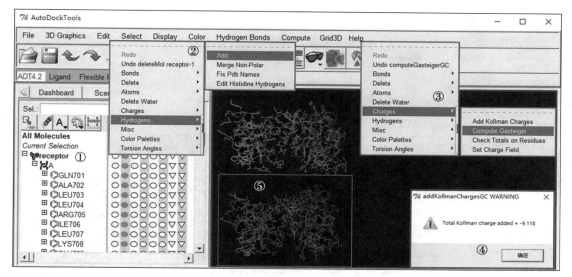

图 10-20　MGLTools 受体预处理

（②），接着点击 Edit—Changes—Compute Gasteiger 计算电荷（③），电荷情况如④所示，最后点击 Grid—Macromolecule—Choose，选择受体，将 EGFR 蛋白分子保存为 pdbqt 格式（⑤），即为 "receptor.pdbqt" 文件。

　　同样，打开 MGLTools 软件（图 10-21），依次点击 File—Read Molecule，选择 "ligand.pdb" 文件打开 osimertinib 药物分子，在①同样可查看配体分子具体原子组成情况，也可编辑分子的显示方式，接着点击 Edit 菜单添加极性氢原子和计算电荷，电荷情况如②所示，最后点击 Ligand—Output—Save as PDBQT... 将配体保存为 pdbqt 格式（③），即为 "ligand.pdbqt" 文件。

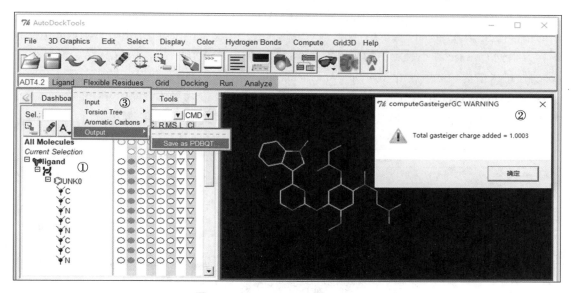

图 10-21　MGLTools 配体预处理

　　3. 参数配置　在进行分子对接前，需要对受体和配体进行参数配置。打开 MGLTools 软件（图 10-22），从 Grid—Macromolecule—Open 选择蛋白的 pdbqt 文件，从 Ligand—Input—Open 选择配体的 pdbqt 文件，依次导入系统中。点击 Grid—Grid Box...，弹出如图①所示 Grid Options 对话框，设置对接位点，通过旋钮调整盒子的三维大小和坐标轴位置，确保盒子全部覆盖住受体。点击 File—Close saving current 保存配置，通过②选择 Docking—Output—Vina Config（config.txt）...，在弹出窗口中③，选择受体和配体分子，填写盒子坐标轴中心点位置，在 Out 输入要保存的对接结果文件名，保存对接过程中需要的配置文件 "config.txt"。

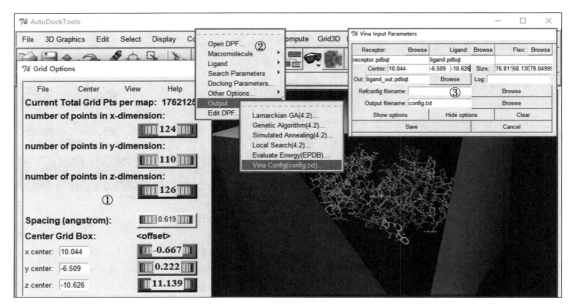

图 10-22 MGLTools 对接参数配置

4. 分子对接 首先配置好 Vina 路径,确保路径中不含中文字符,将参数配置文件"config.txt"、受体文件"receptor.pdbqt"和配体文件"ligand.pdbqt"放在同一文件夹中。然后打开 CMD 终端,定位到"Vina.exe"文件夹,输入命令"vina.exe --config config.txt",等待程序运行完毕。完成后,将在工作目录下生成"ligand_out.pdbqt"的结果文件。

5. 结果分析 打开 AutoDock Vina 软件(图 10-23),点击 Analyze—Docking—Open AutoDock vina result...,导入分子对接"ligand_out.pdbqt"文件。窗口①显示 osimertinib 配体的 9 种不同构象与受体蛋白的结合情况,其中 affinity 表示结合能,绝对值越大表示构象与蛋白质相互作用越好,rmsd 表示构象的均方根偏差,rmsd 越小表示结构越稳定。通过键盘左右键查看所有结果,选择结合能最小的结果,即对接结果最优。然后点击 Analyze—Macromolecule,选择 receptor 作为分析的蛋白受体(②)。接着,点击 Docking—Show Interactions 查看配体和受体相互作用。③为受体和配体互作的全局视角,显示配体在蛋白质结构上的结合口袋,通常位于蛋白质结构域之间的凹陷区域,周边蛋白二级结构多为

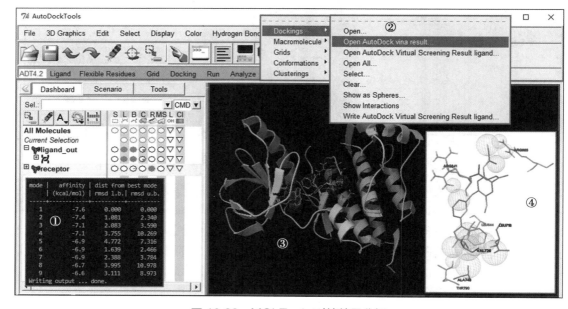

图 10-23 MGLTools 对接结果分析

无规卷曲。④为两者互作局部视角,可见与配体直接相互作用的氨基酸具体位置信息,如 ARG841、LEU718、THR790 等。除了使用 AutoDock Vina 分析结果,用户还可使用 PyMOL 进行可视化分析。

四、多组学测序数据分析

高通量测序技术能够同时测定大量 DNA 或 RNA 序列,在个体化基因组分析中发挥重要作用,帮助识别遗传特征、风险因素和药物反应。在临床肿瘤研究中,多组学研究综合多层生物信息,全面了解肿瘤发生、发展和治疗。

cBioPortal 是一功能强大的公共组学资源探索数据库,提供三种访问方式:①网页浏览,用户通过 Web 网站查看、查询和可视化癌症基因组数据;②API 访问,通过 RESTful API 编程方式访问数据和功能;③本地化部署,支持 Docker 容器和源码编译,允许上传个人数据,实现个性化 cBioPortal 功能。下面将学习如何使用 cBioPortal 检索乳腺癌突变基因。

(一) cBioPortal 网页版检索乳腺癌突变基因

cBioPortal 首页分为几个区域。①顶部菜单栏包括 cBioPortal 数据列表、网页插件和小工具、学习教程、常见问题和个人数据可视化分析等;②检索区域支持在线分析和快速检索;③左侧区域按不同癌症组织部位划分,数字表示数据集数量;④提供 cBioPortal 收录研究的快速检索;⑤中间区域列出整合的所有癌症数据集,尾部的图标显示测序类型、PubMed 链接以及查看临床和基因组数据详情;⑥右侧区域提供使用的详细示例,以帮助更好地使用 cBioPortal。

在区域⑦选择 "Breast" 确定组织部位,找到相应的癌症。这里以 "Breast Invasive Carcinoma (TCGA, PanCancer Atlas)" 为例,在区域⑧选择数据集,选中的研究包含 1 084 个样本。点击⑨ "Explore Selected Studies" 对数据集初步探索(图 10-24)。

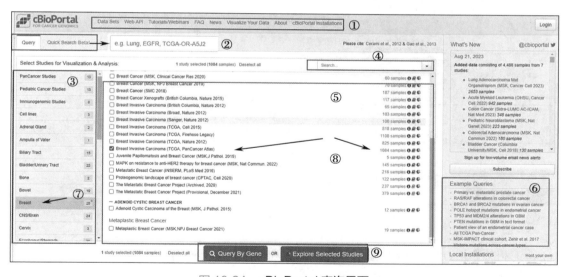

图 10-24　cBioPortal 查询界面

在图 10-25 中,①展示了总体信息、样本临床信息列表和拷贝变异信息交互可视化三个选项卡。在 Summary 中,以模块形式呈现了该研究各类型数据。例如,③模块(Genomic Profile Sample Counts)显示了基因组图谱中不同类型数据的样本数量;右侧展示了突变基因、结构变异基因及其频率信息。向下滚动,还可查看更多模块,包括拷贝数变异基因及频率、不同临床信息。默认显示的模块为一小部分,可通过右上方的图表②(Charts)处勾选需要可视化的数据。根据需求选择后,可通过点击下载图标将过滤后的样本数据下载到本地。

完成初步数据概览后,接下来可以深入研究关注的基因。返回首页(图 10-26),选择 "Query By Gene"。第一列为我们所选定的研究对象,即来自 TCGA,PanCancer Atlas 的 Breast Invasive

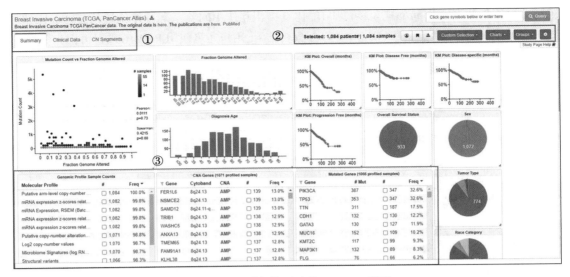

图 10-25　cBioPortal Summary 界面

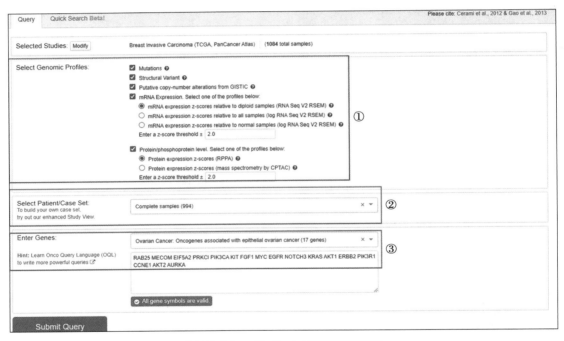

图 10-26　cBioPortal 基因查询界面

Carcinoma 相关数据,点击"Modify"可进行修改。在①(Select Genomic Profile)中选择基因组图谱数据类型,如突变、拷贝数变异、mRNA 等。在②(Select Patient/Case Set)中选择数据集。若所选数据对样本有分组或不同处理,此处可选择分组/处理。最后,在③(Enter Genes)中选择或输入一个或多个目标基因。这里可以通过下拉菜单选择 cBioPortal 预存的一些基因或手动输入要分析的基因名称。在这里选择与卵巢癌和上皮性癌症相关的 17 个癌基因。以下简要介绍下部分常用功能模块。

1. OncoPrint 模块　图 10-27 以交互式探索和可视化的方式展示选定的数据和基因的多维度信息。①通过不同选项卡从多个角度对选择的基因进行分析,下方工具栏主要用于设置结果展示。首先是 OncoPrint 结果,该部分通过瀑布图③展示了目标基因在选定癌症数据集(994 个样本)中的基因组改变情况。每行代表一个基因,每列为一个样本,瀑布图中不同颜色表示不同的基因组改变情况(包括体细胞突变、拷贝数变异等),17 个目标基因在 994 个样本中呈现不同程度的基因组改变。将

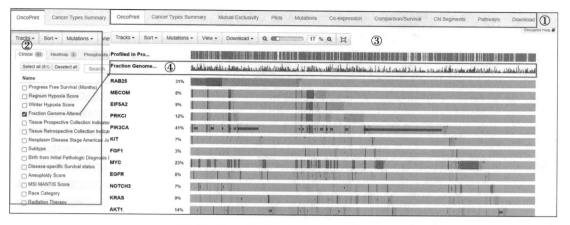

图 10-27　cBioPortal OncoPrint 页面

鼠标指针移到图中小方块上,即可显示选择样本名称、突变类型等信息。若需比较更多信息,点击工具栏中的"Track",在②中添加或删除要在 OncoPrint 图中展示的感兴趣类别的内容,选择"Fraction Genome Altered",可在图中增加显示基因组变化的比例④,纵向比较同一样本或患者下选中的不同信息。工具栏还提供添加 mRNA 水平热图、设置样本排列顺序、突变类型颜色设置、显示设置,包括使用放大镜对瀑布图进行缩放,通过 Download 下载图或表。

2. Mutations 模块　在 Mutations 模块能够显示目标基因的 Pfam 蛋白结构域中和特定的突变位点(图 10-28)。从基因行选择 *PIK3CA* 基因,①展示了 PIK3CA 基因对应 Pfam 功能蛋白结构域,并在对应位置标志了突变点,不同点颜色代表了不同突变类型,对应②图例中的信息,该部分具体显示了 *PIK3CA* 基因的信息及各种突变发生的样本数,同时也是 Pfam 结构域突变类型显示的开关,点击下面 View 3D Structure 可查看蛋白质 3D 结构④,默认以黑灰颜色渲染蛋白质结构。个性化探索可通过 Scheme 改变蛋白质三维结构显示模式,如选择 cartoon,Color 可改变结构渲染的颜色,如图选择 N-C rainbow,鼠标左键可以选中查看蛋白质结构。下方表格展现目标基因的所有突变附加信息③,包括样本名、氨基酸变化信息、基因注释来源、突变类型、拷贝数、等位基因突变频率、在所有样本中非同义突变的数量,同时也可自定义展示感兴趣内容,并可将表格下载到本地。

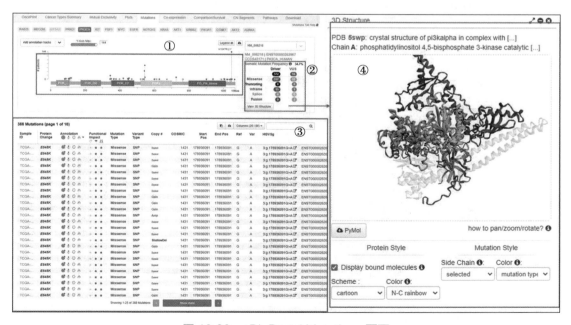

图 10-28　cBioPortal Mutations 页面

3. Co-expression 模块　Co-expression 共表达分析模块(图 10-29),对目标基因进行相关性分析,在①可以选择需要查看的基因,在②工具栏中可以选择 mRNA 或者蛋白,搜索感兴趣的基因进行探究,同时也可选择只显示正相关或者负相关的基因,结果以表③和相关性散点形式④同时呈现。如选择 *PIK3CA* 基因,右边散点图④即显示 *PIK3CA* 基因与③顶部基因行 *UBXN7* 基因的表达关系,图例中给出了两个基因相关性 Speaman 及 Pearson 系数和显著性 *P* 值,直线对应的公式为两者回归方程。

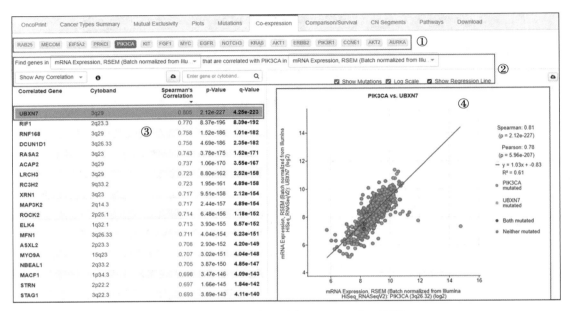

图 10-29　cBioPortal Co-expression 页面

4. Comparison/Survival 模块　Comparison/Survival 模块可以结合临床信息和多维组学数据(图 10-30),根据目标基因或有无基因组改变将样本进行分组比较,并根据功能不同进行不同的分析。在 Survival 中,可根据有无突变或目标基因进行分组,绘制 KM 生存曲线及对不同分组进行 logrank 差异检验。①提供了对不同分组选择功能,②是 Comparison/Survival 可用的分析模块,主要有临床信息展示、生存分析、蛋白信息、甲基化、微生物特征等,③显示了不同生存类型、总生存期、无病生存期、无进展生存期等,④展示了选择的两组之间生存期的差异,右上角均提供 SVG、PNG 或 PDF 格式图片,以及 Data 表格下载。

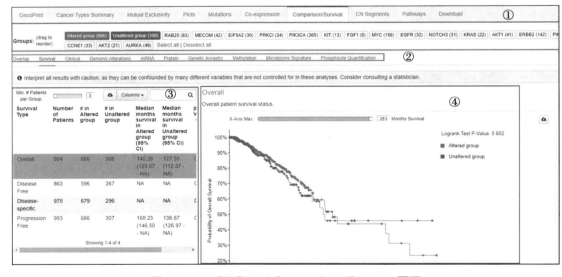

图 10-30　cBioPortal Comparison/Survival 页面

（二）cBioPortal API 访问使用

cBioPortal 官网提供了通过 Web API 访问数据库资源，并实现高级分析、自动化查询、数据下载等功能。用户可以使用 R 语言和 Python 语言调用 Web API。根据 cBioPortal 官网描述，在 Python 中，用户可以使用 bravado 模块直接访问应用程序接口，也可以使用 cbio_py 客户端，它为应用程序接口提供了一个简单的封装，并以易于使用的格式返回数据。

（三）cBioPortal 本地化部署使用

本实例以 Linux 系统部署安装 cBioPortal 为例。按照官网提供的 docker 容器快速部署教程，在 Linux 系统 Shell 命令窗口中依次执行图 10-31 所示的命令，首先 git clone 拉取对应的 docker 私有部署包源码，下载完成进入对应源代码目录，执行 init.sh 脚本，该脚本会依次执行 config、data、study 这 3 个目录下面的 init.sh 这个脚本，config 目录为网站的配置文件，data 目录为数据库对应的基础文件，study 目录为研究项目的所有数据。接着使用 docker compose up 运行 docker 容器，最后导入示例研究数据，可在本地浏览器上输入"localhost：8080"，即可打开，如图 10-32 所示，之后的操作与使用 cBioPortal 在线版一致。

```
# 通过 git clone 下载 docker 私有部署源代码
git clone https://github.com/cBioPortal/cbioportal-docker-compose.git
# 进入 cbioportal-docker-compose 目录
cd cbioportal-docker-compose
# 运行 init.sh 命令
./init.sh
# 运行 docker 封装的cBioPortal多个容器
docker compose up
# 导入示例研究数据
docker compose exec cbioportal metaImport.py –u http://cbioportal:8080 –s study/lgg_ucsf_2014/ -o
# 或者导入感兴趣的研究
docker compose exec cbioportal metaImport.py –u http://cbioportal:8080 –s study/ucec_tcga_pan_can_atlas_2018/ -o
# 在本地浏览器上打开
http://localhost:8080
```

图 10-31　cBioPortal docker 部署命令

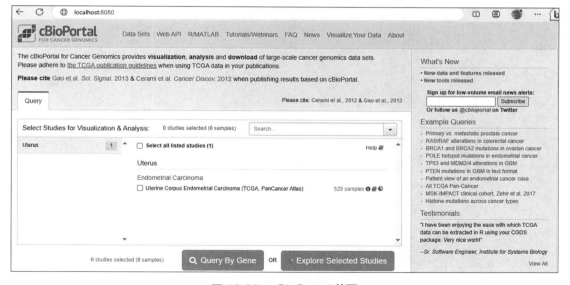

图 10-32　cBioPortal 首页

本章小结

　　生物信息学是一门新兴的交叉学科,其核心研究内容包括生物信息的采集、处理、存储、传播、分析、解释和转化应用。生物信息学的学习除了正确理解生物学问题,还需具备数据处理、统计分析、算法设计和编程等能力。生物信息学不单是科学研究中的工具集,它结合了生物学、信息科学和统计学等领域的知识,运用数学算法进行建模演算,以帮助解析各种生物信息,推动科学发现和创新。通过本章的学习,为我们打开了一扇学习医学的大门,引导我们用新的工具从事医学研究。

(赵　敏)

思考题

1. 生物信息学在医学领域的应用具有重要意义。请列举三个生物信息学在医学中的应用,并说明其在提高医疗准确性和个性化治疗方面的作用。

2. 在生物信息学中,编程语言扮演着关键的角色。根据提供的信息,简述 Shell 语言、Perl 语言、Python 语言和 R 语言在生物信息学中的应用和优势。

3. 介绍一下 BLAST 序列比对工具,并说明它的两种版本:网页版和本地版。

4. 什么是 cBioPortal? 它提供了哪些功能和模块? 简要说明 cBioPortal 的 API 访问和本地化部署的使用方式和优势。

5. 随着生物信息学的不断发展,持续学习和适应变化显得至关重要。请简要说明应该采取什么样的方式保持对生物信息学最新进展的了解?

附录 | HTML 常用标签列表

HTML 常用标签列表

序号	标签	描述	序号	标签	描述
1	`<!--...-->`	注释	33	`<head>`	关于文档的信息
2	`<!doctype>`	文档类型	34	`<header>H`	文档的头部区域
3	`<a>`	超文本链接	35	`<hr>`	水平线
4	`<abbr>`	缩写	36	`<html>`	HTML 文档
5	`<address>`	作者联系信息	37	`<i>`	斜体字
6	`<applet>`	嵌入的 applet	38	`<iframe>`	内联框架
7	`<area>`	图像映射内部的区域	39	`<img>`	图像
8	`<audio>`	音频内容	40	`<input>`	输入控件
9	`<big>`	大号文本	41	`<ins>`	被插入文本
10	`<blockquote>`	长的引用	42	`<kbd>`	键盘文本
11	`<body>`	文档的主体	43	`<keygen>`	表单密钥对生成器字段
12	` `	换行	44	`<label>`	input 元素的标注
13	`<button>`	按钮	45	`<li>`	列表的项目
14	`<canvas>`	图形	46	`<link>`	文档与外部资源关系
15	`<cite>`	引用	47	`<main>`	文档的主体部分
16	`<col>`	表格中列的属性值	48	`<map>`	图像映射
17	`<command>`	命令按钮	49	`<meta>`	HTML 文档的元信息
18	`<datalist>`	选项列表	50	`<meter>`	度量衡
19	`<dd>`	列表中项目的描述	51	`<nav>`	导航链接的部分
20	`<dialog>`	对话框	52	`<noframes>`	针对不支持框架的替代内容
21	`<div>`	文档中的节	53	`<noscript>`	针对不支持脚本的替代内容
22	`<dl>`	列表详情	54	`<object>`	内嵌对象
23	`<dt>`	列表中的项目	55	`<ol>`	有序列表
24	`<em>`	强调文本	56	`<optgroup>`	选择列表中相关选项的组合
25	`<embed>`	嵌入的内容	57	`<option>`	选择列表中的选项
26	`<fieldset>`	表单中元素的边框	58	`<output>`	不同类型的输出
27	`<figure>`	规定流内容	59	`<p>`	段落
28	`<footer>`	页脚	60	`<param>`	对象的参数
29	`<form>`	表单	61	`<pre>`	预格式文本
30	`<frame>`	框架	62	`<progress>`	运行中的进度
31	`<frameset>`	框架集	63	`<q>`	短的引用
32	`<h1>` to `<h6>`	标题	64	`<script>`	客户端脚本

序号	标签	描述	序号	标签	描述
65	⟨section⟩	定义文档的节	77	⟨td⟩	表格中的单元
66	⟨select⟩	选择列表(下拉列表)	78	⟨textarea⟩	多行的文本输入控件
67	⟨small⟩	小号文本	79	⟨tfoot⟩	表格中的表注内容
68	⟨source⟩	媒介元素	80	⟨th⟩	表格中的表头单元格
69	⟨span⟩	文档中的节	81	⟨thead⟩	表格中的表头内容
70	⟨strong⟩	强调文本	82	⟨time⟩	日期或时间
71	⟨style⟩	文档的样式信息	83	⟨title⟩	文档的标题
72	⟨sub⟩	下标文本	84	⟨tr⟩	表格中的行
73	⟨summary⟩	描述有关文档的详细信息	85	⟨track⟩	为媒介规定外部文本轨道
74	⟨sup⟩	上标文本	86	⟨tt⟩	打字机文本
75	⟨table⟩	表格	87	⟨ul⟩	无序列表
76	⟨tbody⟩	表格中的主体内容	88	⟨video⟩	视频

中英文名词对照索引